urania

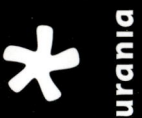

Fit und schön
in der Schwangerschaft

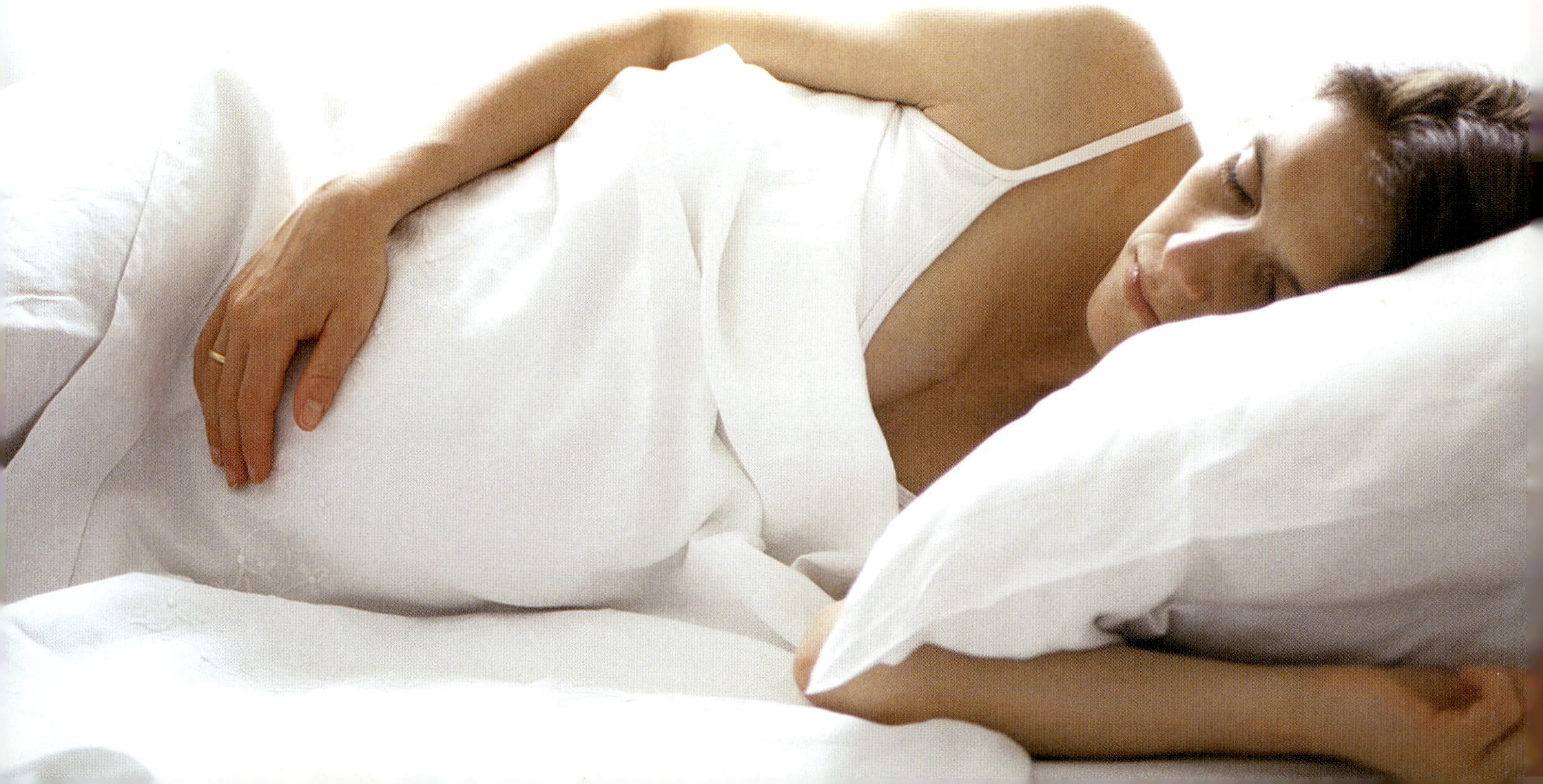

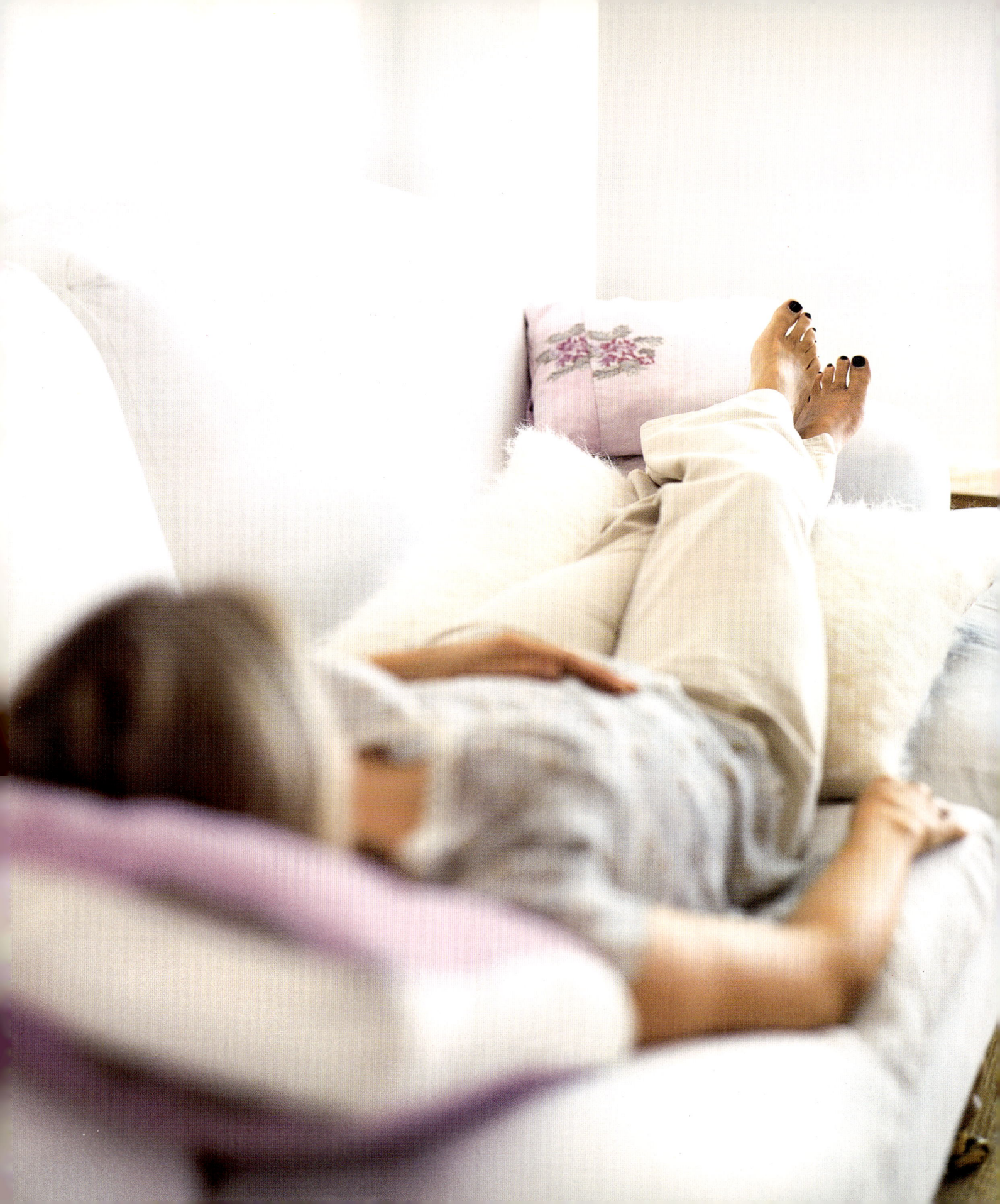

Fit und schön

in der Schwangerschaft

Das 9-Monate-Wohlfühlprogramm

Jo Glanville-Blackburn

Mit Fotos von Dan Duchars

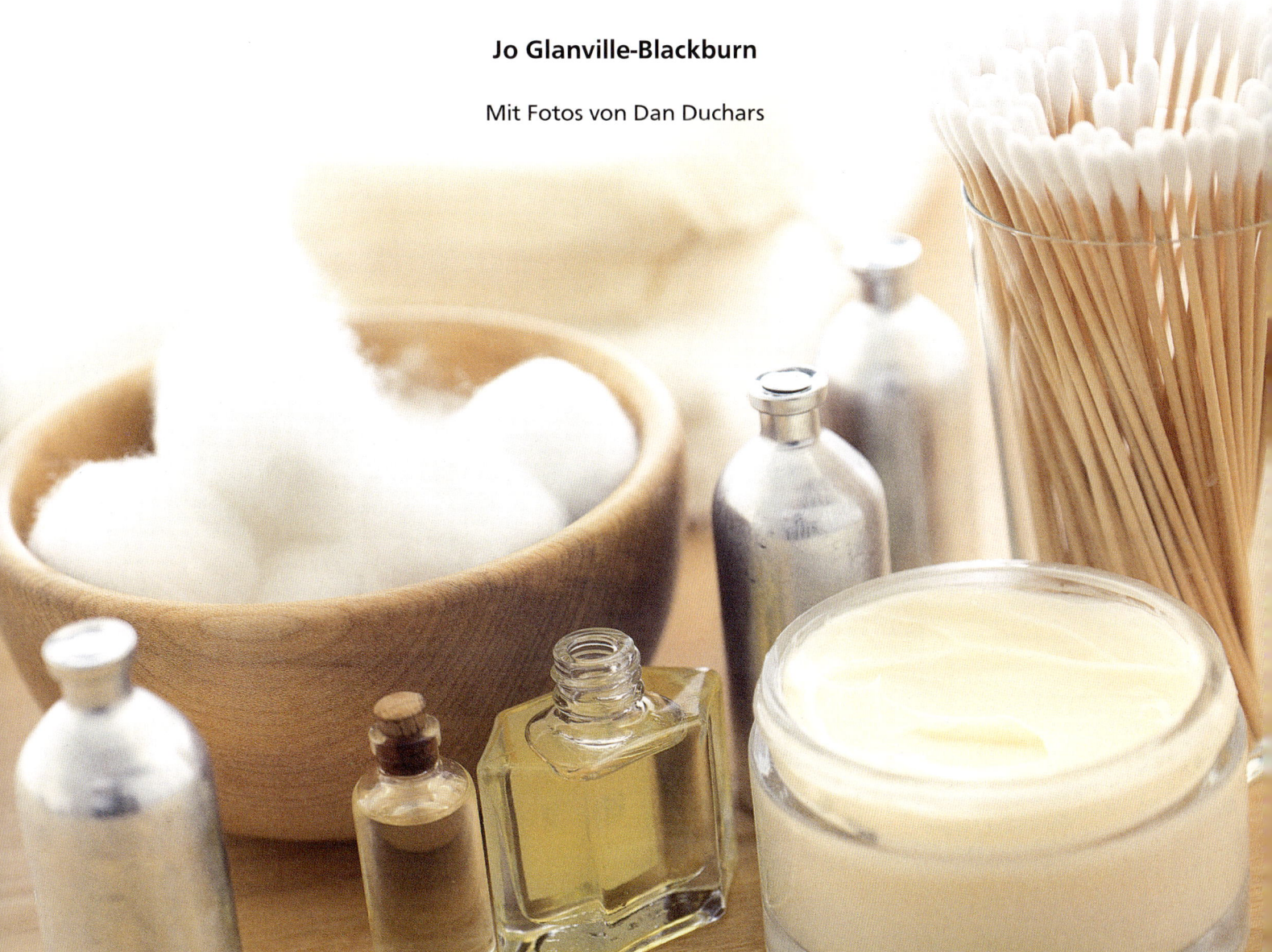

SENIOR DESIGNER Sally Powell
SENIOR EDITOR Henrietta Heald
PICTURE RESEARCH Claire Hector
PRODUCTION Patricia Harrington
ART DIRECTOR Gabriella Le Grazie
PUBLISHING DIRECTOR Alison Starling

ILLUSTRATIONS Javier Joaquin

Erstveröffentlichung 2004 unter dem Titel
„Blooming Gorgeous" im Verlag
Ryland Peters & Small Ltd
Kirkman House, 12–14 Whitfield Street,
London W1T2RP.

Die im Buch veröffentlichten Ratschläge wurden von
Verfasserin und Verlag sorgfältig erarbeitet und geprüft.
Eine Garantie kann dennoch nicht übernommen werden,
ebenso ist eine Haftung der Verfasserin bzw. des Verlages
und seiner Beauftragten für Personen-, Sach- und Ver-
mögensschäden ausgeschlossen.

Bibliografische Information der Deutschen Bibliothek:
Die Deutsche Bibliothek verzeichnet diese Publikation
in der Deutschen Nationalbibliografie; detaillierte
bibliografische Daten sind im Internet abrufbar über
http://dnb.ddb.de

Urania Verlag
Verlagsgruppe Dornier
Postfach 80 06 69, 70506 Stuttgart

www.urania-verlag.de
www.verlagsgruppe-dornier.de

Produktion der deutschen Ausgabe:
Redaktionsbüro Kramer, Weißenfeld/München
Übersetzung: Suzanne Bürger, München
Satz und dtp: Anja Kramer, Weißenfeld/München
Umschlaggestaltung: Behrend und Buchholz, Hamburg
Umschlagbild: © zefa/Grace
Umschlagbilder hinten: Polly Wreford (links, Mitte),
Debi Treloar (rechts)
Printed in China

ISBN 3-332-01537-0

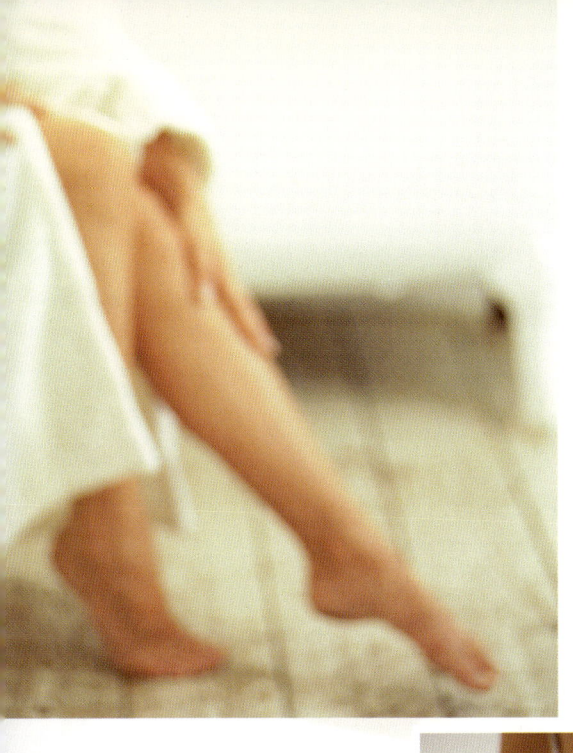

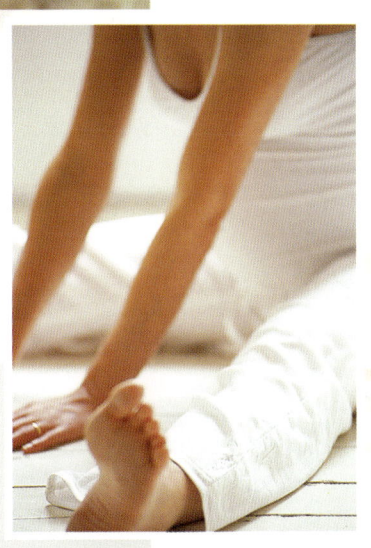

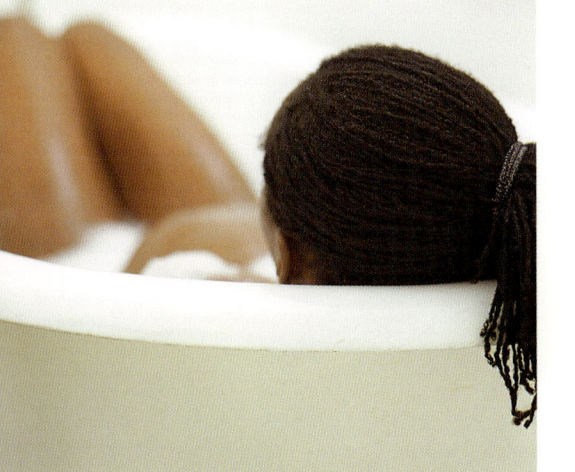

Inhalt

Einführung

Schon seit der Geburt meines ersten Kindes vor acht Jahren wollte ich ein Buch schreiben, das schwangeren Frauen helfen sollte, diese besondere Lebensphase von der Empfängnis bis zur Geburt und auch danach entspannt und voller Freude zu genießen. Das Ergebnis halten Sie in Händen. Dieses Buch ist Ihnen gewidmet – einer Frau, bei der Körper und Seele im Einklang sein müssen, weil sie bald einem neuen kleinen Menschen das Leben schenken wird.

Die Schwangerschaft ist die beste Zeit, um sich nach allen Regeln der Kunst zu verwöhnen – und Sie wissen, dass all das nicht nur Ihnen selbst, sondern auch Ihrem Baby zugute kommt. Viele Schwangerschaftsratgeber befassen sich lang und breit damit, welche Probleme auftreten können und was genau mit dem Baby geschieht – aber wo bleiben Sie dabei? Schließlich geht es bei alledem auch um Ihren Körper, und wenn Sie ihn später wieder in Form bringen wollen, gilt es ab sofort ihn zu hegen und zu pflegen.

Meine erste Schwangerschaft verlief blendend. Ich fühlte mich so fit und gesund wie nie zuvor. Ich war unglaublich entspannt und absolut im Einklang mit meinem eigenen Körper und meinem Kind. Ich führe das darauf zurück, dass ich meiner Schwangerschaft gegenüber positiv eingestellt und innerlich zufrieden war. Ich wollte ein Baby und es war dafür genau der richtige Zeitpunkt in meinem Leben. Ich fühlte mich wohl in meiner Haut und in meiner Beziehung lief alles blendend.

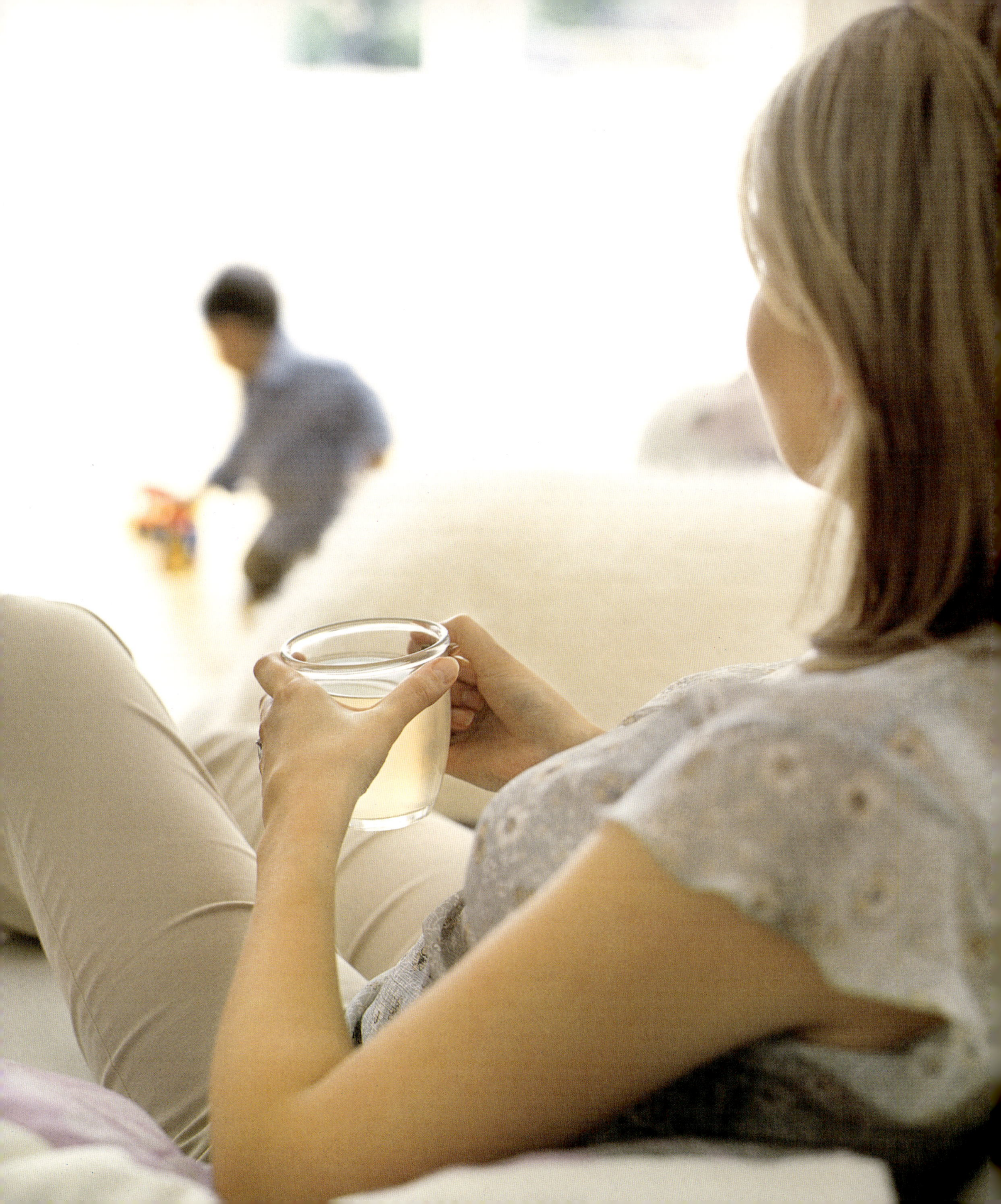

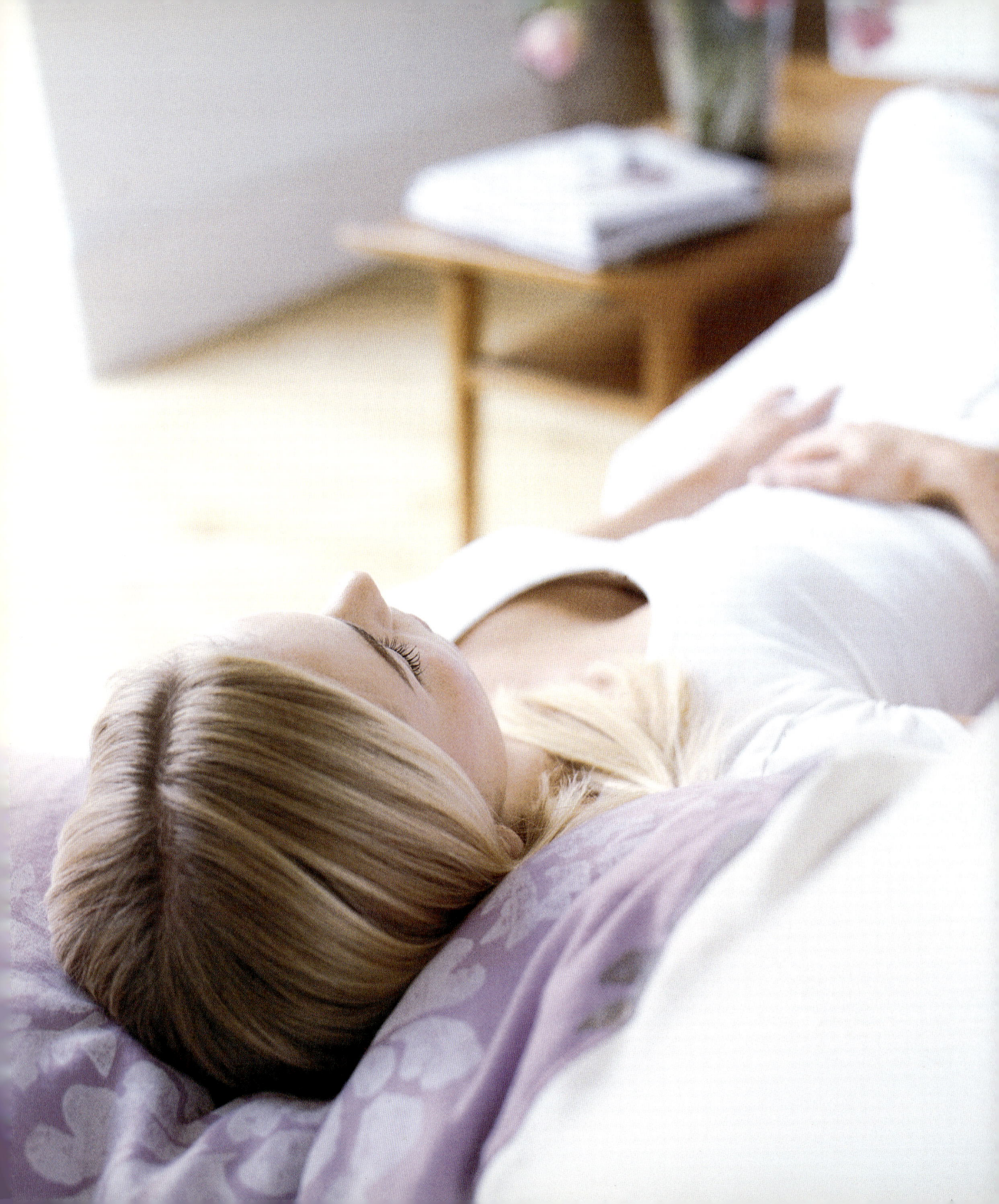

Dagegen verlief meine zweite Schwangerschaft vollkommen anders. Ich hatte jetzt ein Kleinkind zu versorgen, mein Beruf war aufreibend und wir waren gerade dabei, ein Haus zu kaufen – es war einfach zu viel los. Als ich mein drittes Kind erwartete, war ich wieder entspannter – jedoch auch älter und körperlich nicht mehr ganz so fit. Trotz allerlei kleiner Beschwerden fühlte ich mich aber alles in allem ziemlich ausgeglichen und die Geburt verlief prima.

Nach diesen drei Erfahrungen kann ich nur eines sagen: Eine positive innere Verfassung und Einstellung ist das Allerwichtigste, was Sie Ihrem Kind für einen guten Start ins Leben mit auf den Weg geben können. Vergessen Sie alle Debatten darüber, ob Stillen besser ist als Fläschchennahrung, ob man als Mutter berufstätig sein darf oder nicht.

Die Schwangerschaft ist eine gute Gelegenheit, sich von Kopf bis Fuß Gutes zu tun. Wenn Ihnen die körperlichen Veränderungen, die Ihnen in diesen neun Monaten widerfahren, gelegentlich Sorgen bereiten, sollten Sie sich ein wenig verwöhnen, um Körper und Seele wieder in Einklang zu bringen. Sie finden dazu in diesem Buch viele bewährte und zuverlässige Tipps und Anregungen. Wenn Sie sich unsicher sind, sollten Sie jedoch stets mit Ihrem Arzt sprechen.

Und machen Sie sich keinen Stress wegen all der Dinge, die Sie als Schwangere angeblich tun oder lassen sollten, sondern vertrauen Sie Ihrem gesunden Instinkt. Versuchen Sie ein möglichst ausgeglichenes Leben zu führen und vergessen Sie nicht: Die Natur ist unglaublich weise und weiß, Sie und Ihr Kind zu beschützen.

Vor der Schwangerschaft

Je gesünder eine Frau während der Empfängnis ist, desto gesünder wird später ihr Baby sein. Deshalb sollten Sie (und Ihr Partner) vielleicht schon vorher den einen oder anderen Aspekt Ihrer Lebensweise verbessern.

GAR NICHT SO EINFACH!

Manchmal kommt einem das Schwangerwerden vor wie eine Lotterie der Natur. Die Unfruchtbarkeit steigt in den Industrienationen an und unsere Lebensweise mit Stress und ungesunder Ernährung macht eine Empfängnis zunehmend schwieriger. Da Sie pro Monat zudem nur an wenigen Tagen fruchtbar sind, können Sie leicht auch einmal eine „Chance" verpassen. Und je mehr wir über Erbkrankheiten und Geburtsschäden wissen, die sich durch spezielle Diagnoseverfahren feststellen lassen – etwa durch DNA-Vorsorgeuntersuchungen oder die Plazentauntersuchung (Chorionzottenbiopsie) in der 10. bis 12. Woche – desto leichter kann der Eindruck entstehen, schwanger zu werden ist problematischer als man dachte.

Ihr gesundheitlicher Zustand spielt bereits vor der Empfängnis eine wichtige Rolle – egal, wie viele Kinder Sie haben oder noch haben wollen. Wenn Sie gesund und fit sind, erhöhen Sie nicht nur Ihre Empfängnischance, sondern werden sich auch während der 9 Monate und danach wohl fühlen und gut in Form bleiben.

VERÄNDERTE LEBENSGESTALTUNG

Nicht jede Frau erlebt ihre Schwangerschaft positiv. Für manche ist sie vom ersten Tag an beschwerlich – das betrifft in erster Linie Frauen, die von vornherein unter Stress stehen und körperlich nicht sehr fit und gesund sind. Aber für eine gesunde Lebensweise ist es glücklicherweise nie zu spät. Wenn Sie damit noch nicht angefangen haben, nutzen Sie die Zeit Ihrer Schwangerschaft, um Ihren Körper auf Vordermann zu bringen. In diesen 9 Monaten werden Sie instinktiv Dinge meiden, die für Ihren Körper und Ihr Baby nicht gut sind, wie etwa Kaffee. Wenn Sie sich jetzt angewöhnen, gesünder zu leben, wird Ihr Körper lange Jahre davon profitieren.

GESUND DURCH DIE SCHWANGERSCHAFT

Verbannen Sie möglichst jeden Stress aus Ihrem Leben. Ich schlage Ihnen dazu mehrere Möglichkeiten vor. Eine Schwangerschaft ist die ideale Zeit, um sich Entspannungstechniken anzueignen, die wirklich helfen. Lernen Sie Nein zu sagen und setzen Sie in Ihrem Alltag Prioritäten.

□ Versuchen Sie einen Ausgleich zwischen Arbeit, Ruhe und Freizeit zu finden – für sich und andere.

□ Bewegen Sie sich so häufig wie möglich an der frischen Luft – auch wenn es nur zu einem flotten Spaziergang reicht. Eine gute Kondition, Ausdauer, Kraft und Geschmeidigkeit gleich zu Beginn einer Schwangerschaft bedeuten, dass Sie weniger unter Unpässlichkeiten und Beschwerden wie Rückenschmerzen leiden und Ihre Figur besser in Form bleibt – und dass Ihnen auch die Geburt leichter fallen wird.

□ Ernähren Sie sich bewusst gesund, indem Sie mehr Vollwertkost essen.

□ Nehmen Sie die von Ihrem Arzt empfohlenen Nahrungsergänzungsmittel ein. Eine zentrale Rolle spielt hierbei die Folsäure, die für Zellteilung und Wachstum des Fötus sehr wichtig ist und außerdem Fehlbildungen im Bereich der Wirbelsäule (Spina bifida) vorbeugt. Nach Untersuchungen in Australien haben Kinder von Müttern, die bereits im frühen Schwangerschaftsstadium ausreichend Folsäure einnehmen, später auch ein geringeres Leukämie-Risiko. Frauen, die sich ein Kind wünschen, sollten täglich 0,4 mg Folsäure zu sich nehmen.

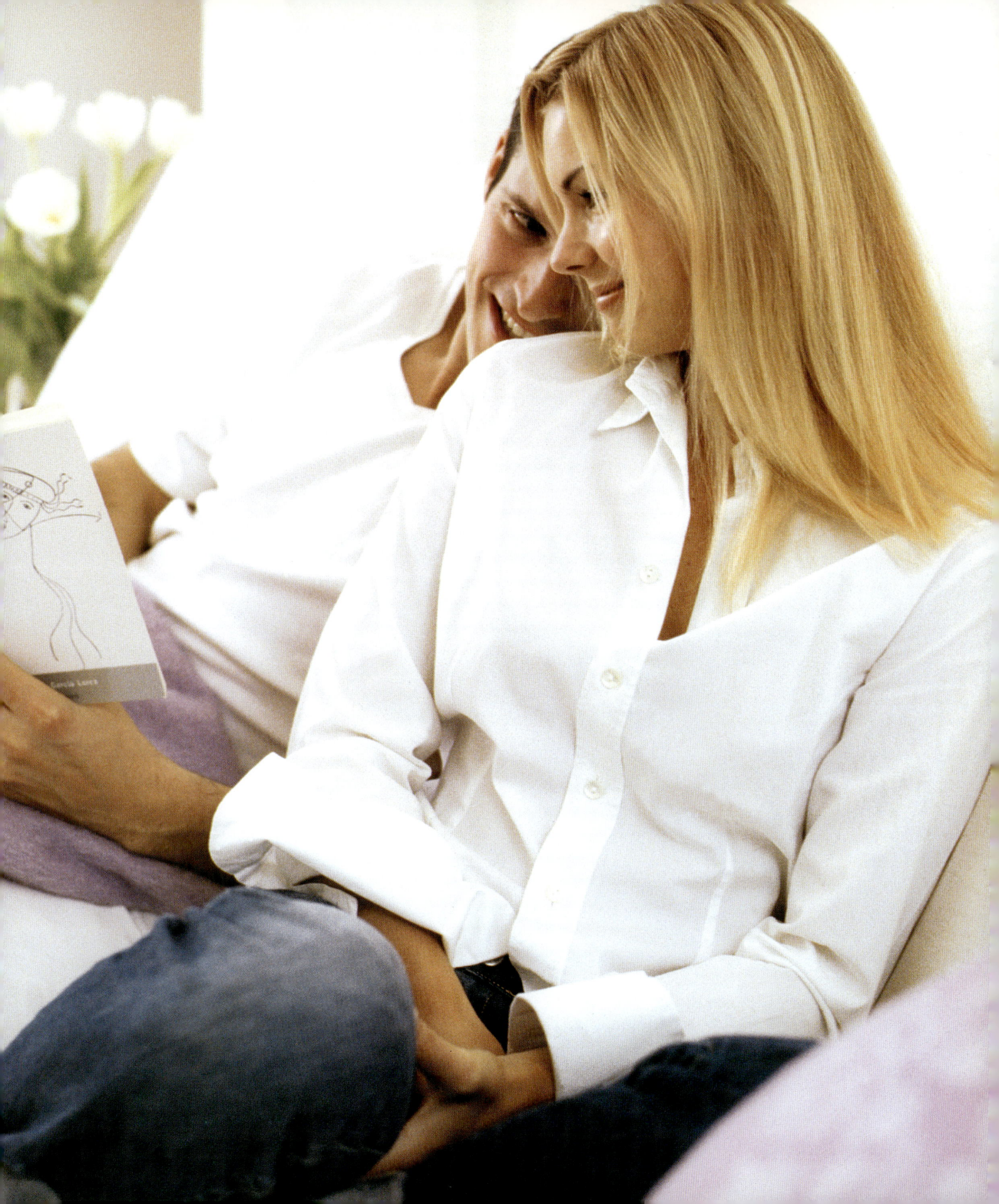

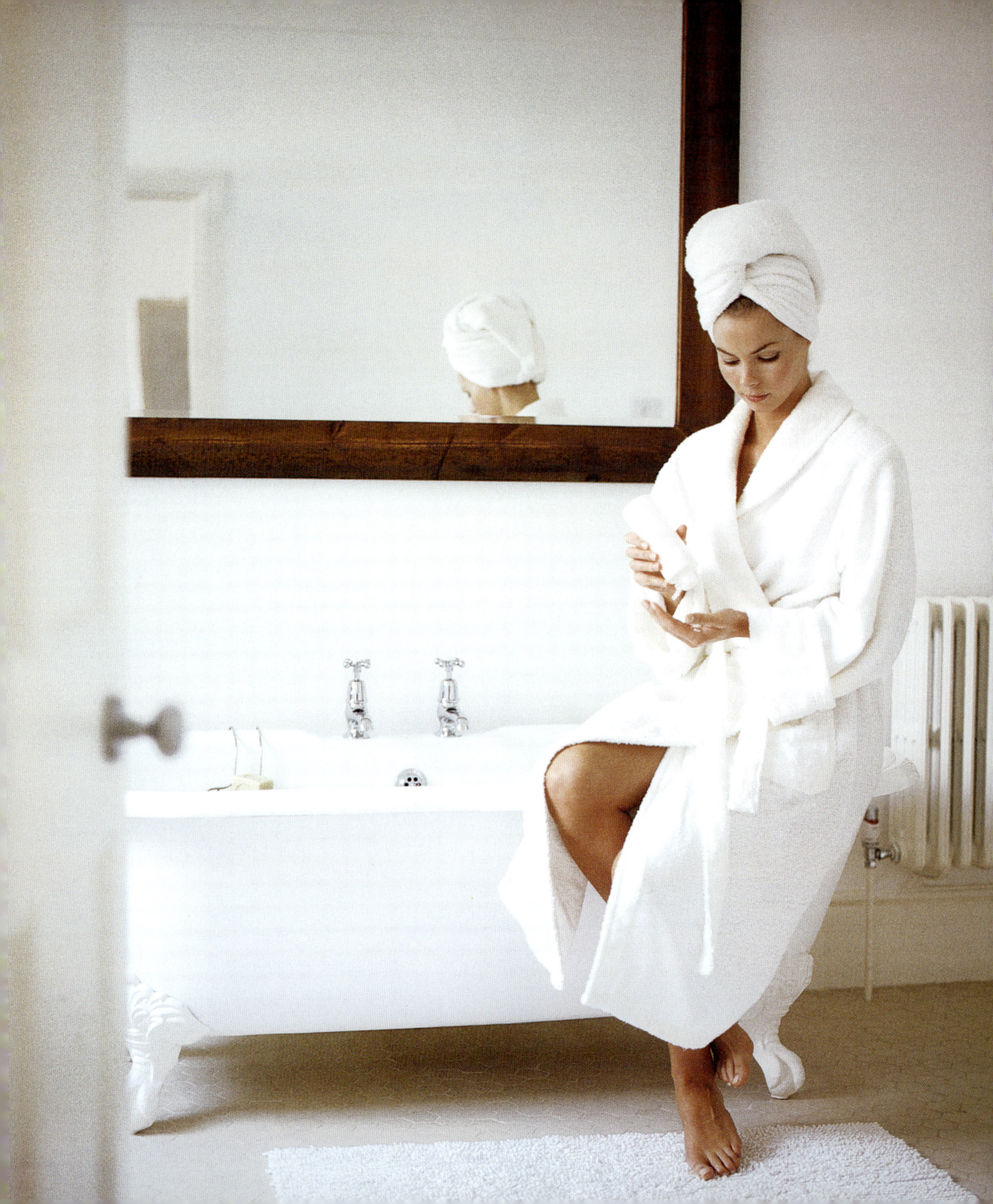

Verwöhnen Sie sich

Sie stehen an der Schwelle einer ganz neuen Erfahrung. Auch wenn es nicht immer leicht sein wird – versuchen Sie Ihre Schwangerschaft als das zu empfinden, was sie ist: eine wunderbare Zeit, in der Sie sich intensiv um Ihr Kind und um sich selbst kümmern. Sie wird schneller vorübergehen, als Sie denken – schaffen Sie sich also Momente, an die Sie sich später gerne erinnern.

Was verändert sich?

Im Moment fühlen Sie sich wahrscheinlich nicht so recht im Einklang mit sich selbst. Auch wenn keiner um Sie herum etwas von Ihrer Schwangerschaft bemerkt, spüren Sie doch, dass in Ihnen starke emotionale und körperliche Veränderungen vorgehen. Sie reagieren empfindlicher als sonst – und Sie kriegen Ihre Jeans nicht mehr zu.

ZWIESPÄLTIGE GEFÜHLE

Die Schwangerschaft nimmt Ihren Körper voll in Anspruch und kann ihm zuweilen alle Energie rauben. Sie fühlen sich oft total erschöpft, während die Hormone auf Hochtouren laufen und dafür sorgen, dass Sie überempfindlich sind, vielleicht sogar leicht depressiv und unkonzentriert (was besonders im Beruf problematisch sein kann).

Dieses seelische Wechselbad zu Beginn einer Schwangerschaft kann ziemlich belastend sein – womit Sie möglicherweise nicht gerechnet haben. Aber ich versichere Ihnen, dass alles, was Sie jetzt körperlich oder psychisch empfinden, vollkommen normal ist. Während es manchen Frauen in diesen ersten Monaten prima geht, haben andere mit etlichen Problemen zu kämpfen – die sich jedoch ab der 10. bis 14. Woche meist wieder legen.

PFLEGE DER BRÜSTE

Bereits ab der 2. bis 4. Schwangerschaftswoche können Ihre Brüste sehr zart und empfindsam werden – manchmal auch schon vor dem Schwangerschaftstest. Eine erhöhte Empfindlichkeit der Brüste ist oft das erste Anzeichen einer Schwangerschaft. Sehr häufig treten auch leichte ziehende Schmerzen oder ein Kribbeln auf und über kurz oder lang wird sich Ihr Busen infolge des steigenden Hormonspiegels erheblich vergrößern – als Vorbereitung auf das Stillen.

□ Waschen Sie Ihre Brüste täglich, aber verwenden Sie keine Seife, weil sie an den Brustwarzen antrocknen könnte. Massieren Sie etwas Öl oder Creme in die Haut ein, damit sie elastisch bleibt –- dann kommen Ihre Brüste nach der Geburt leichter wieder in Form, denn Dehnungsstreifen an den Brüsten treten während einer Schwangerschaft genau so häufig auf wie in der Pubertät. Sie sind anlagebedingt und lassen sich nicht verhindern, aber durch tägliche Hautpflege immerhin vermindern.

□ Brüste enthalten kein Muskelgewebe – wenn sie also in den kommenden Monaten und während der Stillzeit den Dehnungsbelastungen trotzen und einigermaßen in Form bleiben sollen, ist ein gut sitzender BH unverzichtbar. Auch die Haut um den Hals hält den Busen und sollte daher stets gut mit eingecremt werden. Achten Sie zudem auf eine gute Haltung – eingefallene Schultern bedeuten hängende Brüste.

□ Sport-BHs sind oft schmeichelhafter als normale BHs und bieten eine gute Stütze. Es gibt sie auch ohne Metallbügel, die manchmal in das Zwerchfell einschneiden. Wenn Ihre Brüste sehr schwer sind, tun Sie sich leichter, wenn Sie auch nachts einen leichten BH tragen. Achten Sie beim Ausziehen des Tages-BHs auf Druckstellen auf der Haut – wenn welche erkennbar sind, brauchen Sie eine größere Körbchengröße.

VERÄNDERUNGEN AM BAUCH

In diesem Schwangerschaftsstadium fühlt sich Ihr Unterleib wahrscheinlich noch ganz normal an. Da sich darin das Baby auch noch nicht bewegen kann, könnten Sie

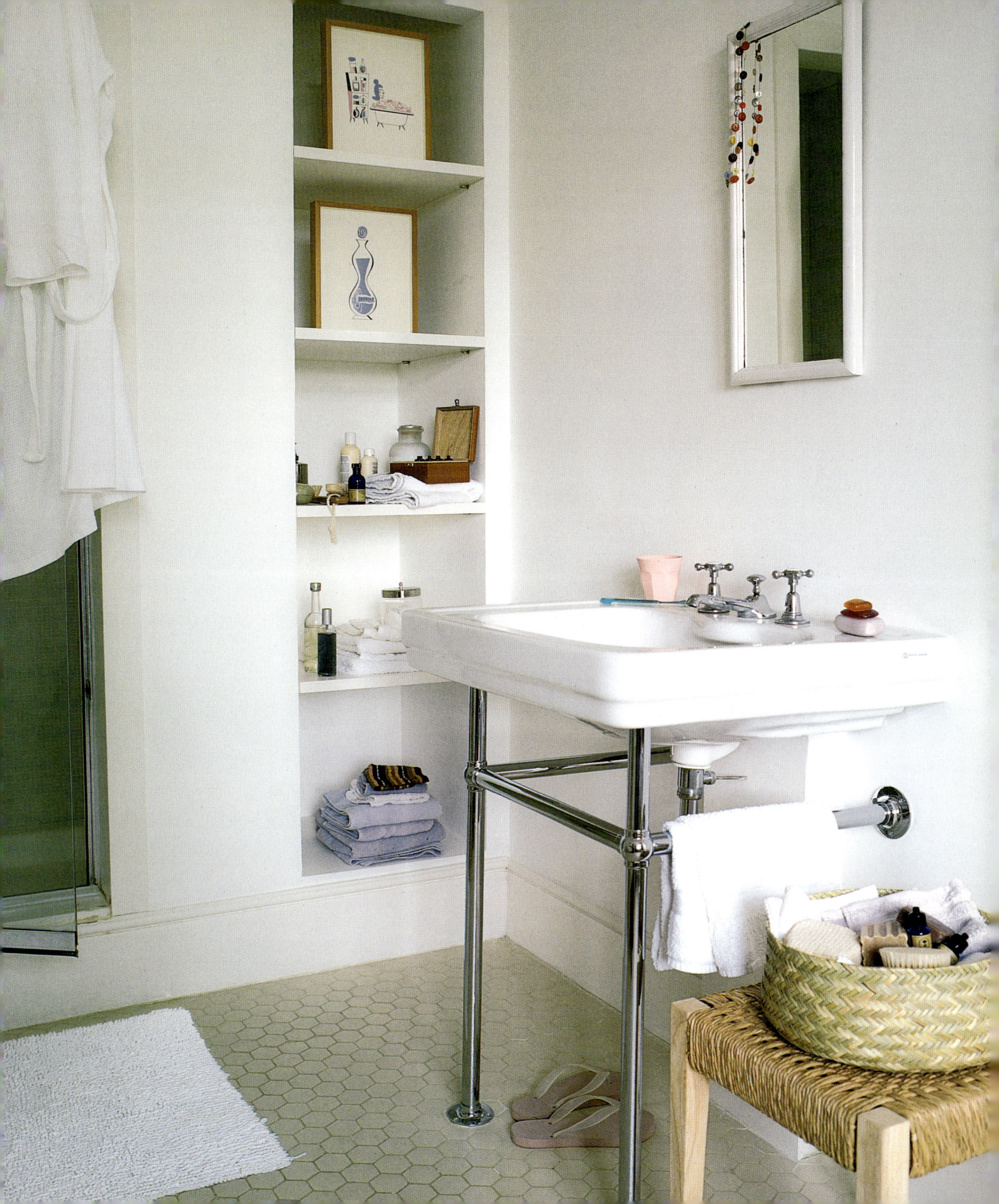

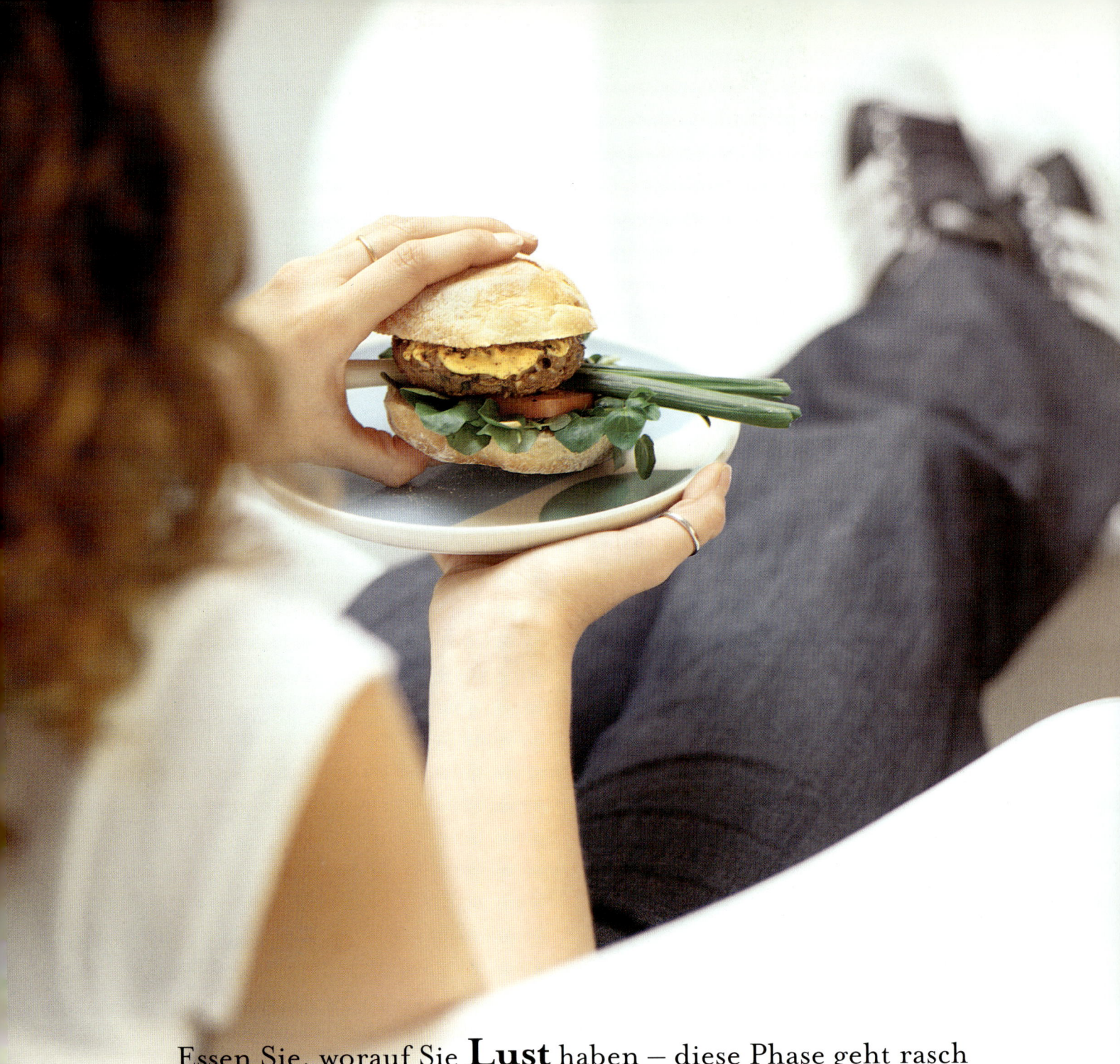

Essen Sie, worauf Sie **Lust** haben – diese Phase geht rasch
vorüber: Sie haben noch sechs weitere Monate Zeit, um **sich**
und **Ihr Kind** ausgewogener zu ernähren und dann mehr auf
Qualität als auf Quantität zu achten

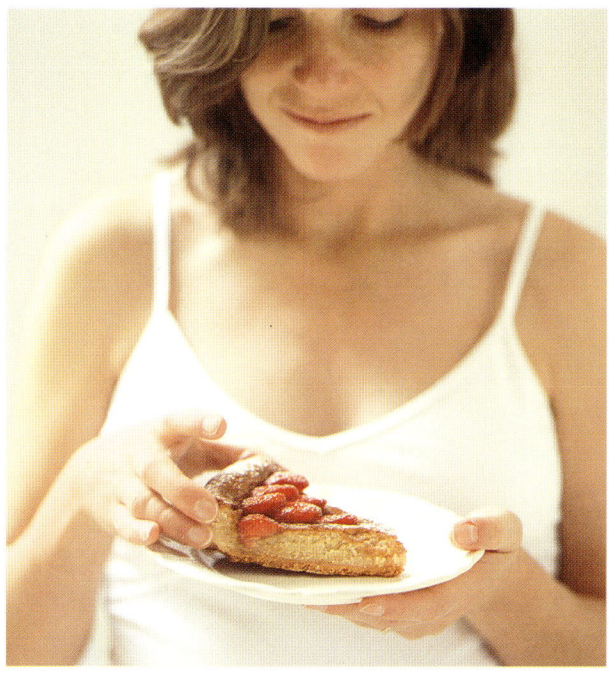

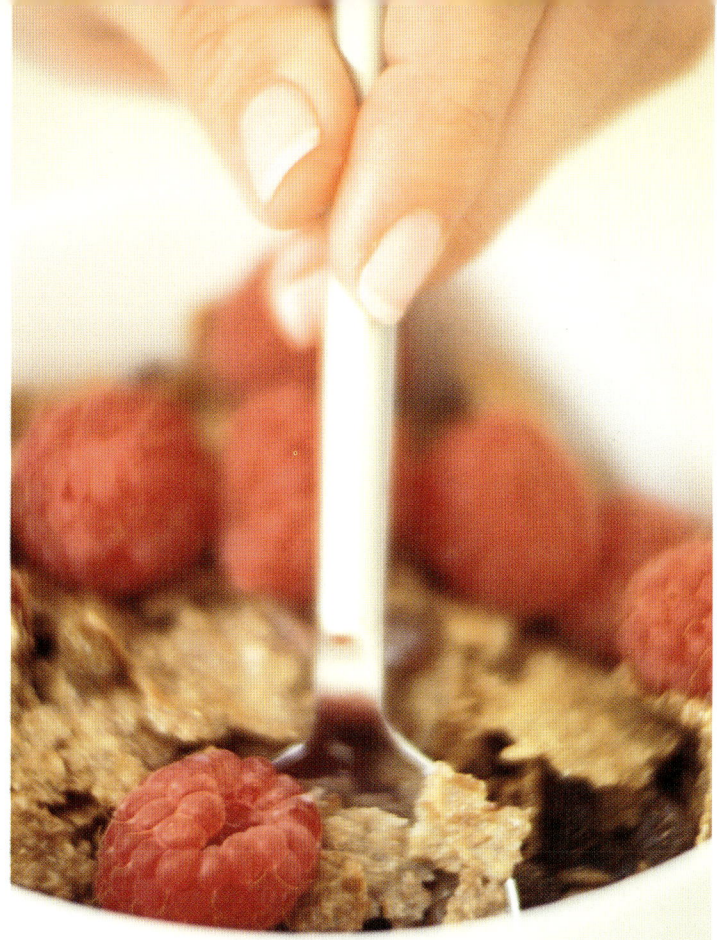

fast vergessen, dass Sie überhaupt schwanger sind – abgesehen davon, dass Ihre Körpermitte an Umfang zunimmt, um Platz für das werdende Wesen zu schaffen.

□ Sobald Sie wissen, dass Sie schwanger sind, massieren Sie Ihren Bauch morgens und abends mit einem hautpflegenden Öl ein. Wenn Sie mit diesen Massagen nicht bis zum 3. oder 4. Schwangerschaftsmonat beginnen (wenn sich der Bauch sichtbar zu wölben beginnt), lassen sich spätere Dehnungsstreifen wahrscheinlich nicht mehr verhindern, warnen einige Hautexperten. Da Sie zu diesem Zeitpunkt bereits überempfindlich auf Duftstoffe reagieren, empfehlen sich dazu eher natürliche Avocado-, Mandel- oder Vitamin-E-haltige Öle. Viele Aromatherapie-Öle sollten Sie in den ersten 3 Schwangerschaftsmonaten vermeiden.

Bereits in der frühen Schwangerschaft lohnt sich der Kauf bequemer Umstands-Slips, die den Bauch sanft stützen. Hübsche Bodysuits mit Spitzenbesatz aus einem dehnbaren Lycra-Gewebe tragen sich ungeheuer bequem und wachsen mit Ihrem Baby mit. Bei einem besonders schweren Busen sollten Sie darunter einen Stütz-BH tragen.

GEWICHTSZUNAHME

Je nach Ihren Essgewohnheiten können Sie in den ersten Monaten erheblich an Gewicht zulegen – besonders wenn Sie unter morgendlicher Übelkeit leiden. Seltsamerweise ist Essen häufig das beste Mittel dagegen. Viele Frauen machen sich unnötig Sorgen, dass sie im Laufe der Schwangerschaft im gleichen Tempo weiter zunehmen wie in den ersten 3 Monaten. Vertrauen Sie jedoch Ihrem Körper – wenn Sie Heißhunger auf Sachen wie Sahnetorten, Kartoffeln mit Quark oder Sauerkraut entwickeln und sich danach einfach besser fühlen, dann braucht Ihr Körper jetzt vielleicht gerade diese Extraportion Kohlenhydrate oder Kalzium.

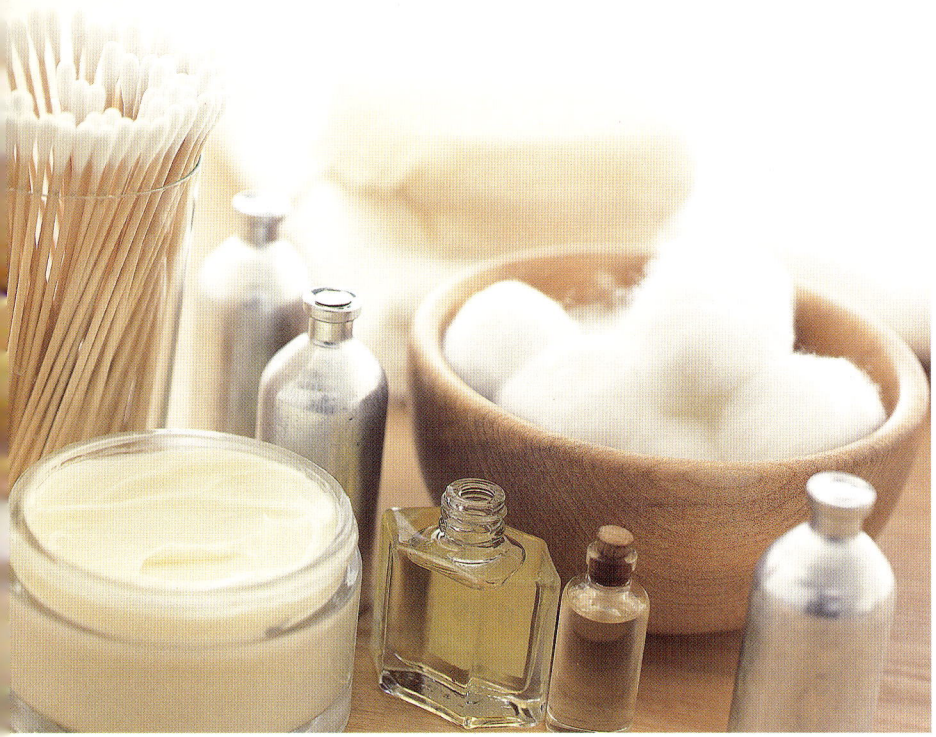
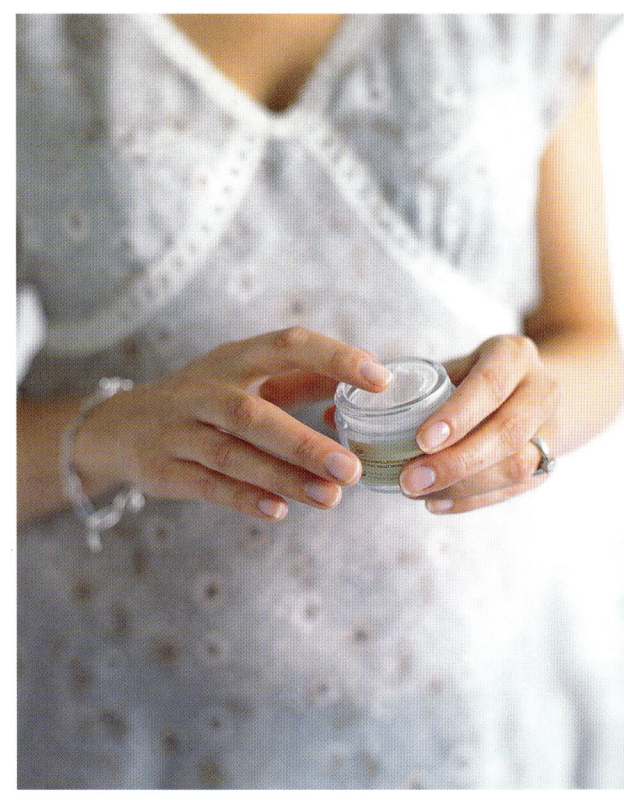

Sehen Sie aus, wie Sie sich fühlen?

Während der Schwangerschaft wird Ihre Haut wahrscheinlich so schön wie nie, aber nicht jede Frau blüht über Nacht auf. Manchmal dauert es Monate, manchmal passiert es gar nicht. Auf jeden Fall braucht die Haut jetzt eine besondere Pflege.

DIE HAUT VERÄNDERT SICH

Die Haut einer werdenden Mutter verändert sich ähnlich wie in anderen Phasen extremer Hormonumstellungen – z. B. in der Pubertät. Während der Schwangerschaft schießt der Östrogenspiegel in die Höhe und macht die Haut weich, zart und rosig. Viele Frauen stellen daher bis zur 14. Woche ein enorm verbessertes Hautbild an sich fest. Pickel und Unreinheiten verschwinden und Probleme wie Akne oder fettige Haut gehen erheblich zurück. Ihr Hautpflegeprogramm ist jetzt denkbar einfach, denn Ihre Haut könnte ohnehin kaum besser aussehen.

Gelegentlich kann es aber auch vorkommen, dass die hohen Hormonspiegel die Haut empfindlicher machen und sie extrem trocken wird und juckt oder sogar fettig und unrein wird.

HAUTPFLEGE WÄHREND DER SCHWANGERSCHAFT

Welche Veränderungen sich auch bemerkbar machen – stimmen Sie Ihr Pflegeprogramm für die nächsten Monate auf Ihre besonderen Hautbedürfnisse ab.
□ Wenn Ihre Haut sehr trocken wird, verwenden Sie nur sanfte Gesichtsreiniger und leichte Masken, die Sie mit

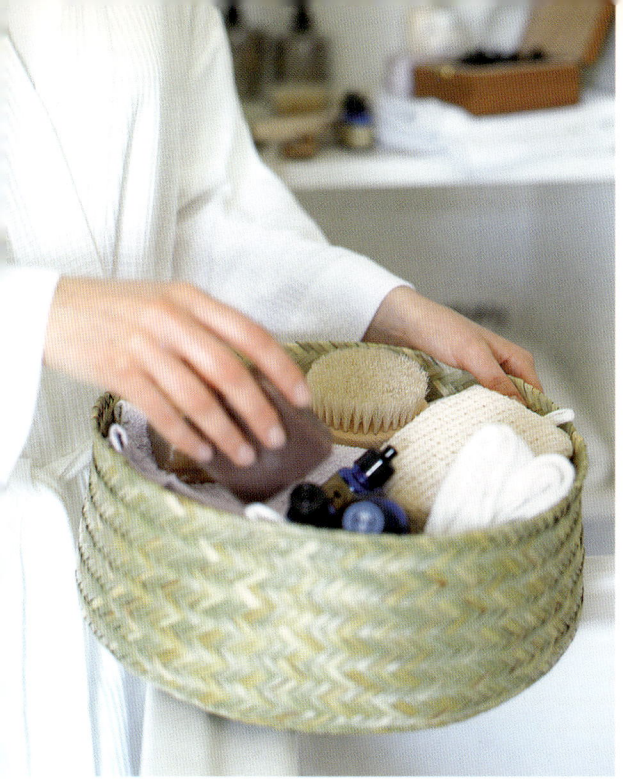

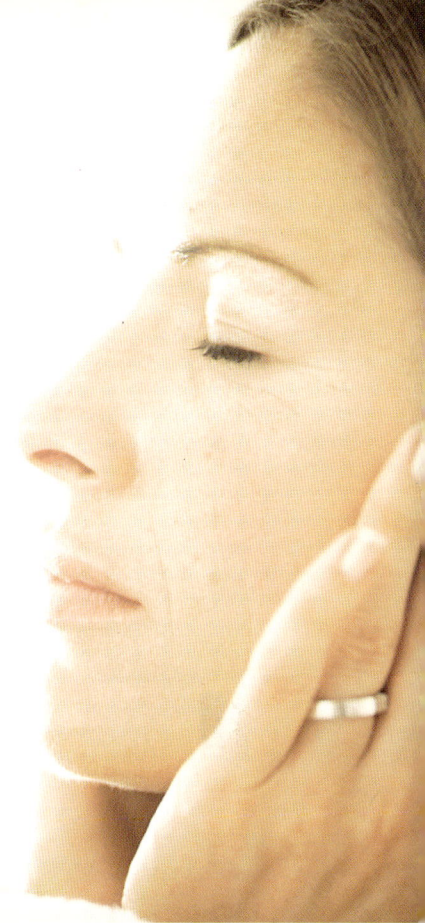

„Also ich habe meine Schwangerschaften voll genossen. Kein Wunder – es tut einfach gut, zu hören, dass man aussieht wie das blühende Leben ... dass man von innen her strahlt und ... einfach rundum wunderbar aussieht. Meiner Haut und mir ist es nie besser gegangen!"

JO, MUTTER VON OLIVIA, WILLIAM UND PHOEBE

Kosmetiktuch oder Wattepads problemlos abtupfen können. Moisturizer-Cremes verhindern Feuchtigkeitsverlust und schützen die Haut vor dem Austrocknen durch die Sonne.

□ Für fettige Haut eignen sich ölbasierte Reiniger, die Öl und Verschmutzungen leichter aus den Poren lösen, sowie klärende Tonerde-Masken. Eine Spezialpflege für die T-Zone sorgt für einen matten Teint (viele dieser Produkte enthalten winzige Puderpartikel, welche die Haut sofort schöner aussehen lassen). Wechseln Sie zu einer leichten, ölfreien Feuchtigkeitscreme – auch fettige Haut braucht Feuchtigkeit. Verbannen Sie Genussmittel von Ihrem Speiseplan und werden Sie körperlich etwas aktiv.

□ Manchmal bilden sich Flecken auf der Haut. Die während der Schwangerschaft erhöhten Progesteron- und Östrogenspiegel regen die Melaninbildung in der Haut an, was besonders im Gesicht zu dunkleren, zuweilen schmetterlingsförmigen Pigmentflecken führen kann,

die man als Chloasma bezeichnet. Olivenhaut und mitteldunkler Teint scheinen dafür besonders anfällig.

Diese Flecken verschwinden zwar nach der Geburt wieder, können aber – je nachdem, wie stark Ihre Haut der Sonne ausgesetzt war – auch recht hartnäckig sein. Verwenden Sie während der Schwangerschaft daher einen Sonnenschutz mit hohem Lichtschutzfaktor.

Hautflecken lassen sich mit einem Concealer abdecken – oder versuchen Sie es mit einem Abdeckstift, der stärker kaschiert und länger hält, ohne dass Sie dabei zu geschminkt wirken. Machen Ihnen die Hautflecken auch nach der Geburt noch zu schaffen, können Sie sich von einem Dermatologen mit einem leichten Peeling die obersten Hautschichten ablösen lassen, um die darunterliegende hellere Haut freizulegen.

□ Bei schwerer Akne sollten Sie vor der Verwendung von Medikamenten unbedingt einen Arzt befragen. Akne-Medikamente können Vitamin A enthalten, das Ihrem ungeborenen Kind schaden kann.

> „Man ist als Mutter nur so gut, wie man gut zu sich selbst ist."
>
> NOELLA GABRIEL, AROMATHERAPEUTIN UND MUTTER VON KATE

Zeit für sich selbst

Mutter werden Sie nicht an dem Tag, an dem Ihr Baby das Licht der Welt erblickt, sondern ab dem Moment, an dem Sie wissen, dass Sie schwanger sind. Ob Sie Ihr erstes oder Ihr viertes Kind erwarten – Sie haben jetzt neun spannende Monate vor sich. Und wenn Sie dabei nicht gut auf sich achten, kann diese Zeit sehr beschwerlich werden, weil sie Körper und Seele sehr viel abverlangt – ein guter Grund, sich bewusst viel Zeit für sich selbst zu nehmen und es sich einfach gut gehen zu lassen.

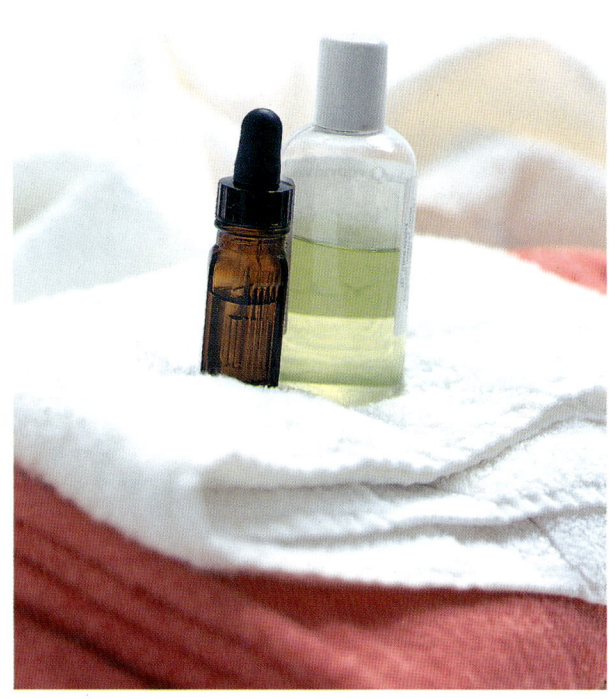

WICHTIGE STREICHELEINHEITEN

Sanfte Massagen während der Schwangerschaft üben nicht nur auf Sie selbst, sondern auch auf Ihr Kind eine beruhigende Wirkung aus – und sie sind jederzeit erlaubt. Finden Sie einen einfühlsamen Physiotherapeuten, der weiß, welche Positionen für Sie am bequemsten sind. Probieren Sie die hier beschriebenen Techniken einfach einmal aus – sie sind altbewährt.

AROMATHERAPIE-MASSAGE

Bei einer Aromatherapie-Massage (siehe Seite 60 bis 61) kommen duftende essenzielle Öle aus verschiedenen Pflanzen, Blüten und Kräutern zur Anwendung, die Ihnen helfen, sich wohlig zu entspannen. Aromaöle, die in der Schwangerschaft als unbedenklich gelten, sind in erster Linie Geranium, Neroli, Lavendel und Sandelholz; nach der 16. Woche kann auch Jasmin unbedenklich verwendet werden. Alle stimulierenden Öle wie Muskatellersalbei, Rosmarin und Wacholder sollten Sie meiden.

SHIATSU UND AKUPRESSUR

Der Begriff ist Japanisch und setzt sich aus *shi* Finger und *atsu* Druck zusammen. Dabei werden allein durch Druck von Hand, Ellbogen, Fuß oder Knie bestimmte Energiepunkte auf den Meridianen stimuliert und damit Funktionen der inneren Organe beeinflusst. Shiatsu ist die japanische Variante der chinesischen Akupressur, bei der die Behandlung nur mit den Fingern erfolgt.

REFLEXZONENMASSAGE

Dabei werden mit Daumendruck die in der Fußsohle befindlichen Reflexzonen massiert und Energieblockaden im Körper gelöst. Lassen Sie sich nur von geschulten Masseuren behandeln – der Druck auf bestimmte Zonen um die Knöchel könnte in der Schwangerschaft allzu stimulierend wirken, sich aber während der Geburt als hilfreich erweisen.

SCHWEDISCHE ODER KLASSISCHE MASSAGE

Durch das kraftvolle Streichen, Kneten und Reiben wird die Durchblutung angeregt und der Lymphfluss gesteigert. Das kann Wunder bei müden Beinen wirken.

OSTEOPATHIE

Durch Druck- und Drehbewegungen von Wirbeln und Gelenken werden die Selbstheilungskräfte des Körpers verbessert und die innere Ruhe gefördert. Die Geburt kann später schmerzfreier verlaufen.

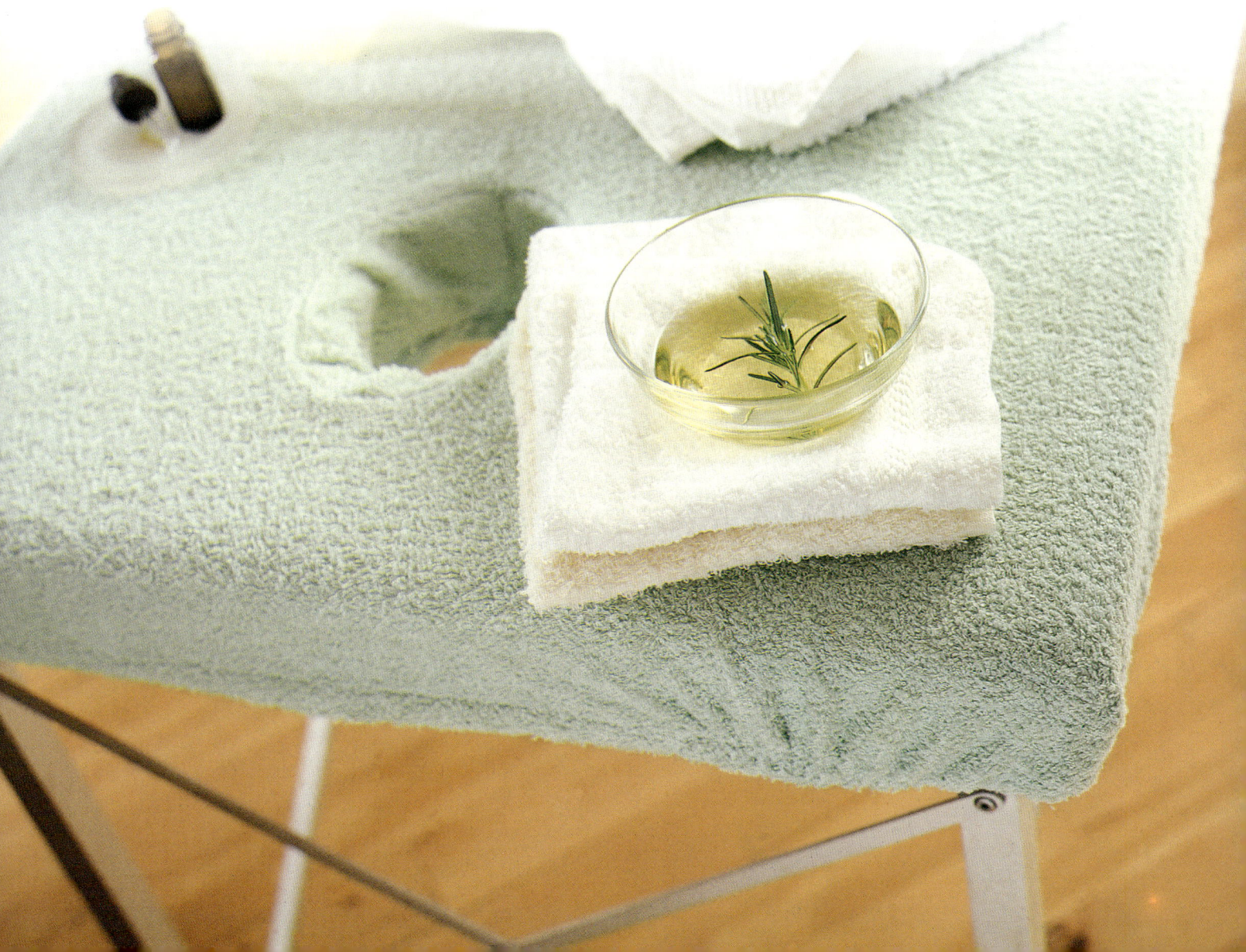

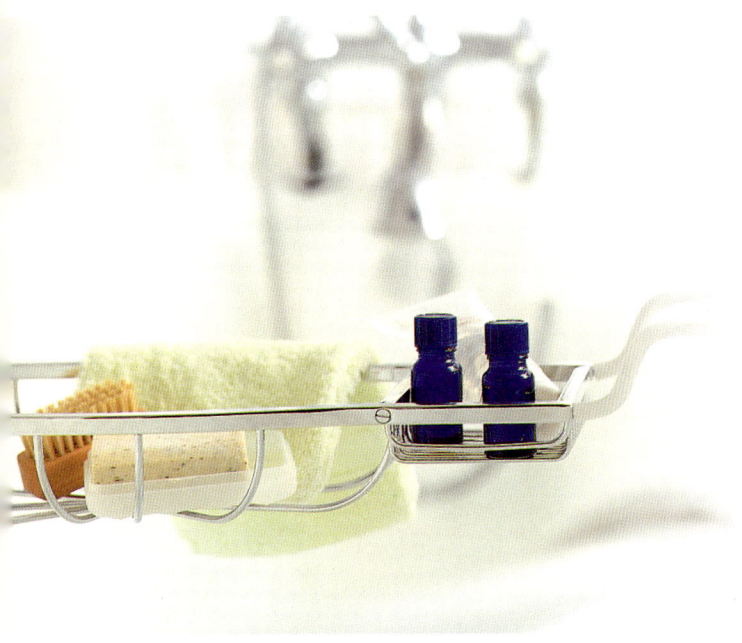

Wenn Sie schwanger sind, ernähren Sie ein kleines neues Lebewesen, das in Ihrem Körper heranwächst und ihm dabei sehr viel Kraft und Substanz entzieht – deshalb müssen Sie darauf achten, dass es auch Ihnen gut geht. Überlegen Sie sich ein Wohlfühl-Programm und führen Sie es während dieser neun Monate täglich morgens und abends durch. Wenn Sie Ihren Körper wieder für sich alleine haben, wird er sich viel schneller erholen.

ZEHN WEGE... *zum Verwöhnen*

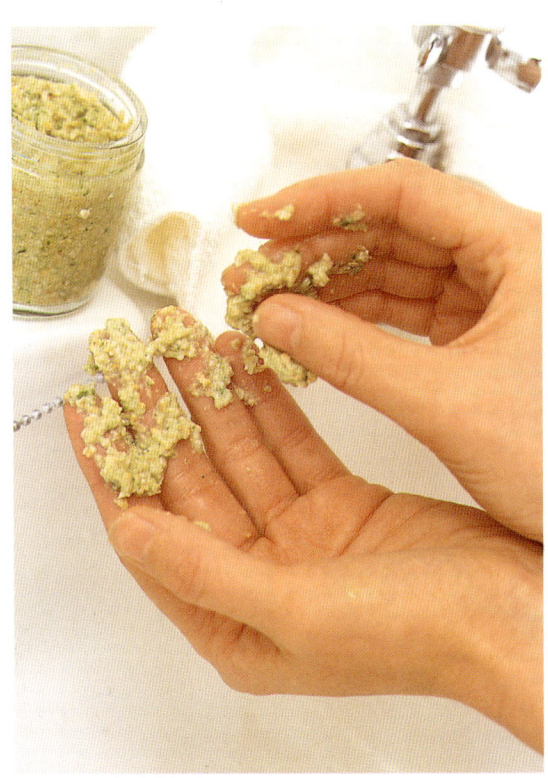

1 Kaufen Sie sich einen Aromaöl-Zerstäuber und versprühen Sie morgens einige Tropfen essenzielles Mandarin- und Grapefruitöl – das duftet angenehm und wirkt sehr belebend. Ein guter Start in den Tag!

2 Ein Hautpeeling kurz nach dem Aufstehen regt sanft die Durchblutung an. Verwenden Sie unter der Dusche ein Körperpeeling mit kleinen Körnchen – dabei sollten Sie allerdings Bauchbereich und Busen aussparen. Bei den Füßen beginnend geht es zuerst die Beine hinauf; danach weiter von den Händen die Arme entlang. Grundsätzlich gilt: in Herzrichtung streichen.

3 Trockenbürsten bringt den Kreislauf ebenfalls in Schwung – und hilft Cellulite zu verhindern, die aufgrund der erhöhten Hormonspiegel gerade in der Schwangerschaft häufig auftritt. Bürsten Sie von den Füßen und Händen jeweils nach innen, wobei Sie Brust und Bauch wieder auslassen.

4 Verwöhnen Sie sich mit einer guten Körpercreme, damit Ihre Haut glatt und weich bleibt. Manche Frauen empfinden ihre Haut während der Schwangerschaft als weniger trocken, bei anderen ist es eher umgekehrt. Auf das morgendliche Eincremen sollten Sie nicht verzichten, denn nach der Entbindung wird Ihre Haut wegen dieser Extra-Pflege spürbar elastischer sein.

5 Stimmen Sie sich auf Ihr abendliches Pflegeprogramm ein – dimmen Sie das Licht herunter und zünden Sie ein paar Kerzen an.

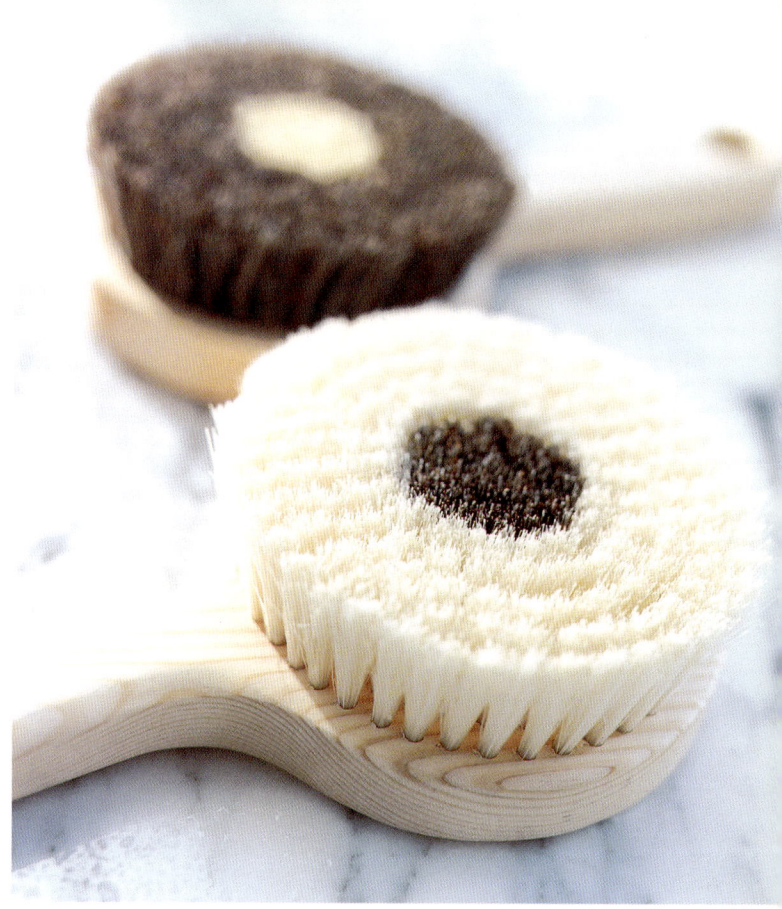

6 Fügen Sie dem Badewasser jeweils 3 Tropfen Mandarin- und Rosenholz-Aromaöl zu, legen Sie sich in die Wanne und tauchen Sie genüsslich ein.

7 Legen Sie sich eine beruhigende Augenmaske auf – oder zwei gekühlte Kamillen-Teebeutel oder ein paar Gurkenscheiben.

8 Versuchen Sie abzuschalten und den Alltag beiseite zu schieben – konzentrieren Sie sich auf sich selbst und das, was gerade in Ihrem Körper vor sich geht.

9 Die folgende Übung stammt aus dem Reiki – einer japanischen Heilmethode. Schließen Sie Ihre Augen und konzentrieren Sie sich innerlich auf eine Farbe (besonders positive Farben sind Silber/Weiß, Violett, Grün und Blau). Atmen Sie gleichmäßig und stellen Sie sich vor, wie diese Farbe über den Scheitel in Ihren Körper einströmt und an Ihren Armen und Beinen entlangfließt bis zu den Fingerspitzen und Zehen, begleitet von wohliger Wärme. Halten Sie diese Empfindungen eine Weile aufrecht – und lassen Sie die Farbe dann wieder aus dem Körper herausströmen. Sobald sie den Scheitel verlassen hat, öffnen Sie die Augen.

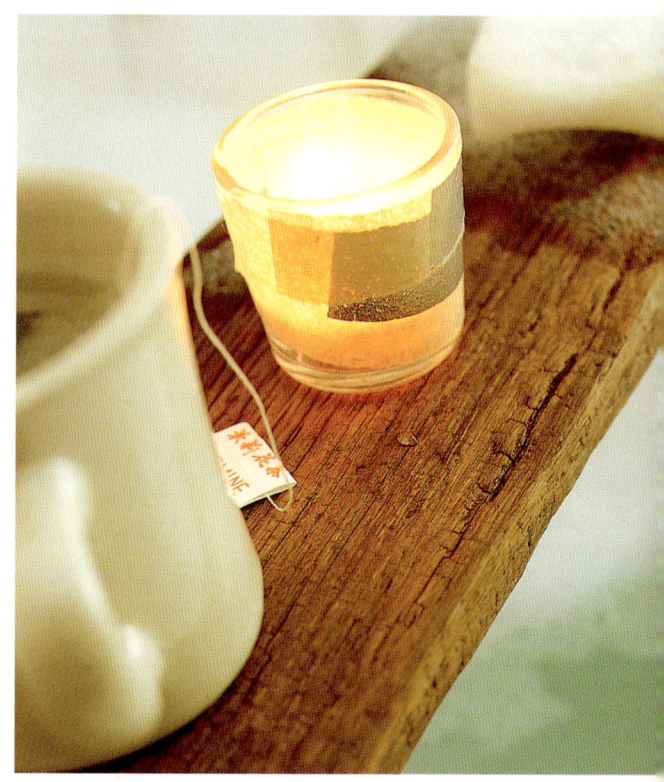

10 Jetzt müssten Sie sich ausgeruht und entspannt fühlen. Tupfen Sie sich trocken und gönnen Sie Ihrer Haut zum Schluss ein gutes Pflegeöl.

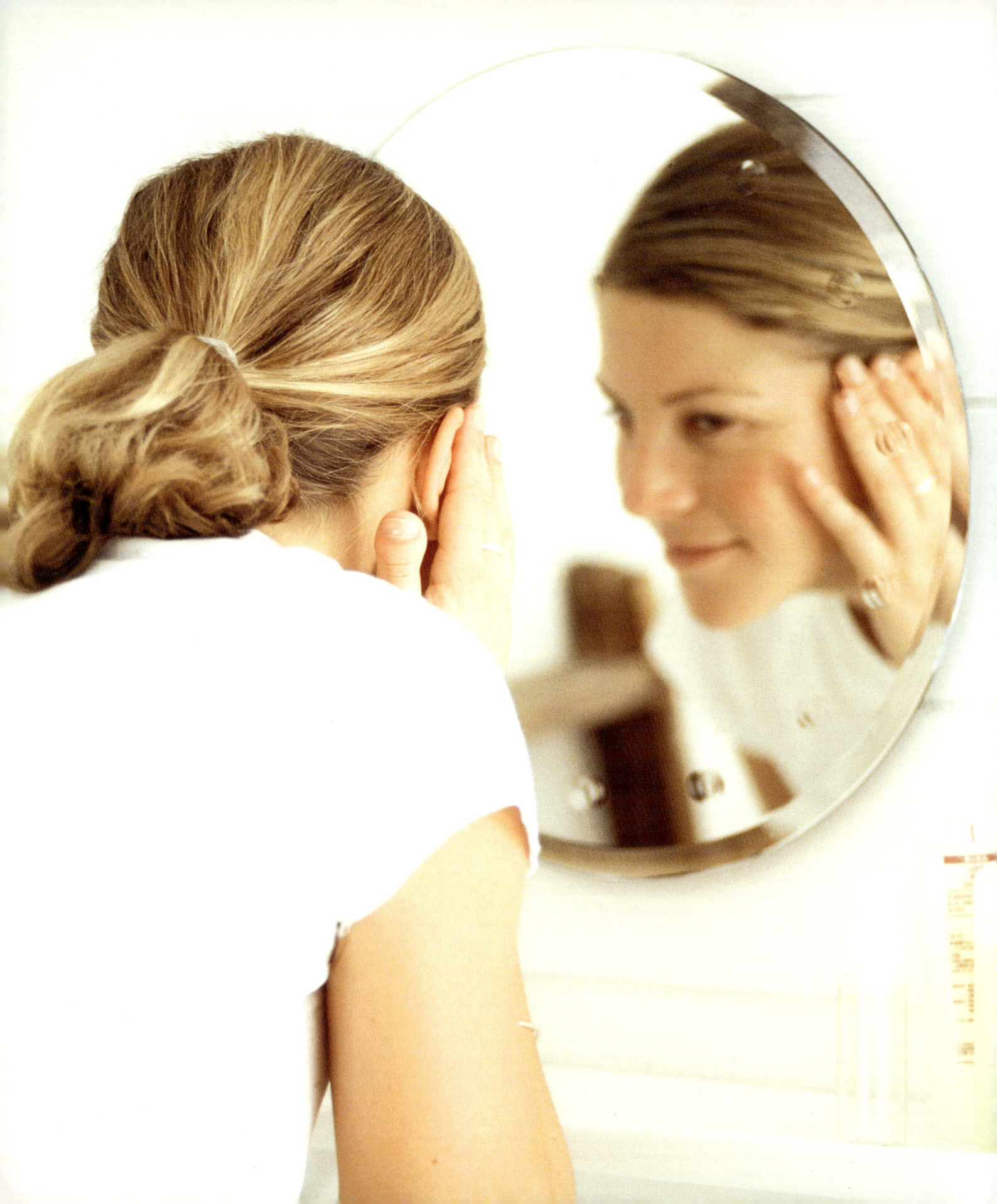

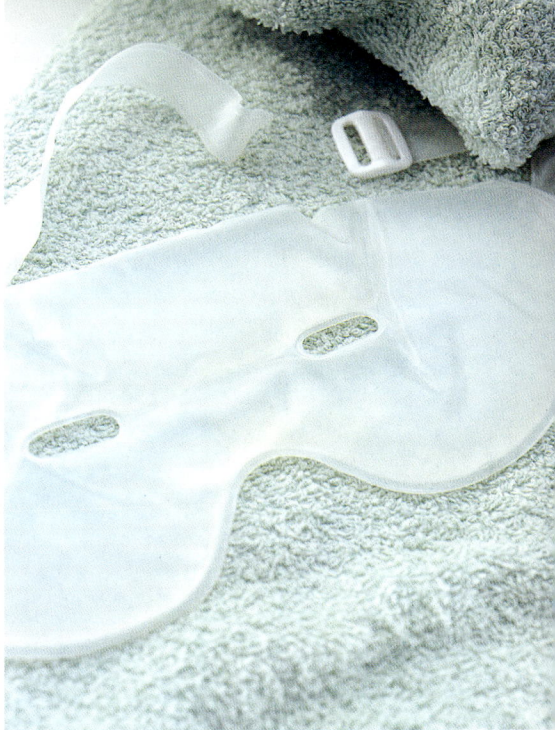

Versteckspiel

In den ersten Wochen wollen **Sie vielleicht** noch verbergen, dass Sie in freudiger Erwartung sind – sei es vor Ihrer Familie oder Ihrem Chef. **Gegen** Ende des ersten Trimesters müssten dem **einen** oder anderen allerdings schon einige Veränderungen an Ihnen auffallen – aber bis dahin gibt es einige Tricks, um das zu verhindern.

DEUTLICHE ANZEICHEN

Zwei Dinge verraten Sie in der frühen Schwangerschaft: Ihre Taille wird umfangreicher und Sie sind leichter erschöpft. Mogeln Sie ein bisschen!

UMFANGREICHE TAILLE

Im Winter ist es kein Problem, ein paar Kilo zu verbergen, aber auch im Sommer können Sie Ihr wachsendes Bäuchlein geschickt kaschieren, jedenfalls bis zur 14. Woche.

☐ Wählen Sie Kleider mit A-Linie, die in Taille und Hüfte nicht einschneiden. Alles, was zu eng um den Bauch herum liegt, ist unbequem und führt zu mehr Übelkeit.

☐ Schaffen Sie sich so bald wie möglich Schwangerschaftsunterwäsche an und verbannen Sie enge Hosen und Röcke.

☐ Eine mittellange oder lange Strickjacke macht Sie optisch eher länger als breiter.

☐ Tragen Sie ein langes Schal- oder Schultertuch (auch mit Muster oder Fransen), das unter dem Bauch endet. Es schwingt beim Gehen mit und lenkt von Ihrer Figur ab.

☐ Suchen Sie sich Schwangerschaftskleider aus, die als modische Stücke durchgehen können – beispielsweise ein Lederrock mit elastischen Gürteln über dem Bauch.

ZU WENIG SCHLAF?

Wenn Sie verräterische Augenringe haben, probieren Sie diese bewährte Methode:

☐ Sitzen Sie entspannt auf einem Stuhl, die Ellbogen vor sich auf den Tisch gestützt. Verschränken Sie die Finger und legen Sie beide Daumen zwischen die Augenbrauen. Ihr Kopf ruht mit leichtem Druck auf den Daumen. 5 Sekunden so bleiben. Die Daumen in 6 Schritten die Augenbrauen entlang bewegen und zwischendurch jeweils wieder 5 Sekunden still halten. Zum Schluss wieder aufrichten und mit den Mittelfingern sanft den Bereich unterhalb der Augen entlangstreichen.

☐ 2 Kamillen-Teebeutel anfeuchten und kühlen – es können auch gebrauchte sein. Entspannt hinlegen und die Beutel 10 Minuten auf die Augen legen.

☐ Eine Gesichtsmaske zwingt Sie auf angenehme Weise, 10 Minuten einfach nur dazuliegen und zu entspannen.

☐ Mit einem hellen Concealer lassen sich Augenringe gut kaschieren.

☐ Oft reicht schon etwas Kühle, um die geschwollene Haut zu beruhigen. Wickeln Sie einen Eiswürfel in ein Taschentuch und streichen Sie damit von der Nasenwurzel bis zum Ohr und über die Wange bis zum Unterkiefer – erst rechts, dann links.

„Als ich das erste Mal ihren Herzschlag hörte, wusste ich: Sie ist wirklich da. Es war ein unglaubliches Gefühl zu wissen, dass da in mir etwas so Winziges und Kräftiges heranwuchs, wobei man mir doch äußerlich noch kaum ansah, dass ich schwanger war."

GAIL, MUTTER VON DREW UND MARTHA

Mutter Natur

Ihr Körper ist wirklich unglaublich. Er bietet Ihrem Kind das beste und harmonischste Zuhause, das man sich denken kann, und Mutter Natur – also Ihr Körper mit all seinen gesteigerten Sinnen – setzt von Anfang an alles daran, um das kleine Lebewesen zu schützen und zu hegen. Es ist gut zu wissen, welche natürlichen Vorgänge und welche Schutzmechanismen Ihres Körpers jetzt ganz unbewusst ablaufen.

BALANCEAKT

Vermutlich beschleicht Sie von Zeit zu Zeit das Gefühl, dass sich da etwas Unbekanntes Ihres Körpers bemächtigt hat – doch vergessen Sie nicht, dass dieser gerade einen echten Balanceakt vollführt. Bis zur 14. Woche wird er sein Gleichgewicht aber sicher wiedergefunden haben – Ihr Baby ist dann voll entwickelt und muss danach einfach nur noch wachsen. Halten Sie hin und wieder mal kurz inne und denken Sie daran, welch wunderbare Vorgänge gerade ablaufen.

FEHLGEBURT

Manchmal kommt es aber auch vor, dass sich der Körper aus irgendeinem Grund verweigert und eine Fehlgeburt eintritt – Schätzungen zufolge enden in den ersten 24 Wochen 25 Prozent aller Schwangerschaften mit einer Fehlgeburt. Stirbt ein Kind nach der 24. Woche, spricht man von einer Totgeburt. Der Verlust eines Babys bricht einem immer das Herz – ganz egal, in welchem Stadium

der Schwangerschaft. Dann sind Angehörige und Freunde besonders wichtig.

GERUCH UND GESCHMACK

Geruchs- und Geschmackssinn sind während der Schwangerschaft besonders fein entwickelt. Sie werden feststellen, dass starke Gerüche (z. B. von Parfüms oder Farben) oder der Geschmack bestimmter Dinge (z. B. Kaffee, Alkohol, Zigaretten) Sie jetzt regelrecht abstoßen. Hören Sie auf Ihren Körper. Er reagiert dadurch auf das neue Leben, das von ihm Besitz ergriffen hat.

Vergessen Sie nicht, dass Sie bei allem, was Sie im Moment für Ihren Körper tun, an sich selbst denken müssen – denn so lange Sie sich selbst Gutes tun, tun Sie auch Ihrem Baby Gutes.

Der gesteigerte Geruchssinn kann manchmal sogar zur Folge haben, dass eine Frau ihr eigenes Lieblingsparfüm nicht mehr ertragen kann und auf einmal natürliche Düfte bevorzugt – oder am besten gar nichts.

Duftexperten vermuten, dass uns die Natur hier auf kluge Weise schützt und sicherstellt, dass wir uns nur positiven, natürlichen Düften aussetzen.

HÄUFIGE SYMPTOME

Folgende Beschwerden können in der Frühschwangerschaft auftreten, schaden aber dem Baby nicht:

□ Gefühl des Aufgedunsenseins, ähnlich wie vor der Periode.

□ Empfindliche Brüste, schmerzende Brustwarzen bei Kälte.

□ Hitzewallungen und Schwindel – starkes Bedürfnis nach frischer Luft.

□ Vorliebe für Pikantes wie Gewürzgurken oder Sauerkraut.

□ Übelkeit und Erbrechen, Abneigung gegen bestimmte Speisen und Gerüche.

□ Häufigeres Wasserlassen, weil die Gebärmutter auf die Blase drückt.

□ Blähungen und Verstopfungen.

□ Starke Speichelbildung, metallischer Geschmack.

□ Durchbruchsblutungen zu den Zeitpunkten, an denen Sie normalerweise Ihre Periode hätten.

□ Stumpfe, leblose Haare, fettige Haut oder Pickel.

□ Ziehende Schmerzen rechts und links im Unterleib, wenn sich die Gewebebänder mit der Gebärmutter ausdehnen.

BLUTUNGEN

In den ersten 3 Monaten treten bei bis zu 30 Prozent der Schwangeren in irgendeiner Form Blutungen auf. Dann ist das Risiko einer Fehlgeburt zwar höher als bei Frauen, die keine Blutungen haben, jedoch immer noch weit geringer als bisher angenommen.

Laut Forschungen in 15 amerikanischen Kliniken liegt das Fehlgeburtsrisiko bei Blutungen im 1. Trimester nur bei 5 Prozent und bei sehr früh auftretenden Blutungen bei 20 Prozent. Wenn Sie in den ersten 3 Monaten bluten, besteht später eher das Risiko einer Frühgeburt oder eines Bluthochdrucks. Je stärker die Blutungen,

desto mehr steigt aber auch das Risiko von Komplikationen. Suchen Sie immer Ihren Arzt auf!.

KLINIKUNTERSUCHUNG

Gegen Ende des 1. Trimesters steht in der von Ihnen gewählten Klinik die umfangreichste Untersuchung Ihrer gesamten Schwangerschaft an. Man wird dabei Größe, Gewicht und Blutdruck messen und Ihnen Blut abnehmen, um Blutgruppe und Rhesusfaktor zu bestimmen und festzustellen, ob Sie an Blutarmut oder HIV (dieser Test ist freiwillig) leiden. Außerdem wird Ihr Urin auf Glukose und Eiweiß untersucht und Sie werden über eventuelle Krankheiten innerhalb Ihrer Familie und über Ihre Lebensweise befragt. Wenn Ihnen etwas unklar ist, fragen Sie sofort nach.

Manchmal wird auch eine Ultraschallmessung des Babys durchgeführt, um den Entwicklungsstand genau zu bestimmen – besonders, wenn eine Plazentauntersuchung durchgeführt werden soll, die in der 10. und 12. Schwangerschaftswoche erfolgt.

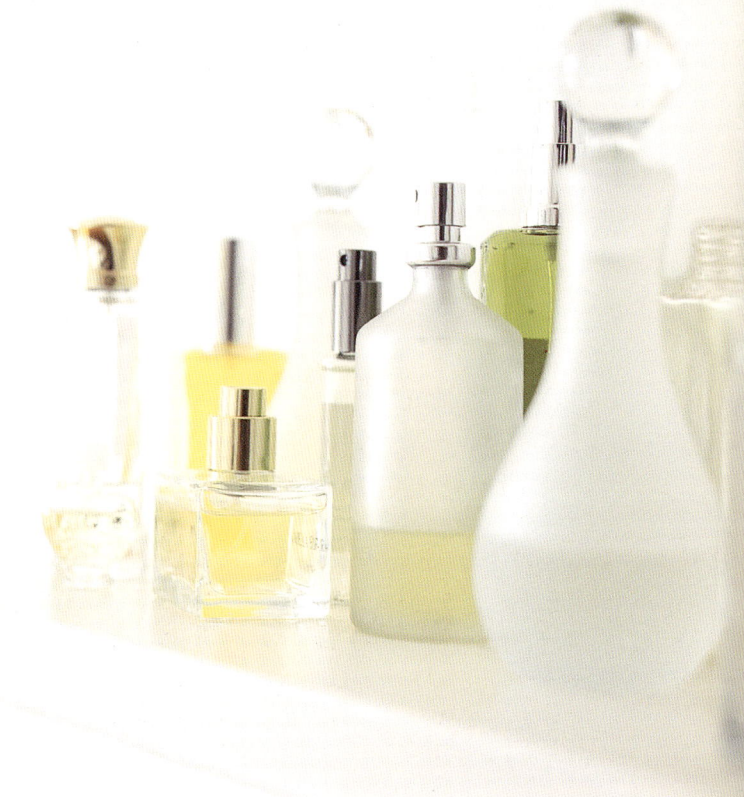

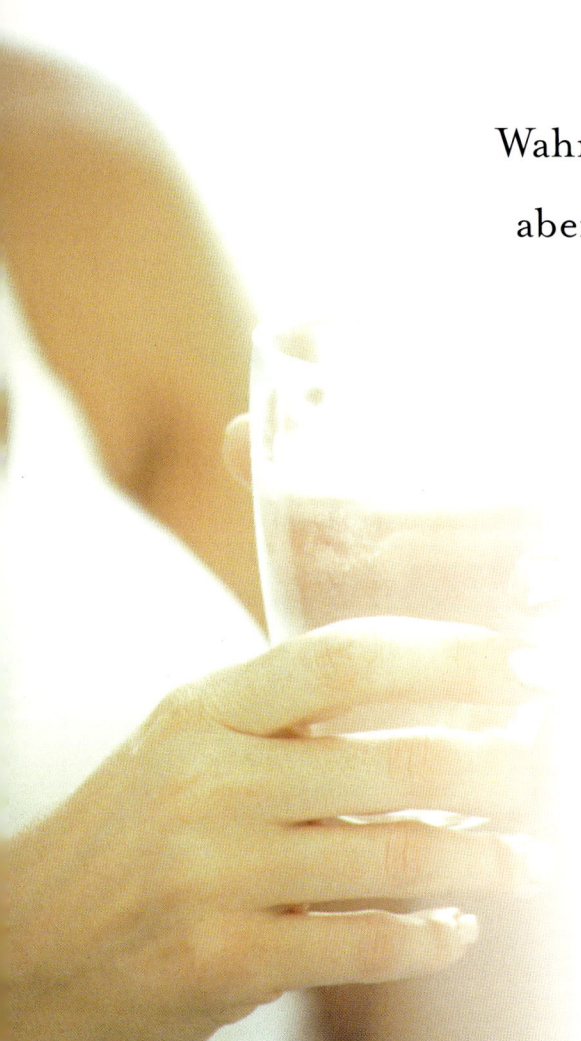

Wahrscheinlich haben Sie das schon oft gehört —
aber **Wasser** ist ganz wichtig für **Vitalität**,
glatte **Haut** und glänzende **Augen**

Ändern Sie Ihre Gewohnheiten

Eine Schwangerschaft ist eine gute Gelegenheit, einmal bewusst auf den Körper zu hören und mit ihm in Einklang zu kommen. Fast alle Ihre bisherigen täglichen Gewohnheiten – ob gute, ob schlechte – werden Sie jetzt, da Sie schwanger sind, ändern müssen. Die meisten Veränderungen werden Ihnen selbst ebenso gut tun wie Ihrem Kind.

KAFFEE

Schwangere, die zu viel Kaffee trinken, haben häufig sehr unruhige Babys – und in großen Mengen kann dieses Genussmittel noch weitaus gravierendere Schäden anrichten. Bei einer Untersuchung von über 18000 Schwangeren haben Wissenschaftler des Universitäts-Krankenhauses in Arhus in Dänemark herausgefunden, dass das Risiko einer Totgeburt ansteigt, je mehr Kaffee im Laufe der Schwangerschaft konsumiert wird. Bei 4 bis 7 Tassen pro Tag erhöht sich dieses Risiko gegenüber Frauen, die überhaupt keinen Kaffee trinken, um 80 Prozent. Bei 8 oder mehr Tassen pro Tag stieg die Wahrscheinlichkeit einer Totgeburt um 300 Prozent. Die meisten Schwangeren können den Geruch von Kaffee instinktiv ohnehin nicht mehr ertragen, aber falls das bei Ihnen nicht der Fall ist, sollten Sie Ihren Kaffeekonsum zumindest reduzieren – am besten aber ganz aufgeben.

ALKOHOL

Seit jeher raten die Ärzte von Alkohol während der Schwangerschaft ab und da viele Schwangere in dieser Zeit ohnehin keine Lust darauf verspüren, stellt dieser Verzicht meist kein großes Problem dar.

Starker Alkoholgenuss während der Schwangerschaft kann zum fetalen Alkoholsyndrom führen – eine seltene Erkrankung, die allerdings Geburtsfehler und Lernschwäche verursachen kann. Die meisten Mediziner raten

Schwangeren heutzutage von jeglichem Alkoholkonsum ab, obwohl ein einziges gelegentliches Gläschen nicht schadet. Auch hier sollten Sie wieder auf Ihren Körper hören. Wenn Sie gerne ein Glas Wein trinken und nach wie vor das Bedürfnis danach verspüren, entscheiden Sie selbst. Falls Sie jedoch von größeren Mengen Alkohol nicht lassen können, sollten Sie mit Ihrem Arzt sprechen.

RAUCHEN

Rauchen schadet nicht nur Ihrer eigenen Gesundheit, sondern kann auch Ihrem Baby vor, während und nach der Schwangerschaft Schaden zufügen. Raucherinnen erleiden häufiger eine Fehlgeburt und haben während der Schwangerschaft ein erhöhtes Blutungsrisiko. Rauchen drosselt die Sauerstoffzufuhr zu Ihrem Kind, was dazu führen kann, dass es bei der Geburt kleiner, weniger gut ausgereift und anfälliger für Atemwegsbeschwerden wie Asthma ist als das Baby einer Nicht-

raucherin. Zudem trinken Raucherinnen meistens auch Alkohol. Sehen Sie Ihre Schwangerschaft als eine wunderbare Gelegenheit an, mit dieser schädlichen Gewohnheit endlich Schluss zu machen. Wenn Sie das allein nicht schaffen, lassen Sie sich dabei helfen.

WASSER

Trinken Sie mehr Wasser. Wahrscheinlich haben Sie diesen guten Rat schon hundertmal gehört, aber Wasser ist einfach wichtig für glatte Haut, Vitalität und glänzende Augen – und hilft die Wassereinlagerungen auszugleichen, die Ihnen in den nächsten paar Monaten möglicherweise zu schaffen machen. Warten Sie nicht ab, bis Sie durstig sind, sondern nehmen Sie sich vor, täglich mindestens 1,5 Liter zu trinken. Auch während des Stillens ist eine reichliche Flüssigkeitszufuhr äußerst wichtig. Ich gebe in mein Wasser immer ein wenig Holunderblütensirup und Eiswürfel – das schmeckt und erfrischt.

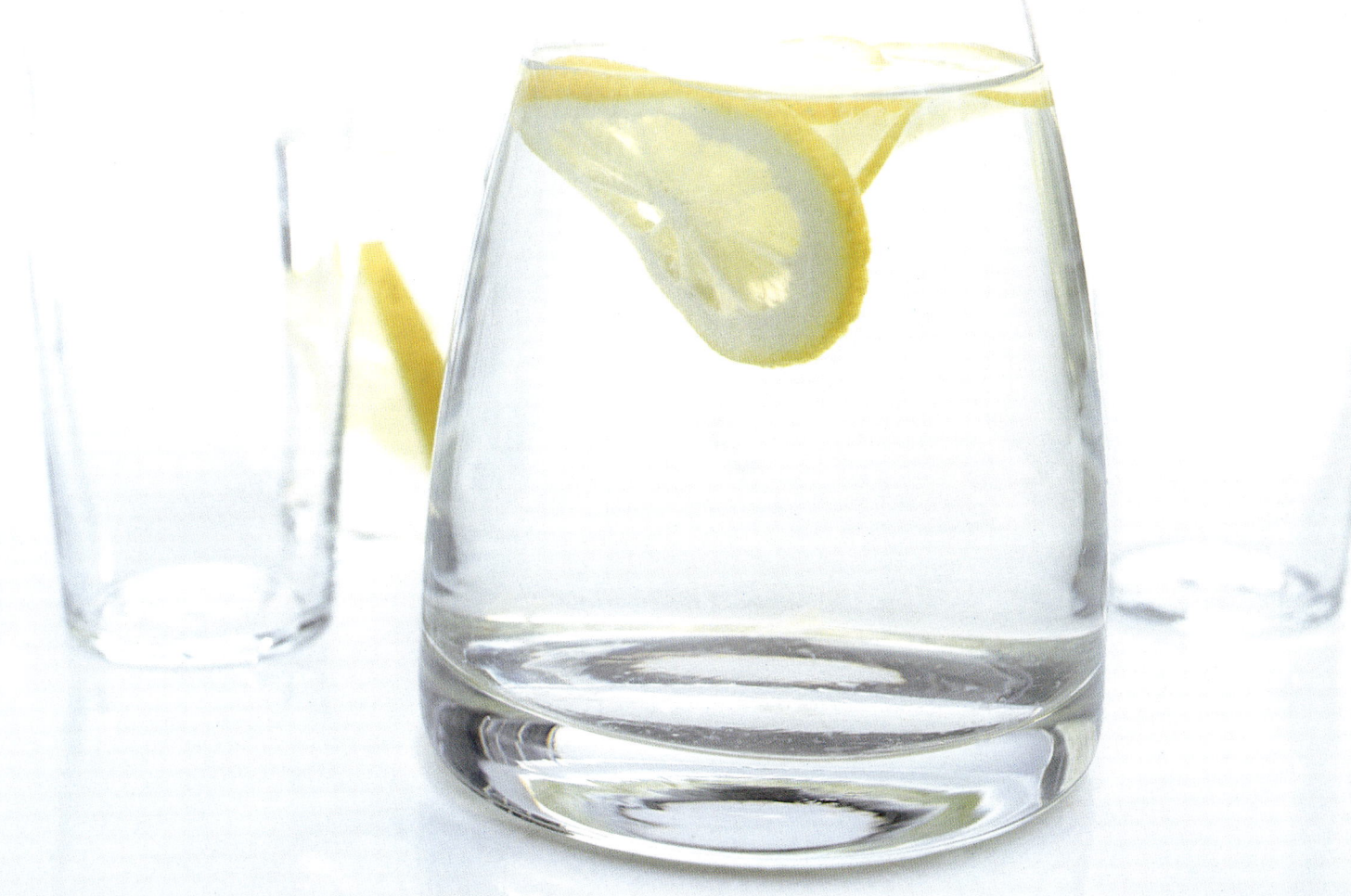

Essen für zwei

Während der Schwangerschaft erhält die Nahrungs-
aufnahme eine ganz neue Bedeutung. Viele Frauen
achten jetzt stärker darauf, was sie zu sich nehmen –
aber gerade in den ersten Monaten folgt auf eine
Übelkeit leicht ein unbändiger Heißhunger.

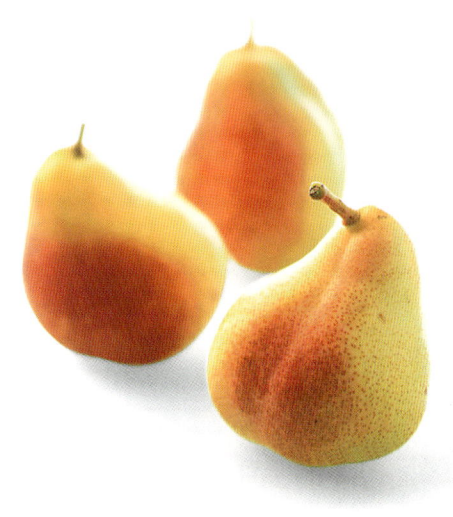

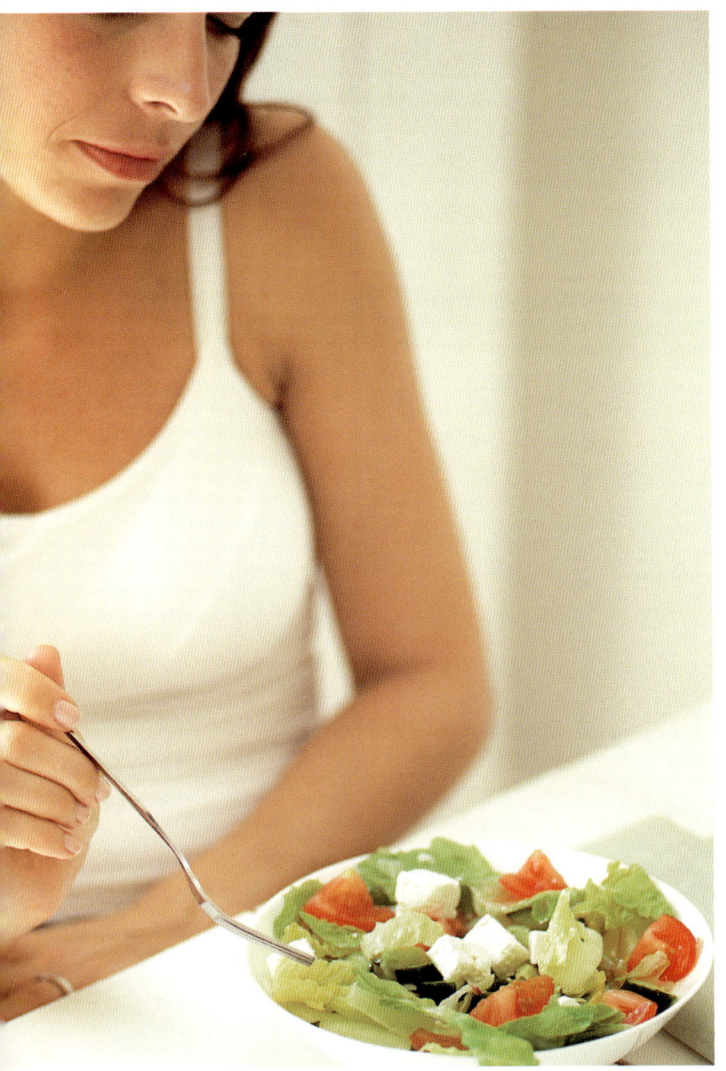

AUF QUALITÄT ACHTEN

Sie essen zwar auch für Ihr Baby mit, aber wichtiger ist
jetzt Qualität statt Quantität: Eine abwechslungsreiche,
eiweißreiche Kost mit viel Vitaminen und Mineralien tut
Ihrem Körper genauso gut wie Ihrem werdenden Kind.
Essen Sie reichlich frische Vollwertkost, Salate und möglichst viel Gemüse – am besten gedünstet oder leicht in
Olivenöl angebraten.

WAS BRAUCHE ICH JETZT?

Ihr Körper weiß am besten, was er benötigt, aber versuchen Sie alles nur in Maßen zu essen. Auf diese Nährstoffe sollten Sie jetzt achten:

□ Eiweiß – täglich mindestens 75 g in Form von Fisch,
Fleisch, Geflügel, gekochten Eiern, Nüssen oder Hülsenfrüchten. Besonders wichtig, wenn Sie sich oft schlapp
und müde fühlen.

□ Komplexe Kohlenhydrate – enthalten in Vollkornpro-
dukten. Meiden Sie Zucker, Weißmehl und weißen Reis.

□ Ballaststoffe – reichlich vorhanden in Hülsenfrüchten,
Nüssen, Vollkornbrot, Obst und Gemüse.

□ „Gute" Fette – vorzugsweise aus Fischöl, Olivenöl oder
Leinsamenöl. Transfettsäuren am besten meiden – diese
sind in Margarine, fettarmen Aufstrichen und streich-
fähiger Butter enthalten.

□ Molkereiprodukte wie Milch und Käse mit viel Kalzium – sehr wichtig für den Knochenaufbau.

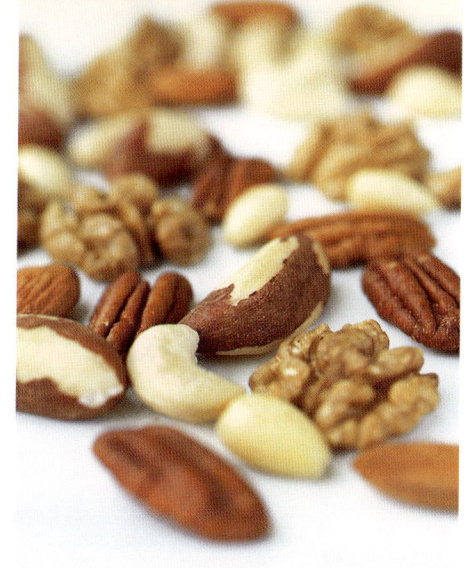
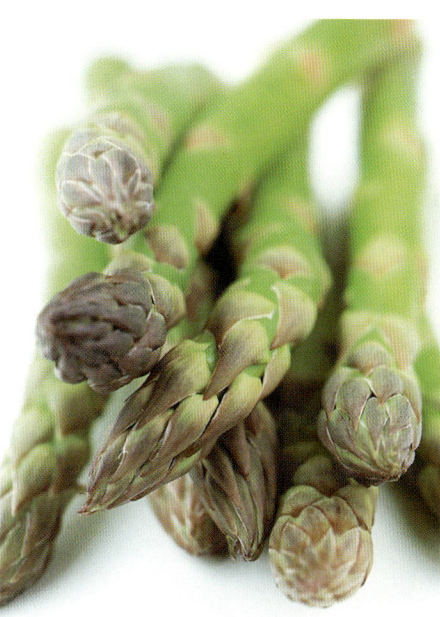
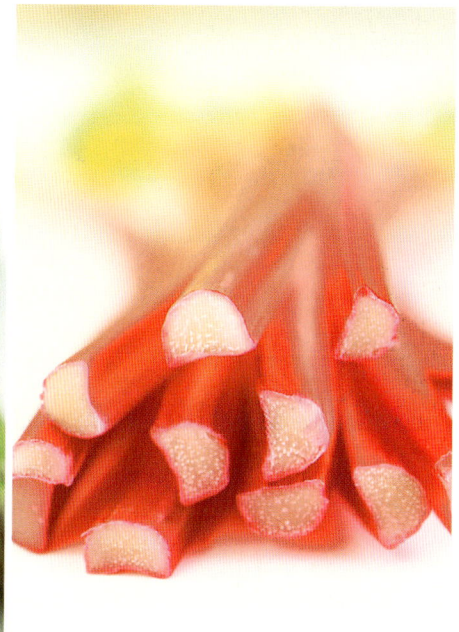

FISCHÖLE

Essen Sie bevorzugt Fisch und Lebertran – das darin enthaltene Fett namens Docosohexaensäure (DHA) ist in den ersten Schwangerschaftswochen sehr wichtig und auch später für die Gehirnentwicklung des Babys. Im Rahmen einer norwegischen Studie erhielt eine Gruppe von Frauen ab der 18. Schwangerschaftswoche bis zum Ende des 3. Lebensmonats des Babys DHA-reichen Lebertran (2 TL pro Tag); eine Kontrollgruppe erhielt Maisöl-Präparate (ohne DHA). Bei Intelligenztests 4 Jahre später stellte sich heraus, dass die Kinder der Lebertran-Gruppe Probleme besser lösen und Eindrücke besser verarbeiten konnten als die Kinder der Maisöl-Gruppe. Eine frühere Studie hatte bereits ergeben, dass Kinder von Frauen, die während der Schwangerschaft Lebertran zu sich nehmen, zu 70 Prozent weniger diabetesgefährdet sind.

Ein Wort der Warnung: Vor der Einnahme von Lebertran oder Lebertran-Produkten sollten Sie kontrollieren, wie viel Vitamin A Sie zu sich nehmen. Zu viel davon ist in der Schwangerschaft schädlich – und Lebertran kann den Vitamin-A-Spiegel im Körper erhöhen.

VITAMIN C

Eine erhöhte Einnahme von Vitamin C, z. B. in Form von Kiwis und Orangen, trägt dazu bei, das Risiko einer Frühgeburt zu verringern. US-Forscher fanden heraus, dass das Risiko eines verfrühten Fruchtwasseraustritts umso höher ist, je weniger Vitamin C die Schwangere zu sich nimmt.

Vitamin C ist sehr wichtig für die Bildung von Kollagen, das der Fruchtblase ihre Stabilität verleiht. Frauen mit sehr niedrigem Vitamin-C-Spiegel leiden viermal so häufig unter Schwangerschaftshochdruck (EPH-Gestose oder Präeklampsie).

NAHRUNGSMITTELZUSÄTZE

Wer sich ausgewogen ernährt, braucht in der Regel keine Nahrungsmittelzusätze – in einigen Fällen kann jedoch ein auf Schwangere abgestimmtes Multivitamin- und Mineralpräparat gute Dienste leisten. Hebammen empfehlen Floradix Kräuterblut. Nahrungsmittelzusätze sind besonders angezeigt, wenn einer der folgenden Punkte auf Sie zutrifft:

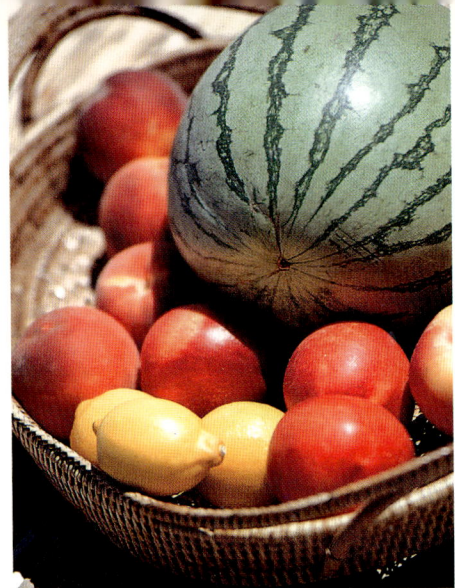
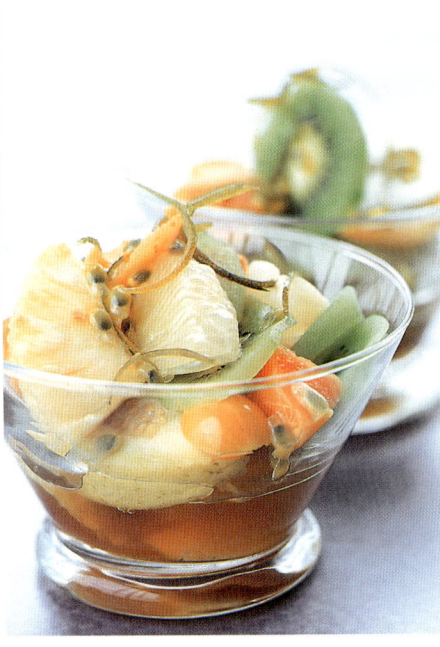
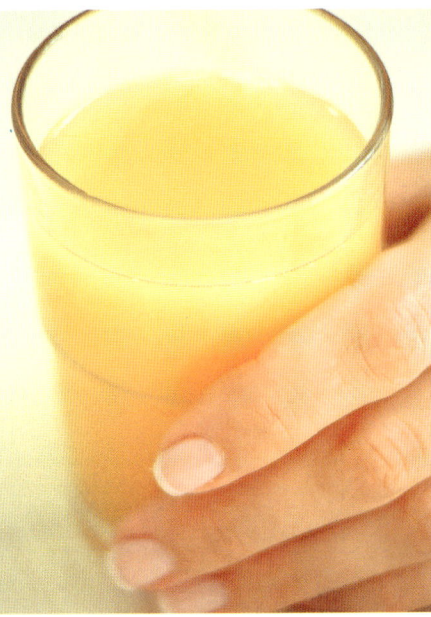

□ Sie haben eine Nahrungsmittelallergie, etwa eine Weizen- oder Kuhmilch-Allergie.

□ Sie müssen aus gesundheitlichen Gründen strikte Diät einhalten (z. B. weil Sie unter Schwangerschaftsdiabetes leiden).

□ Sie sind sehr jung und selbst noch im Wachstum begriffen.

□ Eine frühere Schwangerschaft endete mit einer Fehl- oder Totgeburt.

□ Sie erwarten mehr als ein Baby.

□ Sie arbeiten hart oder stehen stark unter Stress.

□ Sie können während der Schwangerschaft weder auf Zigaretten noch auf Alkohol verzichten.

WAS SOLLTE ICH MEIDEN?

Auf zuckerhaltige Speisen aus einfachen Kohlenhydraten, die für Sie und Ihr Kind ernährungsphysiologisch wertlos sind, sollten Sie möglichst verzichten.

□ Vorsicht mit Süßigkeiten nach der Geburt! In der Stillphase fühlt man sich oft müde und lechzt nach einem süßen Energieschub – aber davon nehmen Sie nicht nur zu (trotz des Stillens!), sondern verstärken womöglich noch die Stimmungsschwankungen, die nach der Geburt zuweilen auftreten können.

□ Vermeiden Sie nicht ganz durchgegartes Fleisch und rohe Eier sowie Pasteten und Weichkäse, da diese schädliche Bakterien enthalten können. Auch in Schafs- und Ziegenkäse finden sich oft Listeria-Bakterien, die das Risiko einer Fehl- oder Totgeburt erhöhen können. Fleisch und Eier müssen immer gut durchgegart sein und heiß gegessen werden. Vorsicht auch mit allem Gegrillten!

GEWICHTSVERLUST

Manche Schwangere stellen fest, dass sie während des ersten Drittels abnehmen. Machen Sie sich deswegen keine Sorgen – Ihr Baby holt sich von Ihnen schon alles, was es zu seiner Ernährung braucht. Wenn Sie unter morgendlicher Übelkeit leiden (Seite 34 bis 35), sollten Sie jedoch darauf achten, danach wieder ausreichend zu essen.

Eine ausgewogene **Ernährung liefert** Energie und **versorgt** den gesamten Organismus von innen – verwöhnen Sie sich mit **köstlichen** Fruchtgetränken, knackigen **Salaten** und gesunden **Snacks**

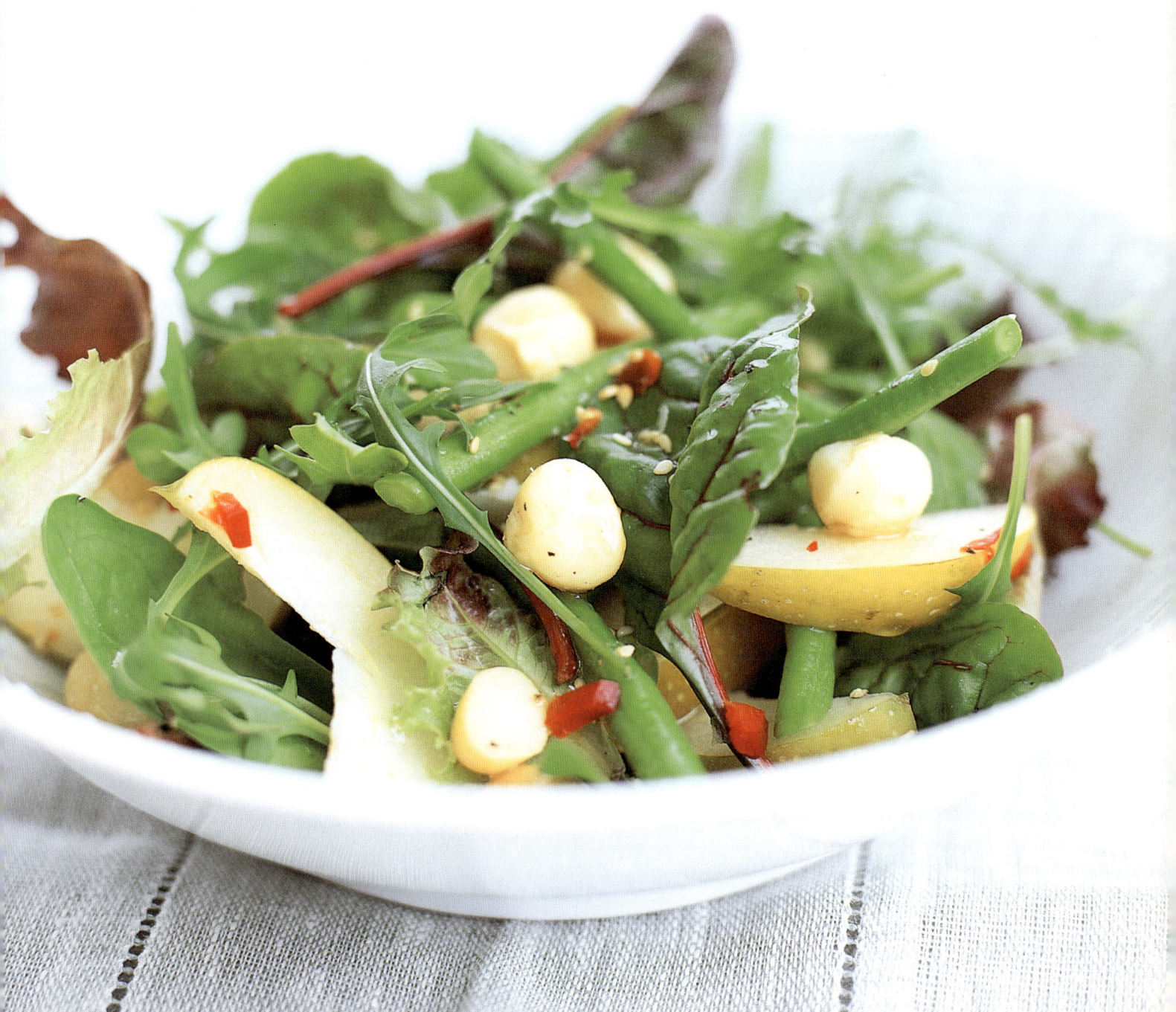

„Ich weiß noch, wie abwegig ich die Bezeichnung ‚Morgenübelkeit' immer fand. Mir war ständig übel, ob frühmorgens, mittags oder abends – bis zur 14. Woche, als es damit glücklicherweise ein für allemal vorbei war."

EMMA, MUTTER VON CHARLIE

Morgendliche Übelkeit

Viele Schwangere haben in den ersten Wochen nach dem Aufwachen mit Übelkeit und Erbrechen zu kämpfen, vor allem zwischen der 8. und 12. Woche.

MERKMAL EINER STABILEN SCHWANGERSCHAFT?
Bis zu 70 Prozent der Schwangeren leiden unter diesem morgendlichen Phänomen – das geht von leichter Übelkeit über Unwohlsein, das sogar den ganzen Tag über kommt und geht, bis hin zu schweren Brechanfällen. Seit jeher gilt diese Übelkeit jedoch als positives Zeichen dafür, dass „die Schwangerschaftshormone prima arbeiten". Ein Drittel aller Schwangeren leidet allerdings nie darunter und diese Frauen bringen trotzdem kerngesunde Babys zur Welt.

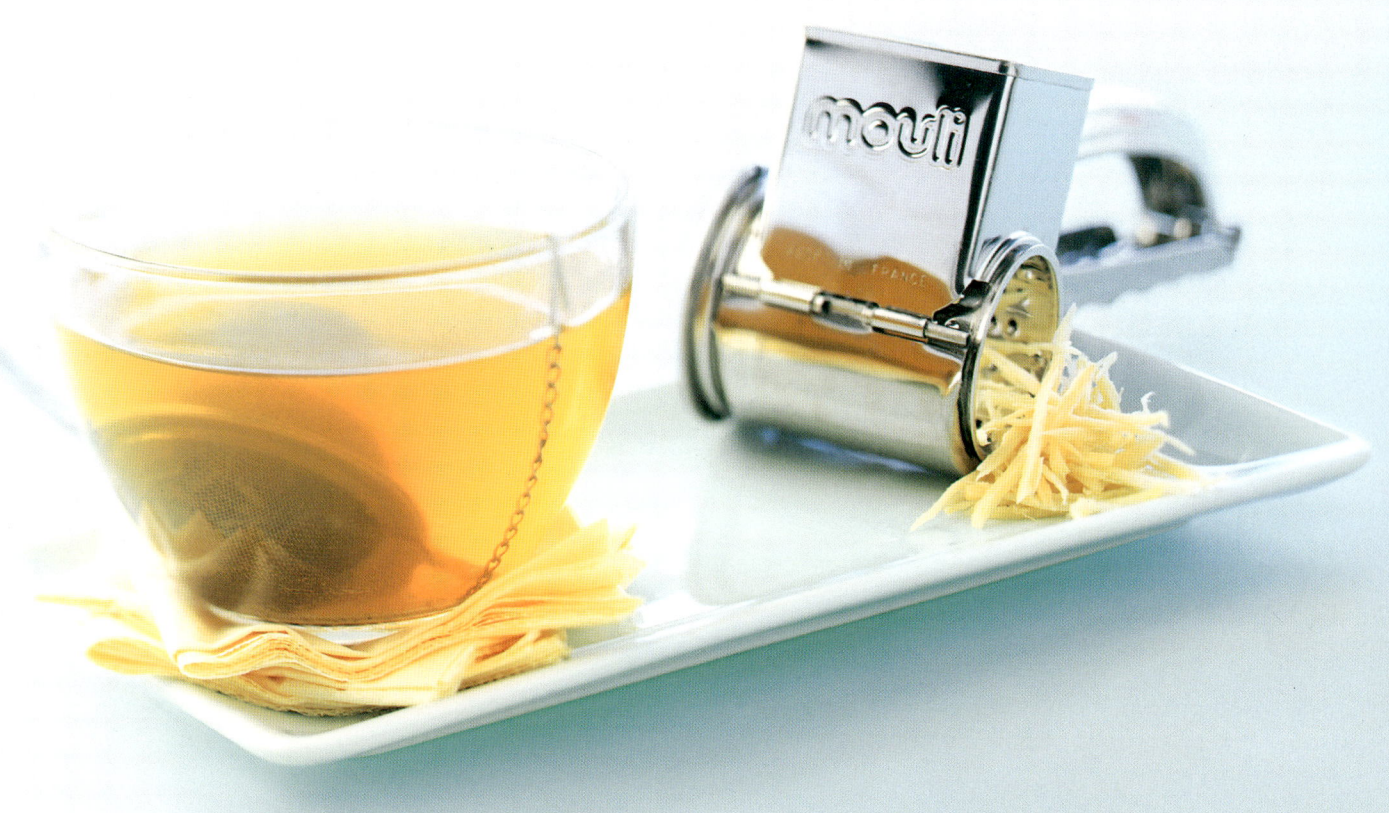

REZEPTE GEGEN DIE MORGENDLICHE ÜBELKEIT

Morgendliche Übelkeit kann verschiedene Ursachen haben – hormonelle Veränderungen, zu wenig Blutzucker, niedriger Blutdruck oder Mangel an Vitamin B_6 oder Eisen.

□ Essen Sie weniger, aber dafür häufiger. Ein leerer Magen kann die Übelkeit noch verstärken. Beugen Sie diesem Leeregefühl mit nährstoffreichen Snacks vor.

□ Stellen Sie sich eine Dose mit einfachen Keksen neben das Bett und knabbern Sie ein paar, bevor Sie aufstehen. Das kann der Übelkeit vorbeugen oder sie lindern.

□ Trinken Sie viel – aber langsam.

□ Pfefferminz- und Ingwer-Tees wirken beruhigend auf das Verdauungssystem. Trinken Sie regelmäßig eine Tasse – aber essen Sie nichts dazu.

□ Auch Kekse oder andere Speisen mit echtem Ingwer können helfen. Oder reiben Sie etwas frischen Ingwer in ein Glas mit warmem Wasser.

□ Vermeiden Sie intensive Gerüche und Aromen.

□ Bestimmte Dinge wie Lachs, Paprika, Kaffee oder würzige Speisen können Übelkeit auslösen. Kochen Sie möglichst nicht mit stark aromatischen Gewürzen.

□ Wenn die Übelkeit auf Müdigkeit beruht, dürfte sie am frühen Abend am stärksten sein. Versuchen Sie tagsüber ein Nickerchen zu machen.

□ Druck auf den Perikard-6-Meridian am Handgelenk gilt als anerkanntes Mittel gegen Morgen- und Reiseübelkeit. Eine Handfläche nach oben halten und 3 Finger der anderen Hand nebeneinander quer auf das Handgelenk setzen, wobei der Ringfinger in der Handgelenksfalte liegt. Mit dem Zeigefinger 5 bis 10 Sekunden lang Druck ausüben. Handgelenkbandagen gegen Reiseübelkeit können ebenfalls helfen, fühlen sich aber oft zu straff an.

□ Das homöopathische Heilmittel Sepia C30 kann nachmittägliche Übelkeit lindern.

□ Bei schwerer Übelkeit hat sich Nux vomica C30 oder Ipecacuana C30 bewährt (3-mal täglich 5 Tage lang).

□ Ulmenrinde als Tabletten oder Pulver kann den Magen beruhigen.

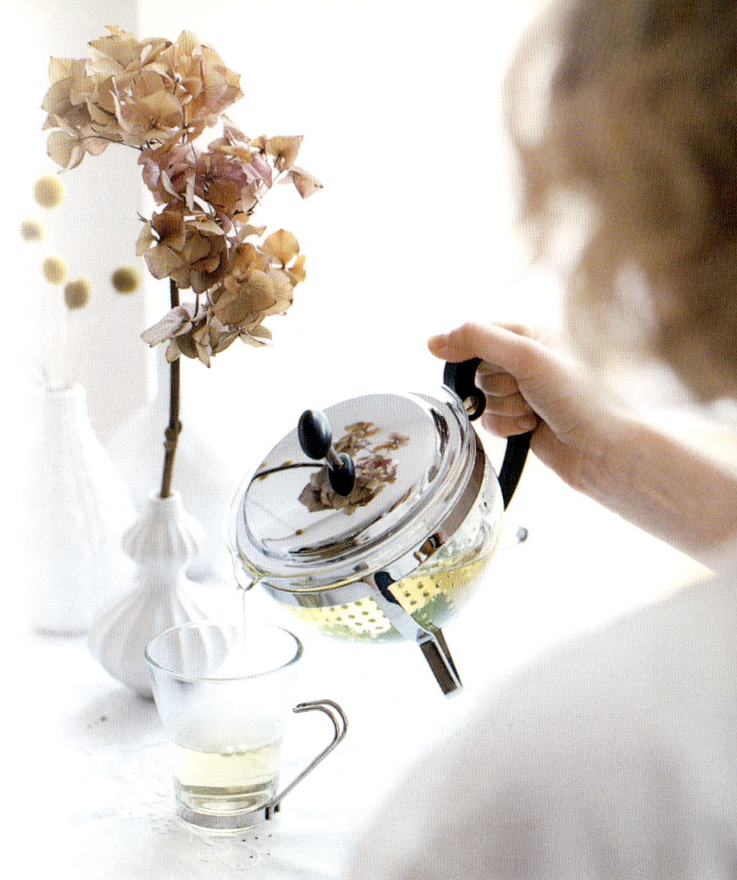

„Mein Mann hat am Anfang das ganze Kochen übernommen. Das Putzen des Gemüses hat mich richtig krank gemacht. Es war manchmal so schlimm, dass ich nicht mal im selben Raum bleiben konnte."

MARY, MUTTER VON JEMIMA UND ELEANOR

□ Der Yoga-Drachensitz entspannt die Darmmuskulatur: Aufrecht auf dem Boden knien, mit den Beinen nach hinten, die Fersen zusammen. Nun nach hinten auf die Beine setzen, die Hände mit den Handflächen nach oben auf den Oberschenkeln ablegen, die Bauchmuskeln lockern und rhythmisch atmen. Mehrmals wiederholen. Diese Übung nach dem Essen verhindert Verdauungsprobleme.

□ Auf eisenreiche Nahrung achten (z. B. Vollkornprodukte, Pflaumen, Brokkoli) und Vitamin B_6 einnehmen.

Richtige Körperhaltung

Das ist die typische und richtige Pose: Schultern zurück, Hände an den Hüften und den Bauch nach vorne gereckt – kein Zweifel ... Sie sind schwanger! Mit Verspannungen und einer schlechten Haltung machen Sie es dagegen Ihrem Rücken unnötig schwer – wo der doch ohnehin schon ein Extragewicht zu tragen hat.

GERADER RÜCKEN

Der hohe Progesteronspiegel während der Schwangerschaft macht die Bänder weich und dehnbar, damit genug Platz für das Baby entsteht. Dadurch wird aber der Hüft- und Rückenbereich stärker belastet. Je schwerer das Baby wird, umso weiter wandert der Körperschwerpunkt der Mutter nach vorne, so dass sich der Rücken zum Ausgleich nach hinten krümmen muss. Die Folge: Überlastete Rückenmuskulatur und -schmerzen. Dagegen hilft nur eine gute Haltung. Ob beim Gehen, Stehen oder Sitzen – richten Sie den Rücken auf, so oft es geht. Und probieren Sie einmal folgende Pilates-Dehnübung aus: An eine Wand stellen und den ganzen Rücken dagegen drücken. Nun Hals und Oberkörper erst nach unten rollen, als wollten Sie dabei jeden Wirbel einzeln kurz von der Wand abheben – und dann wieder nach oben. Gehen Sie immer nur so weit, wie es noch angenehm ist.

WEITERE TIPPS FÜR EINE GUTE HALTUNG

□ Niemals bücken oder weit vornüber beugen, wenn Sie auf den Boden kommen müssen; lieber hinsetzen oder knien. Haben Sie bereits ein Kind, sollten Sie sich nicht bücken, um es hochzuheben. Setzen Sie sich erst hin und nehmen Sie es dann hoch.

□ Wenn Sie etwas anheben müssen, gehen Sie in die Hocke und halten Sie den Gegenstand möglichst nah an den Körper. Beim Aufstehen den Rücken gerade halten und zum Heben die Beinmuskeln einsetzen. Generell nichts Schweres heben.

□ Versuchen Sie Ihr Gewicht immer gleichmäßig auf beide Beine zu verteilen; nie das gesamte Körpergewicht auf ein Bein verlagern.

□ Vermeiden Sie hochhackige Schuhe, auch wenn sie gerade total in Mode sind – die paar Monate können Sie noch abwarten. Es gibt viele hübsche Schuhe mit flacheren Absätzen, die jetzt für Sie einfach geeigneter sind.

□ Schlafen Sie auf einer weichen Matratze auf fester, ungefederter Unterlage – bei Rückenproblemen immer ideal, ob Sie schwanger sind oder nicht. Ab dem 6. oder 7. Monat sollten Sie beim Schlafen Ihren Rücken entlasten, indem Sie seitlich liegen, mit einem Kissen zwischen den Beinen und einem weiteren als Rückenstütze.

□ Wenn Sie am Boden liegen und aufstehen wollen, rollen Sie sich erst auf die Knie und setzen Sie zum Aufrichten nicht die Bauchmuskulatur, sondern die Oberschenkelmuskeln ein.

Während Ihrer Schwangerschaft werden Sie **viele Kissen** brauchen, um es sich so **bequem** wie möglich zu machen

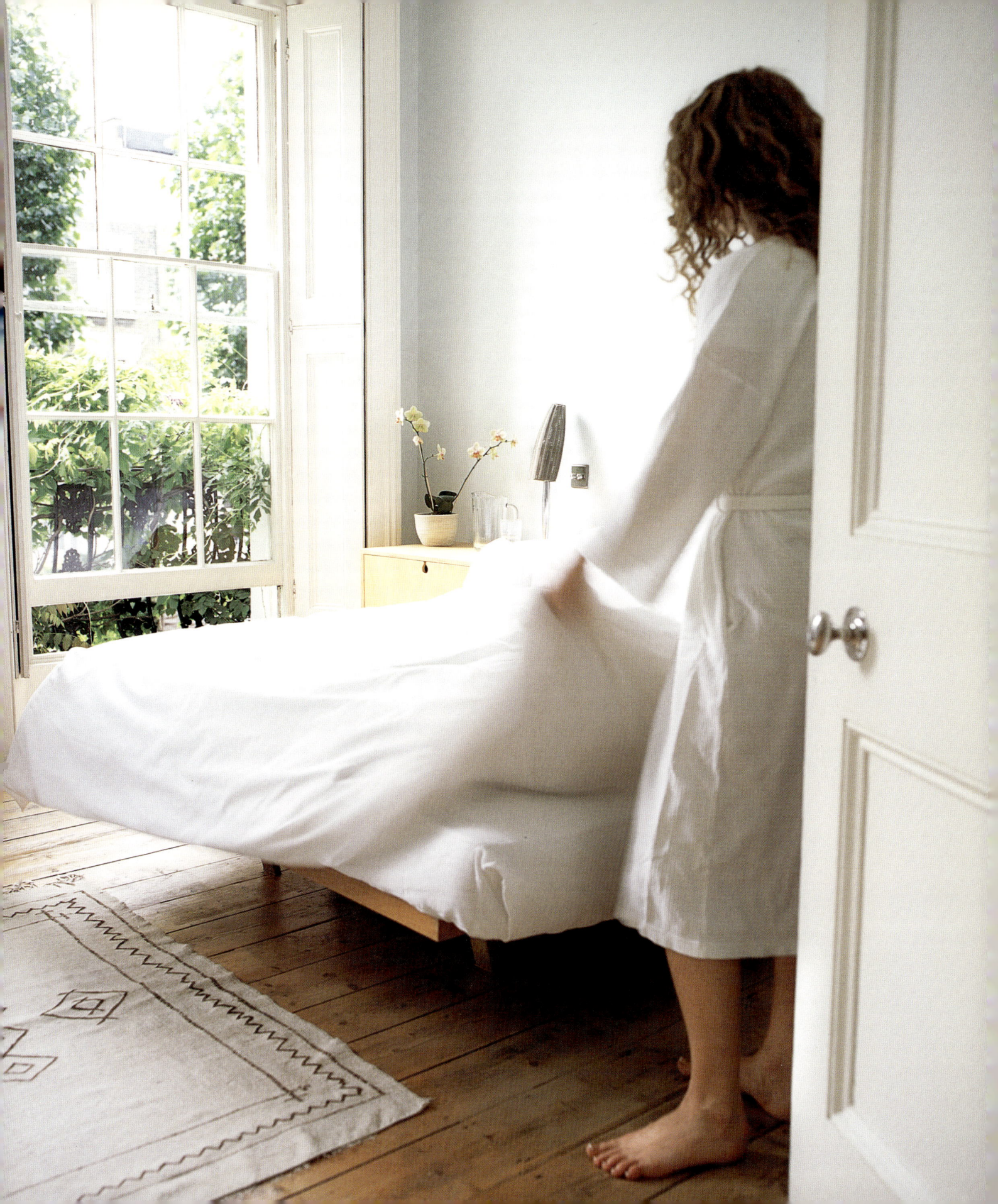

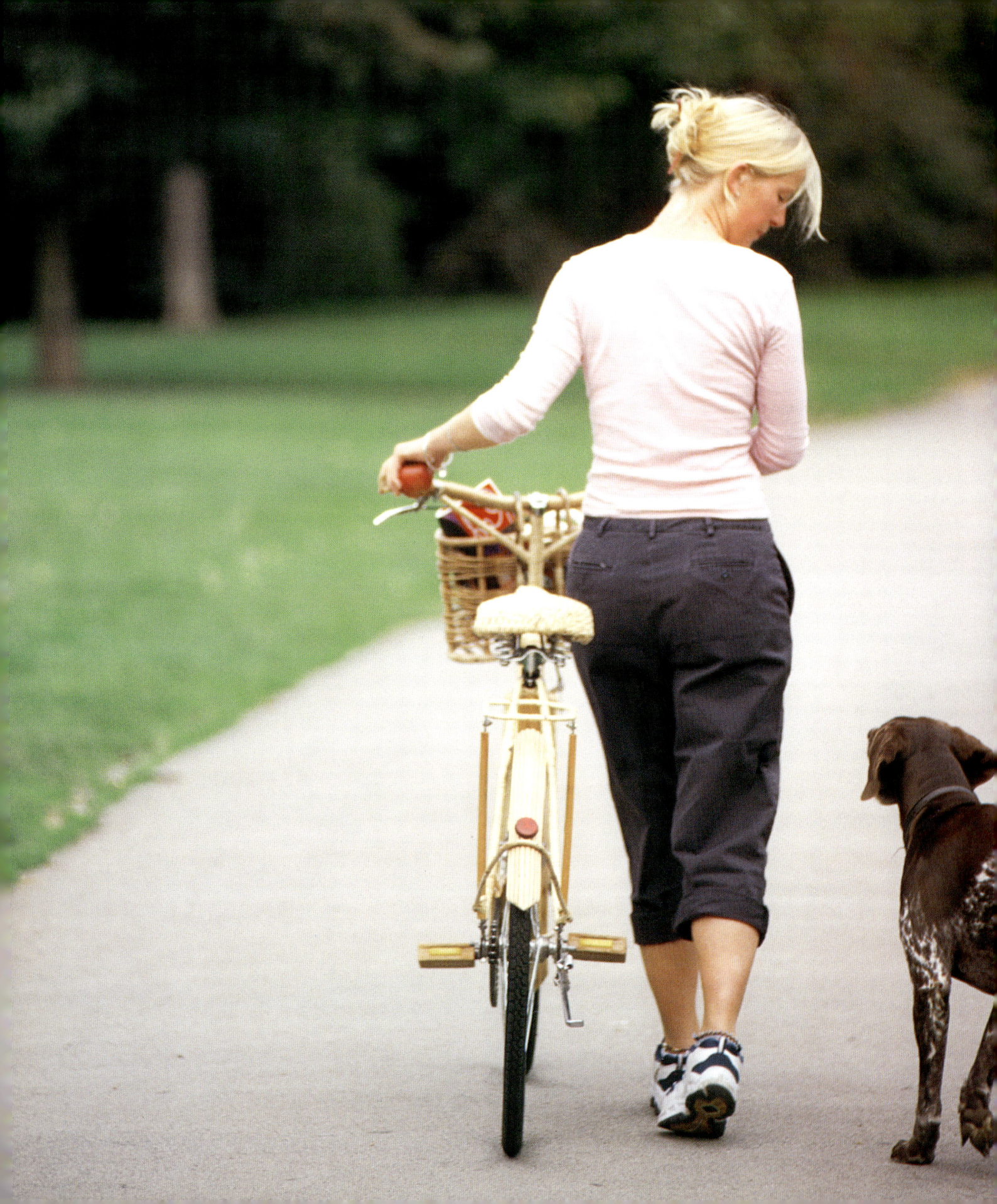

Sport oder nicht?

Ob Sie's glauben oder nicht, Sport während der Schwangerschaft kann Körper und Geist angenehm entspannen oder wieder in Schwung bringen. Und auch das Baby profitiert davon – da sind sich die Experten einig. Aber lassen Sie es gemächlich angehen.

ÄNGSTE ÜBERWINDEN

Früher war ich dreimal pro Woche im Fitness-Studio, aber als ich meine erste Tochter erwartete, bekam ich Angst. Könnte das zarte Wesen in meinem Leib womöglich bei einem Bauch-Crunch zerquetscht werden – und wie würde es sich fühlen, wenn ich mal außer Puste geriet? Ich malte mir die schrecklichsten Dinge aus und stellte das Training von einem Tag auf den anderen ein. Nach ein paar Monaten trägen Daseins und schlaffer Haltung entdeckte ich dann das Walking – und walkte fortan, was das Zeug hielt.

Bei meinem zweiten Kind musste ich erst recht etwas tun. Ich hatte während der Stillphase Unmengen von Kohlenhydraten in mich hineingestopft (ja, ich konnte mich einfach nicht beherrschen) und dabei wahnsinnig zugenommen. Aber dann fing ich mit Pilates und Yoga an und entdeckte wieder das Schwimmen.

WARUM TUT SPORT GUT?

Die Schwangerschaft, die Geburt und auch die ersten Monate danach verlangen Ihrem Körper wahre Höchstleistungen ab, also achten Sie darauf, dass Sie möglichst fit bleiben. Regelmäßige sportliche Betätigung steigert

Energie und Wohlbefinden. Mäßige körperliche Bewegung während der Schwangerschaft regt den Kreislauf an, das verringert das Risiko geschwollener Beine oder Krampfadern. Außerdem kräftigt es die Muskulatur (nicht vergessen: Ihre Bauchmuskeln stützen die Wirbelsäule und verhindern Rückenschmerzen), stärkt den Beckenboden, reduziert Spannungen und beugt so späteren Problemen vor. Und der Körper findet nach der Geburt wieder leichter in seine ursprüngliche Form zurück.

Sie selbst entscheiden, was Ihnen während der Schwangerschaft Spaß macht. In erster Linie kommt es darauf an, dass es Ihnen gut tut. Lassen Sie sich bei Bedarf von einem Fitnesstrainer beraten und versuchen Sie keine Übung, die Sie nicht schon vor Ihrer Schwangerschaft praktiziert haben. Wenn Ihre Muskeln damals dafür nicht kräftig genug waren, könnten Sie sich wegen des zusätzlichen Gewichtes jetzt leicht die Rücken- und Bauchmuskeln verletzen.

WAS IST ERLAUBT?

Im Prinzip können Sie alles tun, was Sie auch vor der Schwangerschaft getan haben – nur dass Sie es nun

Leichte sportliche Betätigung und etwas Bewegung in der Schwangerschaft tun Körper und Seele gut – am besten an der frischen Luft

etwas gemächlicher angehen. Allerdings ist jetzt nicht die Zeit, etwas Neues auszuprobieren – außer Schwimmen, das für Schwangere geradezu ideal ist. Beim Schwimmen können Sie das Tempo selbst bestimmen und im Wasser werden Gelenke und Wirbelsäule entlastet.

Auch Radfahren, Walking und Bodenübungen halten den Körper geschmeidig und beweglich. Yoga-Übungen (Seite 70 bis 73) verbessern die Elastizität und fördern die Tiefenatmung – eine hervorragende Vorbereitung auf die Geburt. Hören Sie dabei stets auf Ihren Körper. Sollte ihm irgendwann irgendetwas nicht behagen: SOFORT AUFHÖREN!

WAS IST NICHT ERLAUBT?

Grundregel Nr. 1: Alles in Maßen. Verausgaben Sie sich nicht, bis Sie nur noch japsen und beim Bewegen nicht mehr sprechen können. Auf folgende Aktivitäten sollten Sie jetzt allerdings verzichten:

□ Laufen oder Joggen belastet den Beckenboden und den Bereich um die Gebärmutter zu stark – ganz besonders im 3. Trimester.

□ Jede Übung, bei der Sie mit hoch angehobenen Füßen flach auf dem Rücken liegen – dabei kann die Blutzufuhr zum Baby unterbrochen werden (stets den Kopf auf einem Kissen hoch lagern).

□ Dehnübungen und Beinbeuger – auch hier kann der Blutdruck zu rasch ansteigen.

□ Reiten, Skifahren und Wasserski, um nur einige Sportarten zu nennen, die mit einem hohen Sturz- und Verletzungsrisiko verbunden sind.

□ Jegliche Aktivität, die Ihren Blutdruck und Ihre Körpertemperatur stark in die Höhe treibt – das kann negative Auswirkungen auf Ihr Baby haben.

□ Auch Dehnübungen sind jetzt nicht ratsam, denn während der Schwangerschaft wird vermehrt ein Hormon ausgeschüttet, das die Dehnbarkeit von Sehnen und Bändern erhöht. Bei Ungeübten besteht jetzt Verletzungsgefahr.

MACHEN SIE EINEN BODYCHECK

□ Kontrollieren Sie täglich, ob Hände oder Fußgelenke angeschwollen sind, was auf einen erhöhten Blutdruck hinweist. Krampfadern und ein steifer Nacken signalisieren, dass Sie etwas kürzer treten sollten.

□ Hören Sie auf Ihr Gefühl. Wenn Sie etwas als unangenehm oder zu anstrengend empfinden, machen Sie eine Pause oder wechseln Sie die Position. Fangen Sie nichts an, das Sie nicht schon vor Ihrer Schwangerschaft gemacht haben. Wenn Sie sich unsicher sind, fragen Sie Ihren Arzt oder Ihre Hebamme um Rat.

SCHWIMMEN

Schwimmen ist für Schwangere ideal. Es entlastet die Gelenke und man fühlt sich im Wasser auch nicht so beobachtet. Dazu kommt das herrliche Gefühl, als sei man leicht wie eine Feder! Es gibt auch ein spezielles Aquatraining für Schwangere, mit dem Sie sich die ganzen 9 Monate lang fit halten können. Selbst wenn Sie nicht schwimmen können, halten Sie sich einfach am Beckenrand fest und wiegen Sie sich sanft hin und her oder radeln Sie im Wasser.

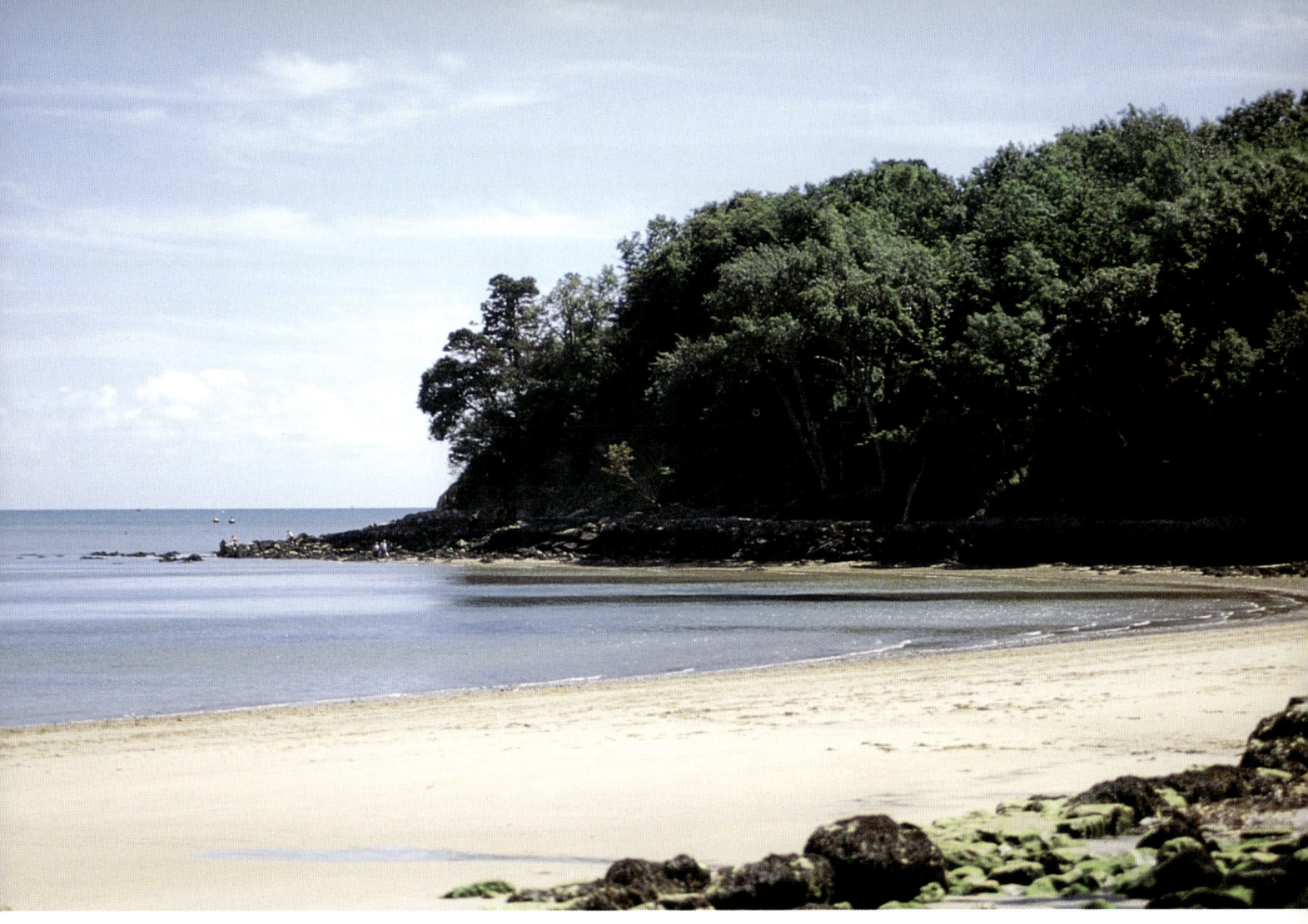

□ Kaufen Sie sich einen bequemen, elastischen Umstands-Badeanzug.

□ Waschen Sie sich nach dem Schwimmen immer die Chlorreste aus dem Haar, sonst könnte es sich verfärben – besonders, wenn es blondiert ist!

□ Cremen Sie Brüste und Unterleib nach dem Schwimmen oder Baden immer besonders sorgfältig ein.

□ Verzichten Sie auf Whirlpool, Sauna und Dampfbad. Die Körpertemperatur Ihres Babys könnte zu stark steigen.

WALKING

Mäßig schnelles Walken ist eine der besten Sportarten für Schwangere. Sie sollten dabei nicht aus der Puste kommen, aber ständig in Bewegung bleiben. Frische Luft und ein festes Ziel sorgen dafür, dass Sie nicht nur herumschlendern, sondern wirklich etwas für Ihre Kondition tun.

□ Wenn Sie in der Stadt leben, fahren Sie raus ins Grüne, wo Sie gute, reine Luft atmen können.

□ Wer auf hartem Asphalt geht, sollte unbedingt bequeme Laufschuhe mit guter Stoßdämpfung tragen.

□ Atmungsaktive Kleidung ist am besten geeignet.

□ Legen Sie sich Ihre Laufroute vorher zurecht und geben Sie sich viel Zeit – besonders wenn Sie runder werden. Sorgen Sie dafür, dass Sie immer problemlos zurückkehren können, ohne sich überanstrengen zu müssen.

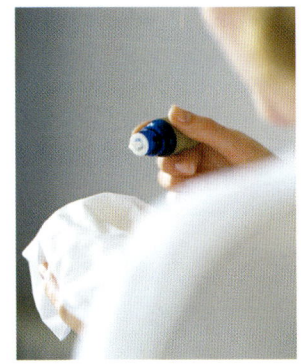

„Ich habe mir die ganzen neun Monate lang ständig Sorgen gemacht — wie ich mit dem Baby zurechtkommen werde, ob es gesund sein wird, wie die Geburt verläuft. Dann fing ich mit Bachblüten an, die mir früher immer bei meiner Flugangst geholfen hatten und es hat wunderbar funktioniert."

SHEENA, MUTTER VON RUBY

Die innere Ruhe

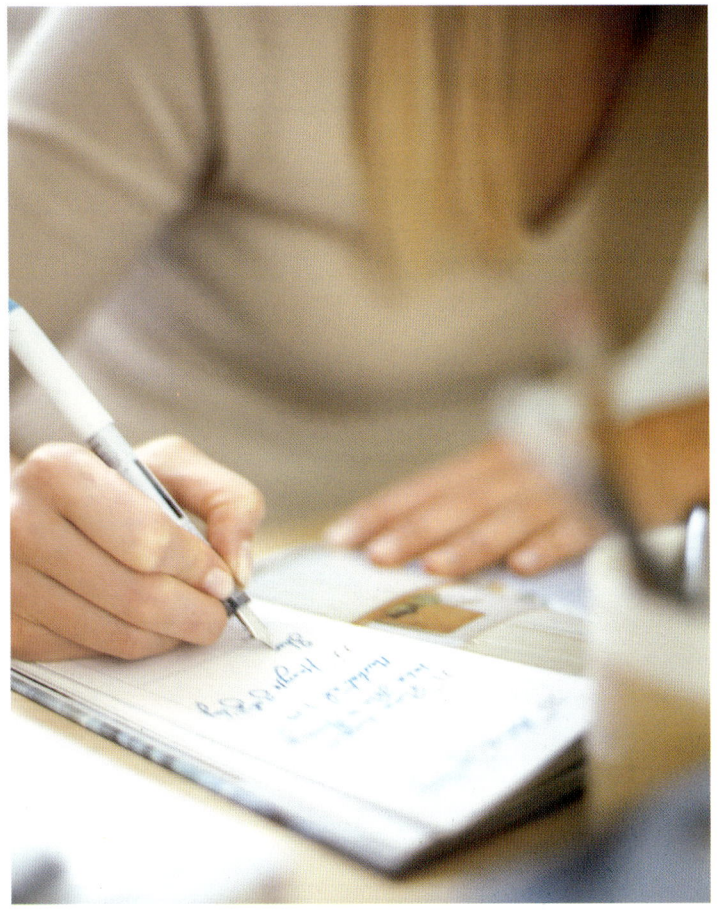

Während der Schwangerschaft ist es überaus wichtig, die innere Ruhe zu bewahren, weil die Ängste der werdenden Mutter dem Fötus schaden können. US-Wissenschaftler haben die Angstkurven von 32 Schwangeren untersucht – basierend auf Pulsrate, Blutdruck und Atemfrequenz vor, während und nach einem psychologischen Stress-Test. Das Ergebnis beweist den eindeutigen Zusammenhang zwischen den Angstgefühlen der Schwangeren und der Herzfrequenz des Fötus.

SORGEN VERTREIBEN

Machen wir uns nichts vor: Eine Schwangerschaft ist eine Achterbahn der Gefühle. Gerade waren Sie noch rundum guter Dinge und dann lesen Sie etwas Trauriges in der Zeitung oder schauen sich einen kitschigen Film an und sind im nächsten Moment in Tränen aufgelöst.

Zusätzlich zu den massiven körperlichen Veränderungen, die allein schon genug belasten, kommen erhebliche Stimmungsschwankungen. Das geht aber allen

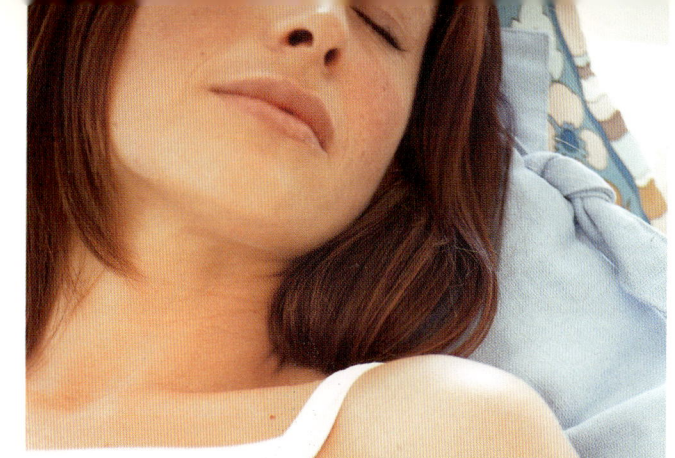

Es gibt keine **bessere** Zeit in Ihrem Leben, um wirklich ruhige, **friedliche** Momente zu erleben – und um Entspannungstechniken **zu lernen**, die wirklich helfen

Schwangeren so und hängt mit der gewaltigen Hormon-umstellung in den ersten 14 Wochen zusammen. Wenn Sie dann noch bedenken, dass erst seit kurzem feststeht, dass Sie schwanger sind, dass Sie sich häufig hundsmise-rabel fühlen und dass Sie Ihren Zustand vielleicht vor Ihrem Chef verbergen mussten, dann ist dieses Wechsel-bad der Gefühle nicht verwunderlich. Aber nach der 14. Woche, wenn sich der Körper an die hormonelle Umstellung gewöhnt hat, legt sich das bei den meisten Frauen wieder. Andere leiden jedoch während der ganzen Schwangerschaft immer wieder unter heftigen Zweifeln und Ängsten.

Abgesehen von dem Aufruhr in Ihrem Körper gibt es für Ihre seelischen Wechselbäder möglicherweise auch noch ganz andere Gründe. Denken Sie in einer ruhigen Minute einmal über sich und Ihre Gefühle nach. Machen Sie eine Liste all der Dinge, die Sie beunruhigen, und sprechen Sie mit Ihrem Partner oder einer Freundin darüber – allein das wird Ihnen schon helfen.

Vielleicht müssen Sie sich erst noch an den Gedanken gewöhnen, Mutter zu werden, oder Sie machen sich zu viele Sorgen um die Gesundheit oder die Zukunft Ihres Kindes. Später kommen vielleicht noch Ängste hinzu, die mit der Geburt selbst zusammenhängen – etwa, ob alles gut gehen wird, was Sie danach erwartet und worauf Sie später verzichten müssen.

WEG MIT DEM STRESS

Gymnastik und Aromatherapie bieten sich an, um Ängs-te und Unsicherheiten zu lindern.

□ Körperliche Übungen bringen nicht nur den Kreislauf in Schwung und kräftigen die Muskeln, sondern können auch sehr entspannend wirken. Aber wie bereits gesagt – fangen Sie jetzt keine neue Sportart an, sondern hal-ten Sie sich an Gewohntes – und tun Sie alles in Maßen. Selbst wenn Sie Ihre Übungen nicht regelmäßig machen können oder wollen, gehen Sie wenigstens täglich eine halbe Stunde stramm spazieren.

□ Geben Sie 1 Tropfen Grapefruitöl auf ein sauberes Ta-schentuch und atmen Sie das ätherische Aroma 3- oder 4-mal tief ein. Das klärt den Kopf und hilft, wenn Sie sich müde, beunruhigt oder unsicher fühlen.

□ Rescue-Remedy („Notfalltropfen") aus 5 Bachblüten wirken beruhigend und vermitteln das Gefühl, die Dinge wieder in den Griff zu bekommen. 4 Tropfen auf die Zunge oder in ein Glas Wasser geben.

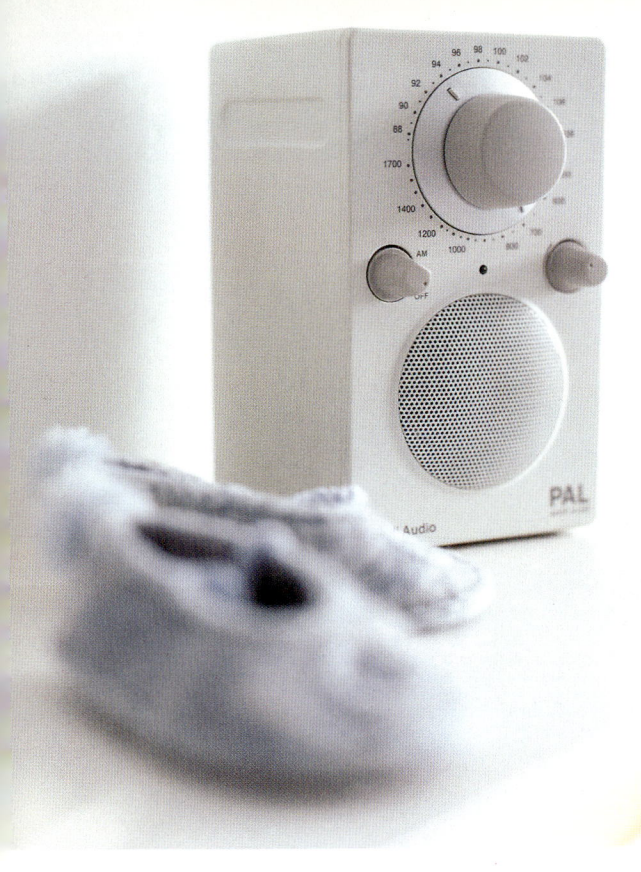

Es ist ganz normal, dass Sie während der Schwangerschaft ab und zu aus dem inneren Gleichgewicht geraten. Lernen Sie, mit Ihren Ängsten und Anspannungen umzugehen. Sie tun sich selbst und Ihrem Baby einen Gefallen.

1 Diese Yoga-Position entspannt den ganzen Körper und tut der Wirbelsäule gut. Auf dem Boden knien, nach vorne beugen und beide Arme ausstrecken, bis die Stirn den Boden berührt. Langsam ein- und ausatmen.

ZEHN WEGE ZUR... *Gelassenheit*

2 Setzen Sie sich auf einen Stuhl und heben Sie beide Schultern bis zu den Ohren. Einige Sekunden dort halten und dann wieder hinabsinken lassen. 3- bis 4-mal wiederholen. Anschließend den Kopf sanft hin und her rollen, um den Nacken zu lockern.

3 Warum sitzen, wenn Sie liegen können? Einfach die Füße hoch und abschalten. Aber denken Sie daran: Die Füße dürfen nicht höher liegen als Ihr Kopf!

4 Lehnen Sie sich in ein paar Kissen und konzentrieren Sie sich voll und ganz auf Ihre Atmung. Sie fühlen sich warm und friedlich, Ihr Körper wird immer schwerer, Glied für Glied, bis Sie sich nicht mehr rühren können. Konzentrieren Sie sich 5 Minuten nur aufs Atmen. Dann bewegen Sie Zehen und Finger, öffnen wieder die Augen und stehen ganz langsam auf.

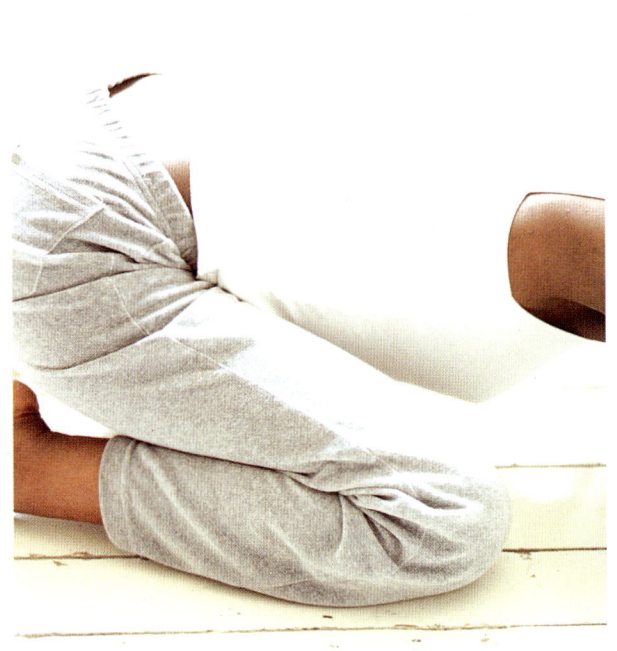

VERWÖHNEN SIE SICH

5 Halten Sie immer ein Fläschchen mit einer aromatherapeutischen Mischung griffbereit, die Sie in die Handgelenke, in den Nacken oder in die Schläfen einmassieren können, wenn Ihnen danach ist. Die Mischung besteht aus einem Tropfen Kamillenöl und einem Tropfen Lavendelöl in 10 ml (2 TL) Mandelöl.

6 Setzen Sie sich mit gekreuzten Beinen auf ein Sofa oder einen Stuhl, den Rücken hinten angelehnt. Augen schließen und eine Hand auf den Bauch, die andere über die Brust legen. Langsam durch die Nase einatmen und sich dabei auf die Bewegung der unteren Hand konzentrieren. 10 Minuten lang langsam und ruhig atmen.

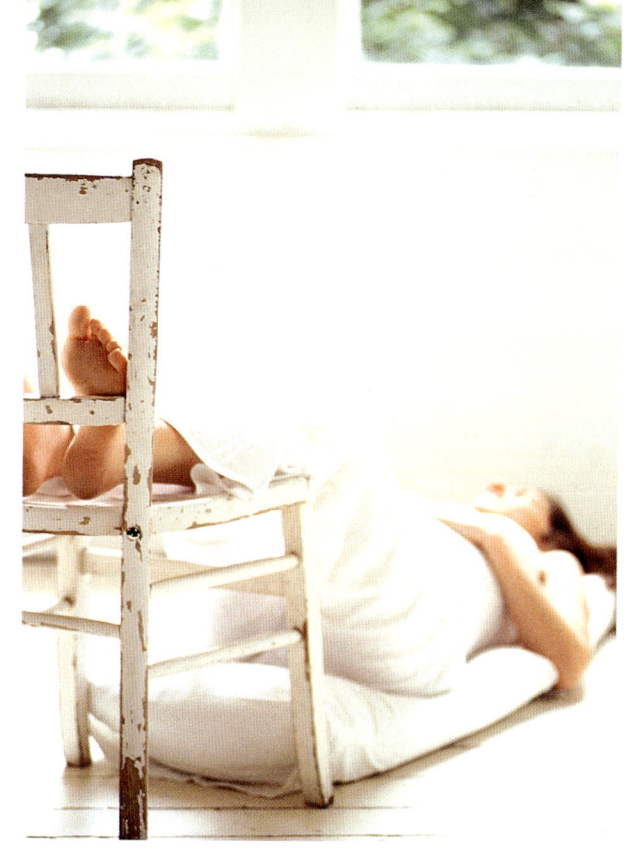

7 Oft verspannen wir den Kiefer, ohne dass wir uns dessen bewusst sind. Entspannen Sie ihn und kauen Sie etwas, um ihn zu lockern.

8 Hören Sie klassische Musik. Lehnen Sie sich in Ihrem Lieblingssessel zurück, lauschen Sie den Klängen und atmen Sie ganz ruhig, mit einer Hand auf dem Bauch (das wirkt sehr entspannend – besonders wenn das Baby sich schon bewegt!). Vor allem nach einem harten Arbeitstag hilft es Ihnen, wieder zu sich – und zu Ihrem Baby – zu kommen. Man sagt, dass Musik, und besonders Mozart, in der Schwangerschaft die kindliche Hirnentwicklung fördert.

9 Atmen Sie so langsam wie möglich ein (versuchen Sie dabei bis 10 zu zählen) und dann genauso langsam wieder aus. Das beruhigt ungemein!

10 Und noch eine Aromatherapie: Geben Sie 2 bis 3 Tropfen essenzielles Geraniumöl in eine Schüssel mit etwas heißem Wasser und stellen Sie diese auf eine sonnige Fensterbank oder neben die Heizung, damit sich das Aroma in der Luft verbreitet. Zusammen mit einer Atemübung Ihrer Wahl können Sie auf diese Weise zwei Entspannungsmethoden wirksam kombinieren.

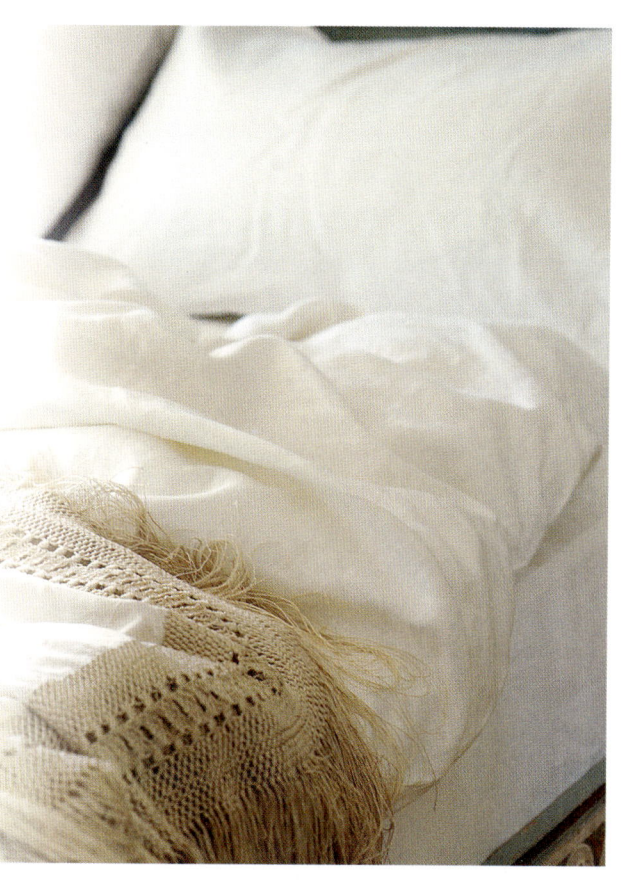

Achten Sie auf einen gesunden **Ausgleich** von Arbeit und **Freizeit** und gönnen Sie sich viel **Ruhe** – dann werden Sie die Schwangerschaft genießen

Eine Erfahrung fürs Leben

Wenn ein Baby unterwegs ist, wird sich das auch auf Ihre Partnerschaft auswirken – besonders wenn Sie beide daheim neue Rollen übernehmen müssen, die Ihrer bisher gewohnten Zweisamkeit eine ganz neue Richtung geben.

REDEN SIE MIT IHREM PARTNER

Die Schwangerschaft kann für Sie und Ihren Partner eine Phase intensiver Nähe und Verbundenheit sein, die Sie gemeinsam neue Zukunftspläne schmieden lässt. Es ist aber auch möglich, dass Ihr Partner – auch wenn er Sie nach wie vor fürsorglich unterstützt – von der neuen Situation genauso überfordert und verunsichert ist wie Sie selbst. Eine Schwangerschaft ist für beide werdenden Eltern emotionell eine turbulente Zeit. Wenn Ihr Partner Ihnen nicht die Fürsorge und das Verständnis entgegenbringt, das Sie jetzt brauchen, versuchen Sie mit ihm zu sprechen. Im Augenblick müssen allein Sie im Mittelpunkt stehen und vielleicht fällt es ihm schwer, dieses verschobene Gleichgewicht in Ihrer Beziehung zu akzeptieren.

Viele werdende Väter leiden unter Ängsten und Unsicherheiten, die sie sich jedoch oft selbst nicht eingestehen. Hinzu kommt, dass der werdenden Mutter in den ersten Monaten, wenn sie mit Erschöpfung und Übelkeit zu kämpfen hat, wahrscheinlich nicht nach Sex zumute ist, so dass er sich vielleicht körperlich zurückgewiesen fühlt. Allzu leicht geht man immer davon aus, dass sich

liebende Partner in jeder Phase stets verstehen, das ist die Quelle vieler Missverständnisse. Unabdingbar ist, dass Sie beide im Gespräch bleiben und gemeinsam über Ihre Ängste und Gefühle sprechen, bevor Missverständnisse in Enttäuschung und Groll umschlagen.

LEBENSGEWOHNHEITEN ÄNDERN

Wichtig ist jetzt ein gesundes Gleichgewicht zwischen Arbeit und Freizeit – und jede Menge Ruhe.

□ Muten Sie sich nicht zu viel zu. Stellen Sie sich einfach vor, dass Sie die nächsten Monate einen Gang zurückschalten. Das wird jeder verstehen – wenn nicht, können Sie auf diese Menschen getrost verzichten. Überfordern Sie sich nicht, weder im Büro, noch daheim. Lernen Sie, auch einmal Nein zu sagen und zu delegieren.

□ Richten Sie Ihren Arbeitstag so ein, dass Sie nicht während der Rushhour unterwegs sein müssen. Vielleicht können Sie sogar 1 oder 2 Tage die Woche von zu Hause aus arbeiten?

□ Wenn Ihr Körper nach Ruhe verlangt – geben Sie diesem Bedürfnis unbedingt nach.

VERWÖHNEN SIE SICH

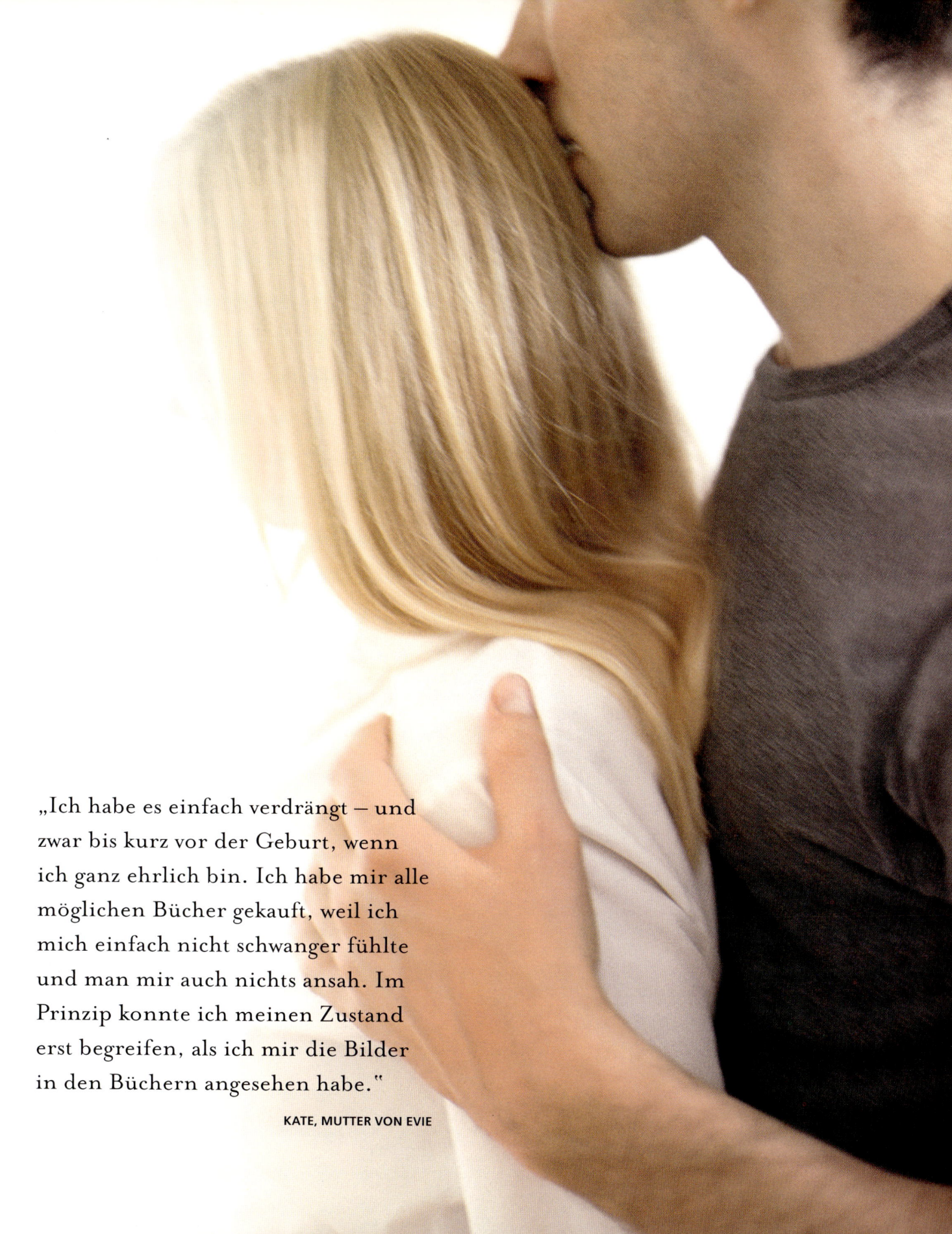

„Ich habe es einfach verdrängt — und
zwar bis kurz vor der Geburt, wenn
ich ganz ehrlich bin. Ich habe mir alle
möglichen Bücher gekauft, weil ich
mich einfach nicht schwanger fühlte
und man mir auch nichts ansah. Im
Prinzip konnte ich meinen Zustand
erst begreifen, als ich mir die Bilder
in den Büchern angesehen habe."

KATE, MUTTER VON EVIE

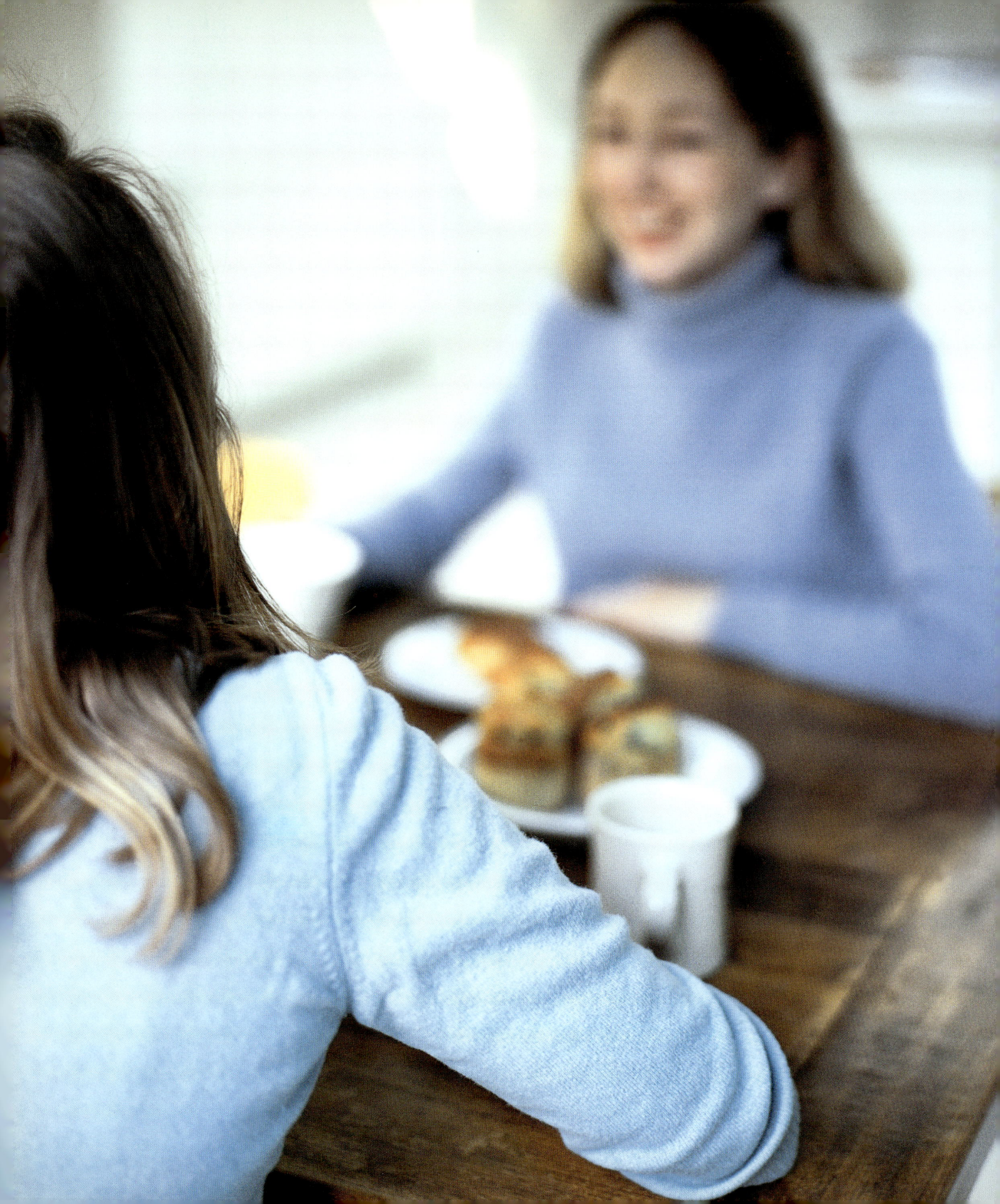

Sich wohl fühlen

Endlich – Sie fühlen sich voller Energie und so wohl wie nie zuvor in Ihrem Leben. Sie strahlen von innen, sehen wunderbar aus – und jeder sieht es Ihnen an. Genießen Sie diese Zeit und lassen Sie es sich so richtig gut gehen.

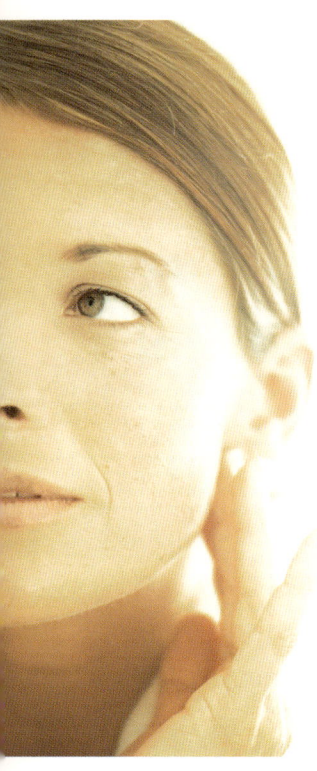

„Ich trug mein langes Haar während der Schwangerschaft immer offen. Es glänzte wunderbar – und lenkte obendrein von meinem Riesenbauch und meinem Hintern ab."

HILARY, MUTTER VON JO

Schöne Haare

Endlich haben sich die Schwangerschaftshormone etwas beruhigt und Sie bekommen von den anderen ständig zu hören: „Du siehst aus wie das blühende Leben!" Viele kleine Beschwerden wie stumpfes Haar, unreine Haut und Übelkeit dürften nun verschwinden und Sie fühlen sich so wohl wie selten zuvor.

NAHRUNG FÜR IHR HAAR

Ist Ihr Haar kräftiger, seidiger und leichter frisierbar als sonst? Man vermutet, dass Östrogen den normalen Haarausfall stoppt, so dass die Haare länger am Kopf bleiben – deshalb werden sie fülliger.

Die meisten Frauen finden, dass ihre Haare während der Schwangerschaft am schönsten aussehen und sich am besten anfühlen. Am deutlichsten spürbar ist der Unterschied bei feinem oder fettigem Haar, weil das Östrogen das Nachfetten verringert und feines Haar dichter macht.

Folgende Vitamine und Mineralien tun Ihren Haaren jetzt besonders gut:

□ Eisen – enthalten in Fleisch, Soja, Hefe, Weizenkleie und grünen Blattgemüsen wie Spinat.

□ Vitamine der B-Gruppe – enthalten in Weizenkeimen, Nüssen, Eiern, Soja und Bananen.

□ Aminosäuren wie Cystein und Methionin, wichtig zur Bildung von Keratin, dem Eiweißstoff in Haaren und Nägeln. Aminosäuren sind in Nüssen, Samen, Eiern und Fleisch enthalten.

□ Zink – enthalten in Käse (meiden Sie jedoch nicht pasteurisierte Weichkäse), Naturreis, Linsen und fettreichen Fischen wie Sardinen.

□ Selen – enthalten in Hartkäse wie z. B. Cheddar und in Shrimps, Steckrüben und Karotten.

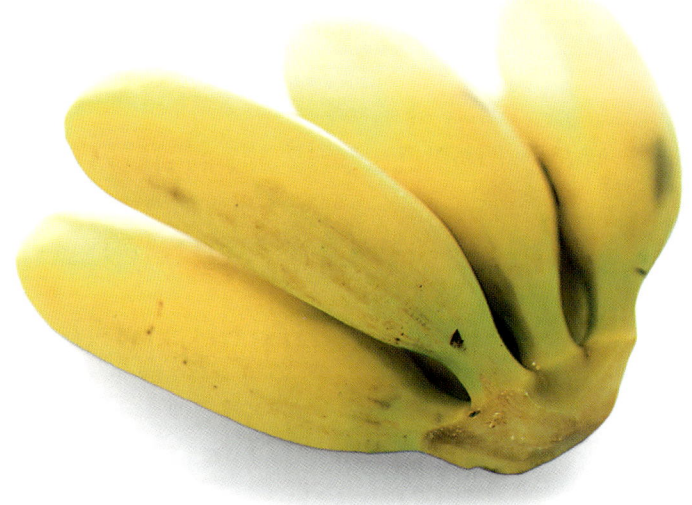

HAARE FÄRBEN

Lange Zeit haben sich die Experten darüber gestritten, ob Haarfärbemittel einem Ungeborenen schaden können oder nicht, aber inzwischen gelten sie als unschädlich. Und alles, was während der Schwangerschaft Ihr Wohlgefühl und Ihre Selbstsicherheit hebt, kommt letztlich auch Ihrem Baby zugute. Aufgrund der gesteigerten Hormonwerte können Ihre Haare allerdings die Farbe rascher annehmen als sonst (auch der Ton kann anders ausfallen als gewohnt) – gehen Sie also zu einem erfahrenen Friseur, um keine Panne zu erleben.

VORÜBERGEHENDER HAARAUSFALL

Gut die Hälfte aller Frauen leidet einige Monate nach der Geburt unter Haarausfall. Bei manchen sind die Haare dann nur dünner als vor der Schwangerschaft, andere verlieren sie gleich büschelweise. Aber trösten Sie sich, das ist nur eine vorübergehende Erscheinung und nichts Ernstes.

Während der Schwangerschaft ist die Wachstumsphase der Haare verlängert. Normalerweise wächst ein Haar 4 Jahre lang und fällt dann aus, um einem neuen Platz zu machen. Nach der Geburt endet diese hormonell bedingte Ruhepause im Wachstumszyklus und all die Haare, die normalerweise schon seit Monaten ausgefallen wären, tun das jetzt praktisch über Nacht. Da keine neuen Haare nachwachsen konnten, wirkt Ihr Haar auf einmal wie ausgedünnt.

Damit es innerhalb der nächsten 6 bis 9 Monate wieder kräftig nachwächst, sollten Sie auf eine ausgewogene Ernährung mit viel B-Vitaminen, Zink, Selen, Eisen und Aminosäuren achten. Stillende Mütter haben einen besonders hohen Nährstoffbedarf. Wenn Sie bereits vor und während der Schwangerschaft eine ausreichende Eisenversorgung sicherstellen, stehen die Chancen auf den Erhalt kräftiger, gesunder Haare besonders gut.

Manchmal wachsen die neuen Haare sehr flaumig nach und lassen sich nur schwer frisieren. Wie wäre es jetzt mit einer flotten, unkomplizierten Kurzhaarfrisur?

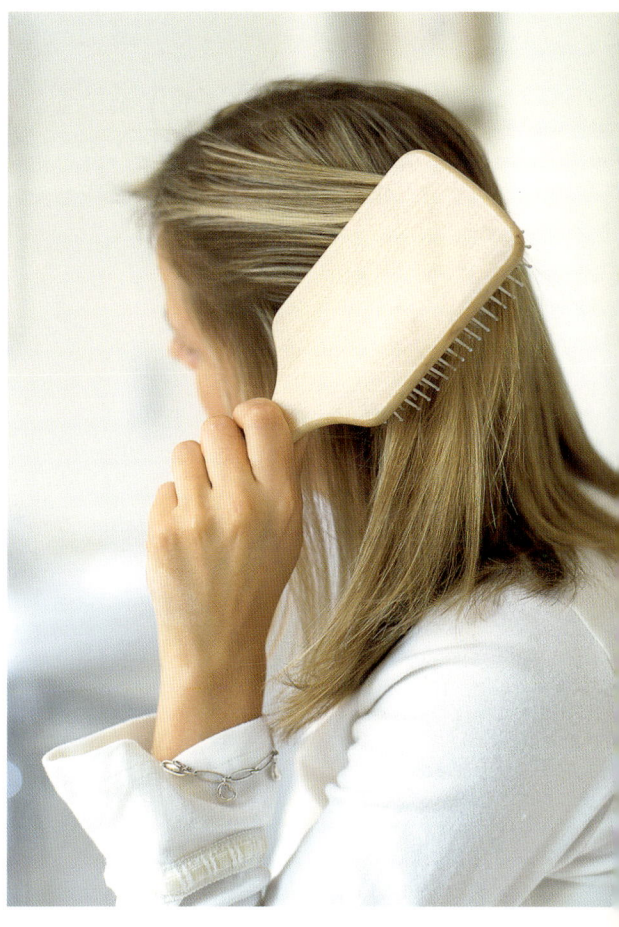

„Als ich Felix bekam, fiel mir das Haar in Büscheln aus — und als es wieder nachwuchs, war es total weich und stand in alle Richtungen ab. Ich habe gekämpft, es einigermaßen in Form zu bringen, bis mir eine Freundin Haarwachs und Spraygel zum Glätten empfahl. Das hat mir enorm geholfen, bis meine Haare wieder lang genug waren."

INGRID, MUTTER VON MAXI UND FELIX

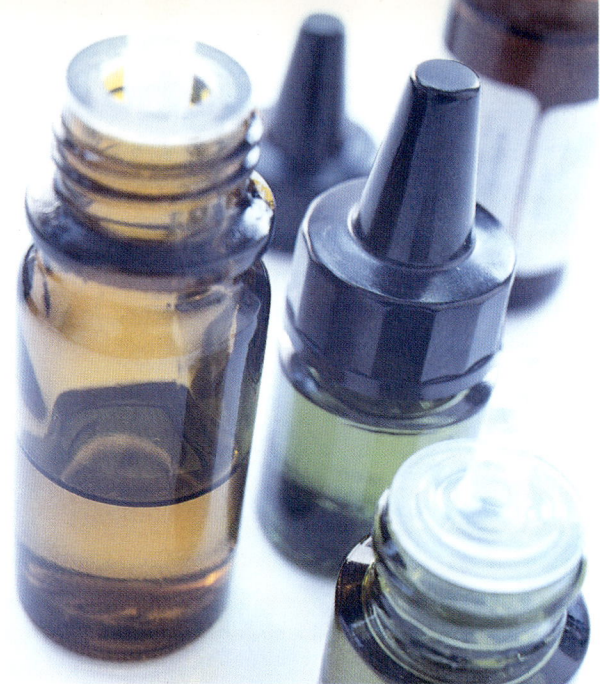

„Mandarinenöl tut in der Schwangerschaft besonders gut – und kann die ganzen neun Monate über gefahrlos verwendet werden."

GLENDA TAYLOR, AROMATHERAPEUTIN

Verwöhnen Sie die Haut

Im mittleren Drittel der Schwangerschaft fühlen Sie sich wahrscheinlich rundum so wohl wie nie zuvor – eine gute Gelegenheit, im Inneren Einkehr zu halten und sich außen herum zu verwöhnen.

VERÄNDERUNGEN, DIE IHRE HAUT BEEINFLUSSEN
In diesem Stadium der Schwangerschaft sind Sie voller Energie. Sie können jetzt die zarten Bewegungen Ihres Babys spüren. Ihr Bauch ist nun deutlich gewölbt und Sie spüren, wie positiv Ihre Umwelt auf Sie reagiert. Gleichzeitig bemerken Sie vielleicht einige schwangerschaftsbedingte Veränderungen an Ihrer Haut.
□ An verschiedenen Körperstellen können Pigmentveränderungen auftreten. Der Warzenhof um die Brustwarzen sowie Sommersprossen, Leberflecke und Muttermale werden meist dunkler. Verwenden Sie im Freien jetzt stets ein Sonnenschutzmittel.
□ Um die 16. Woche erscheint auf dem Bauch oft eine dunkle Linie, die Linea nigra. Sie ist harmlos und verschwindet bald nach der Geburt wieder.
□ Wenn die Haut am Bauch sehr trocken ist und juckt, fügen Sie dem Badewasser etwas Mandel- oder Jojobaöl

zu. Seien Sie dann aber beim Hineinsteigen und Verlassen der Wanne besonders vorsichtig – Rutschgefahr!
□ Manchmal tritt unter den Brüsten oder in der Leistengegend ein roter Hautausschlag auf (Intertrigo, Hautwolf), der durch Schwitzen und Reiben verursacht wird. Die betroffenen Regionen dann bitte häufig waschen, gut abtrocknen und mit Talkumpuder trocken halten. Gelegentlich sollten Sie die Haut mit einer kühlenden Lotion beruhigen und an heißen Tagen lose Baumwollkleidung tragen.
□ Bei vielen Frauen bilden sich Schwangerschaftsstreifen. Sie entstehen durch die Überdehnung der Haut aufgrund der raschen Gewichtszunahme in Verbindung mit der schwangerschaftsbedingten Hormonumstellung. Diese Streifen beginnen als rötliche Linien um die Brüste, um die Oberschenkel und den Bauch herum, verblassen aber nach einigen Monaten zu silbrigen Linien. Ganz

verhindern kann man sie nicht. Helle Haut ist davon besonders betroffen, allerdings sind sie dort später weniger sichtbar als auf dunklerer Haut. Bei Frauen mit Olivenhaut nehmen diese Körperbereiche später eventuell keine Sonnenbräune mehr an.

Das Beste, was Sie tun können, um das Risiko wenigstens zu mindern, ist nicht zu rasch zuzunehmen und die Haut regelmäßig nach dem Waschen durch Einölen oder Eincremen geschmeidig zu halten. Spezielle Cremes und Lotionen können Schwangerschaftsstreifen weder verhindern, noch zum Verschwinden bringen – und wenn

Ihre Mutter Schwangerschaftsstreifen hatte, dann dürften Sie auch betroffen sein.

DUFTENDES ÖL FÜR DIE HAUT

Mandarinenöl wird oft zur aromatherapeutischen Hautbehandlung eingesetzt – es mindert aber auch die Narbenbildung und fördert die Neubildung der Hautzellen. Geben Sie 2 Tropfen Mandarinenöl und 1 Tropfen Lavendelöl in 10 ml (2 TL) Traubenkern- oder Mandelöl und massieren Sie diese Mischung vor dem Schlafengehen in die Bauchhaut ein.

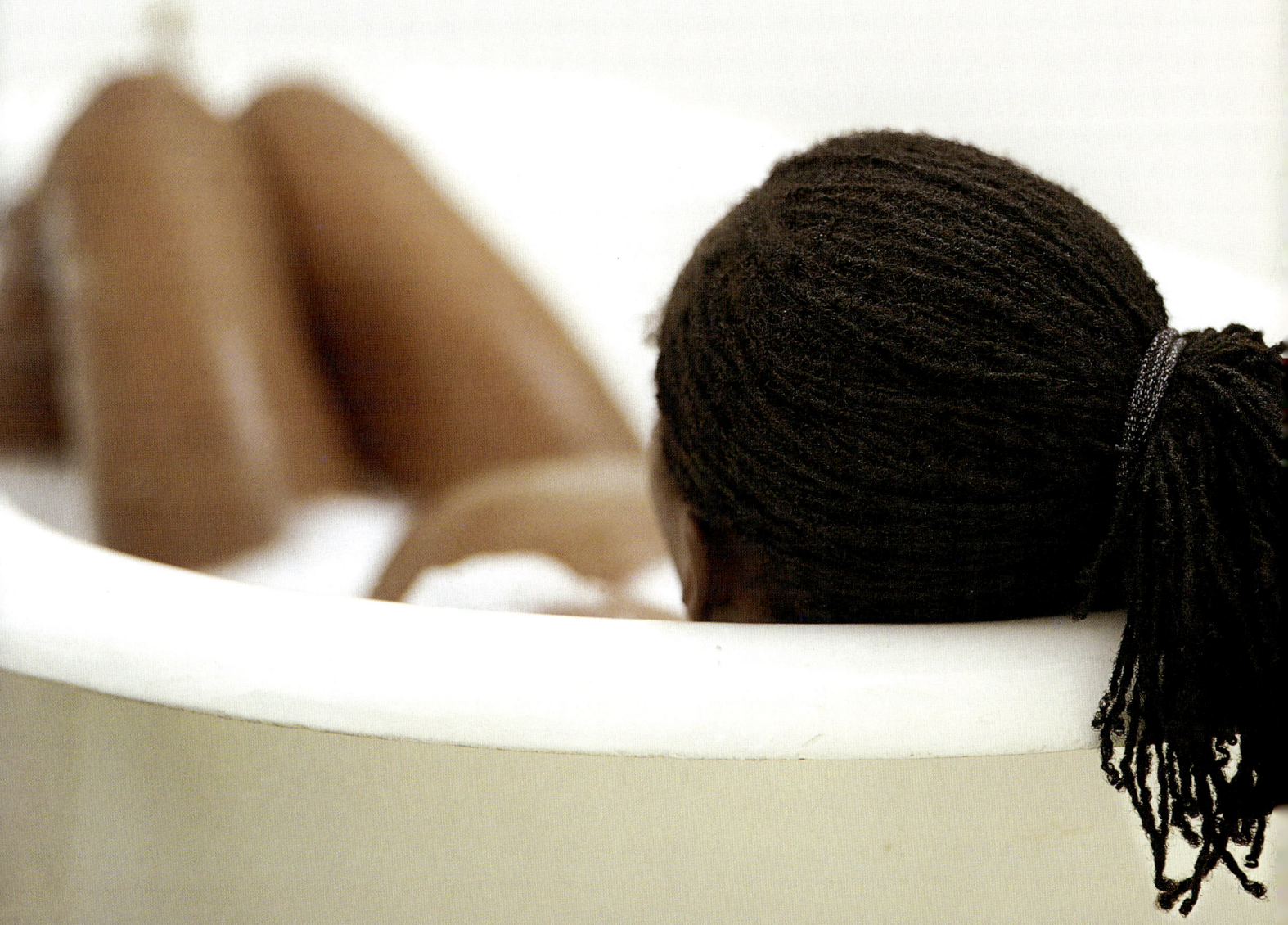

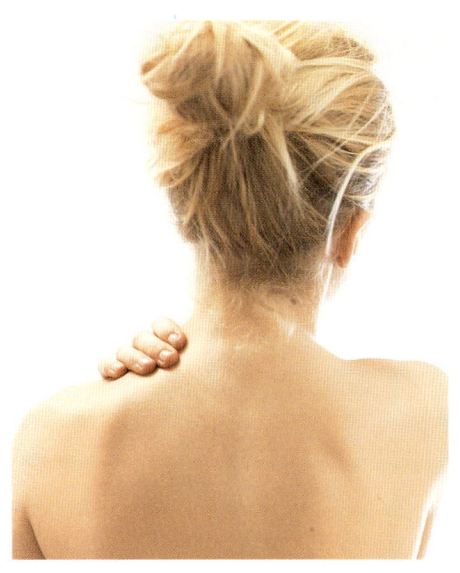

Die Hälfte Ihrer Schwangerschaft haben Sie nun hinter sich gebracht – jetzt ist die beste Gelegenheit, sich ausgiebig zu pflegen, um rundum aufzublühen.

1 Ein sanftes Hautpeeling 1- oder 2-mal die Woche sogt für einen klaren Teint, selbst wenn Sie müde sind. Meist fühlen Sie sich nach so einem kleinen Pflegeritual gleich viel besser – es hebt die Stimmung und vermittelt ein positives Körpergefühl.

ZEHN WEGE UM... *aufzublühen*

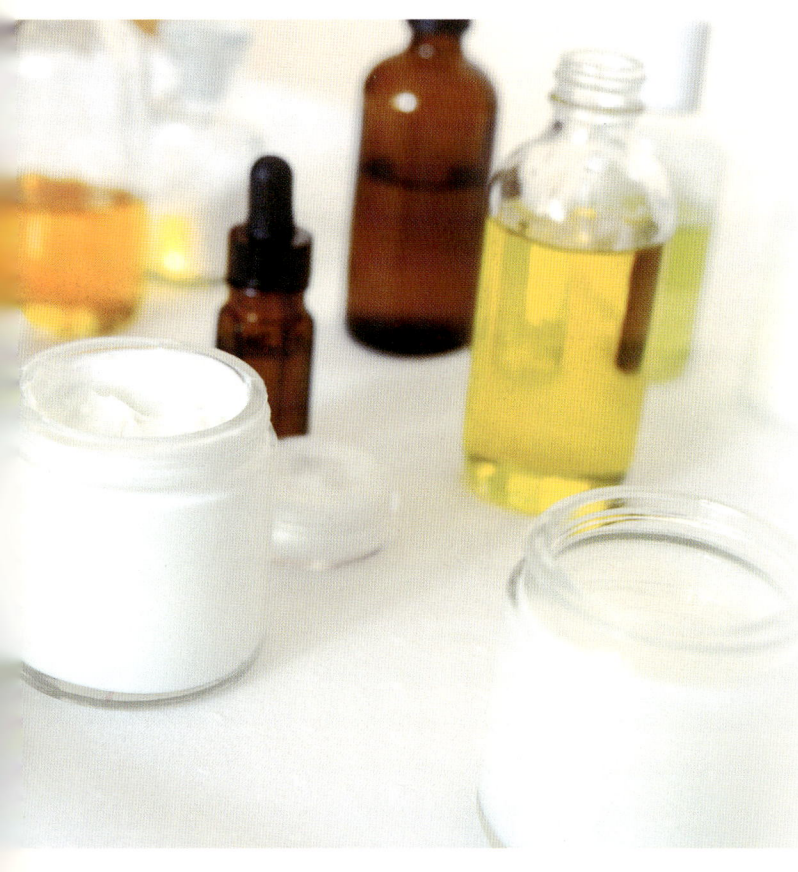

2 Eine belebende, Vitamin-C-haltige Gesichtscreme lässt auch stumpfe, fahle Haut wieder erstrahlen. Im Sommer können Sie eine solche Creme statt Ihrer normalen Feuchtigkeitspflege verwenden und im Winter, oder wenn Ihre Haut besonders trocken ist, unter Ihrer üblichen Gesichtscreme.

3 Mit einem Hauch Bräunungspuder können Sie überall dort, wo normalerweise die Sonne die Haut bräunen würde (Wangen, Schläfen, Dekolleté) einen gesunden, rosigen Teint auflegen. Der Puder sollte aber weder matt noch glänzend sein, sondern nur dezent goldbraun schimmern.

4 Als Alternative bietet sich auch eine Creme mit lichtreflektierenden Partikeln an. Diese sind oft goldbraun und verleihen der Haut gerade an Wangen, Schläfen und im Dekolleté einen frischen, hauchfeinen Schimmer – ein kleiner Trick, wenn Sie sich einmal nicht wie das blühende Leben fühlen.

5 Wenn Sie nicht genug Schlaf bekommen oder sich schlapp fühlen und auch ein bisschen so aussehen, tupfen Sie ein wenig violettfarbenen matten Puder unter die Augen. Er wirkt dunklen Augenringen entgegen und lässt Sie etwas lebendiger aussehen – auch wenn Ihnen gar nicht so toll zumute ist.

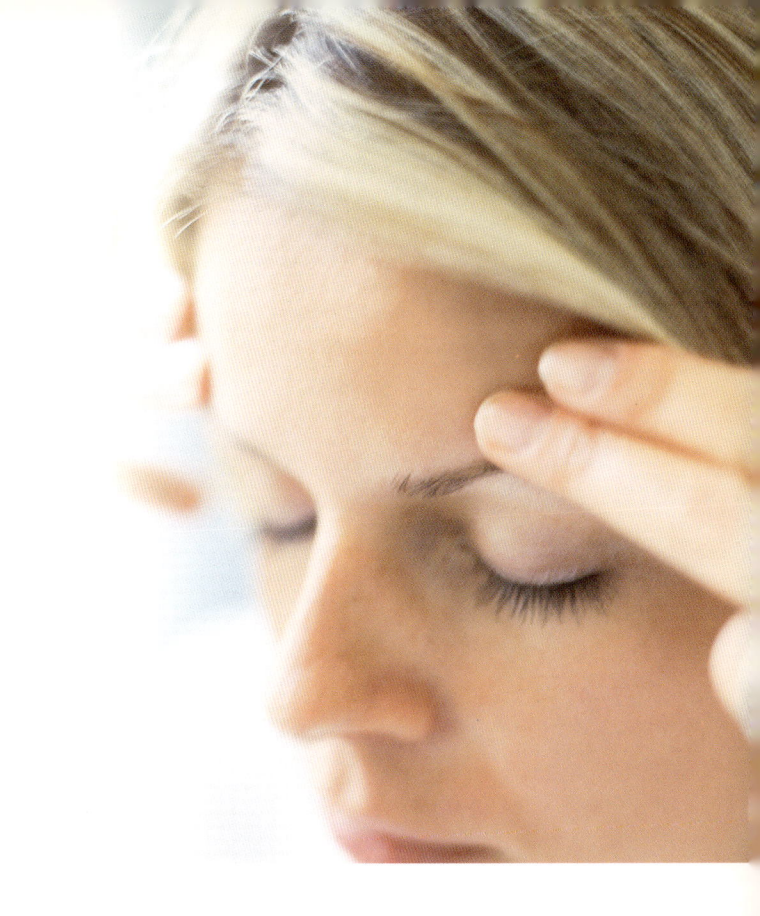

6 Mit etwas Lippenbalsam werden Ihre Lippen glatt und weich und erhalten einen zarten Glanz. Lippenbalsam gibt es farblos oder in Ihrer Lieblingsfarbe.

7 Wenn Ihre Haut sehr empfindlich ist, mischen Sie sich ein Pflegeöl an, das kleinere Reizungen über Nacht verschwinden lässt: 1 Tropfen Lavendelöl, 1 Tropfen Öl der Römischen Kamille und 10 ml (2 TL) Mandelöl. Auf die gereinigte Haut auftragen und das wunderbare – und einschläfernde – Aroma genießen.

8 Tragen Sie immer ein erfrischendes Gesichtsspray bei sich – egal, ob ein Spray aus der Aromatherapie, ein Spray aus Ihrer Lieblings-Pflegeserie oder ein schlichter Wasserzerstäuber. Ein kleiner Spritzer und Sie fühlen sich sofort kühl und frisch – der ideale schnelle Muntermacher nach einem anstrengenden Arbeitstag.

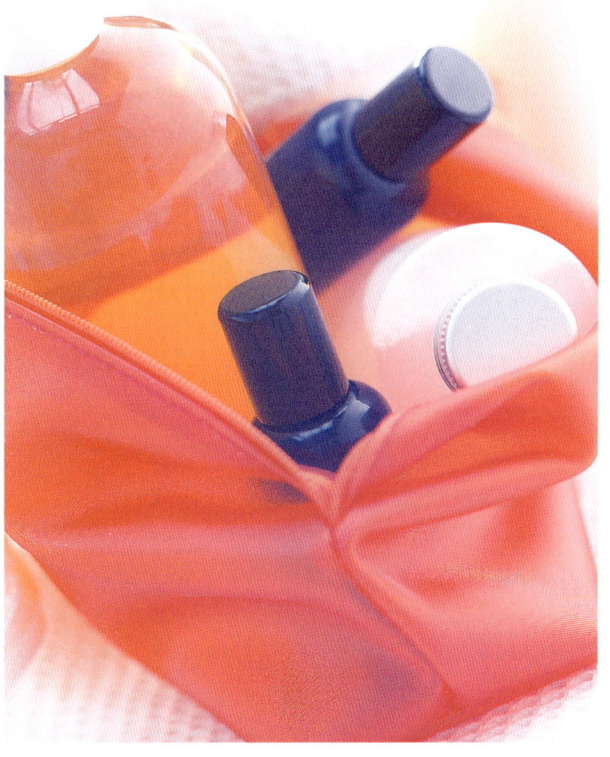

9 Da der Körper während der Schwangerschaft eine höhere Temperatur entwickelt, kann es sein, dass Sie stärker transpirieren als sonst. Haben Sie stets ein Deo bei der Hand – oder einen zart duftenden, schimmernden Körperpuder.

10 Bei Hautunreinheiten wählen Sie am besten eine Creme-Grundierung, die sich leicht auftragen lässt und Flecken und Rötungen abdeckt, ohne dass Sie das Gefühl haben, dick geschminkt zu sein. Die Abdeck-Creme lässt sich tagsüber bei Bedarf problemlos auffrischen, ohne unnatürlich zu wirken.

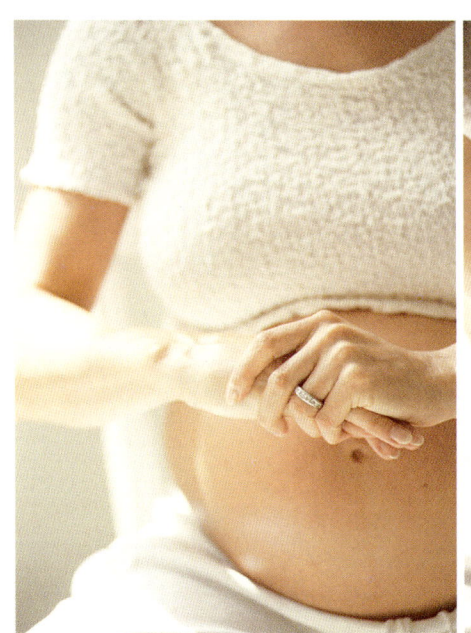
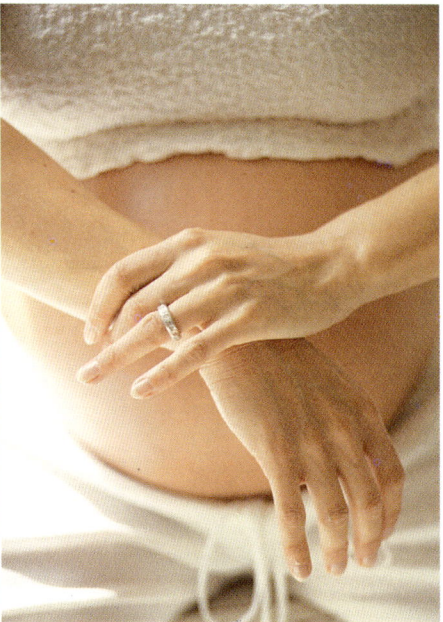
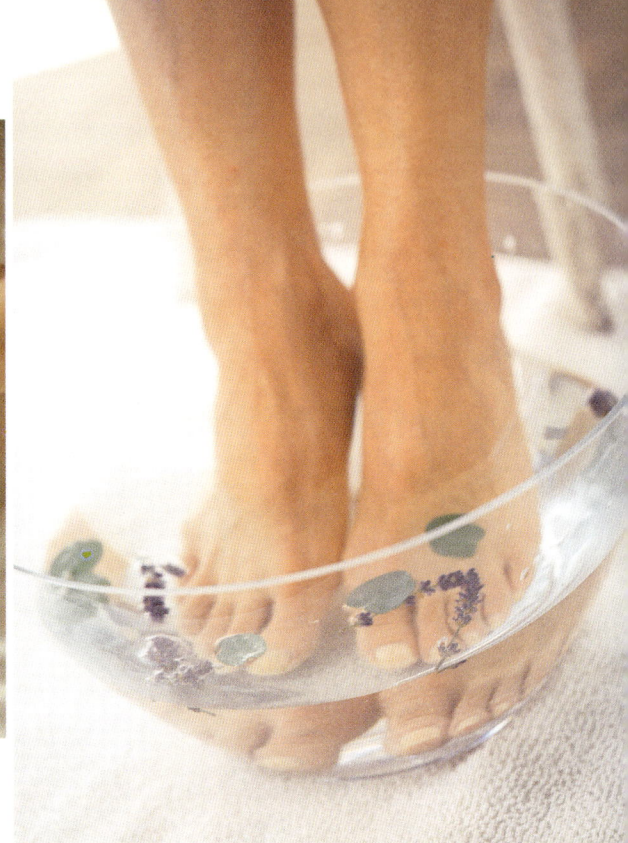

Pflege für Hände und Füße

Obwohl das Augenmerk Ihrer Mitmenschen nun vor allem auf Ihrem immer runder werdenden Bauch liegt, können Sie mit Crememassagen und etwas Zuwendung auch Ihren übrigen Körper ins rechte Licht rücken. Sie werden merken, Sie fühlen sich einfach rundum besser, wenn auch Hände und Füße gut gepflegt sind.

HANDPFLEGE

Später bei der Babypflege werden Ihre Hände mit mehr heißem Wasser in Berührung kommen als je zuvor – da sollten Sie schon jetzt durch regelmäßiges Eincremen vorbeugen.

Verteilen Sie Ihre Handcreme überall im Haus – eine Tube neben jedes Waschbecken, eine auf den Nachttisch, eine im Auto – und cremen Sie Ihre Hände bei jeder Gelegenheit ein: nach dem Aufstehen, vor dem Schlafengehen, nach dem Händewaschen.

HANDMASSAGE

Dieses kleine Ritual dauert nur wenige Minuten:
□ Etwas Handcreme auftragen.
□ Hände entspannen. Eine Hand über die andere legen und überall sanft, aber fest drücken. Dann die Hände wechseln.
□ Hände aus dem Handgelenk heraus locker nach vorne schütteln.
□ Hände vor dem Körper ausstrecken. Daumen der rechten Hand in den Handteller der linken Hand legen und

diese auf dem rechten Handteller abstützen. Mit kurzen Schiebebewegungen des Daumens die Handmuskeln 3 bis 5 Minuten lang dehnen und entspannen; danach Handwechsel. Diese Daumenbewegungen heißen in der Fachsprache auch Petrissage oder Knetung.

FRANZÖSISCHE MANIKÜRE

Nach dieser Maniküre wirken Ihre Nägel natürlich und gepflegt und behalten ihren Glanz für lange Zeit:

□ Tragen Sie einen farblosen Unterlack auf.

□ Betonen Sie dann die hellen Nagelränder mit einem weißen Nagellack. Wenn etwas daneben geht: Einfach ein Pinselchen in Nagellackentferner tauchen und den Fehler beheben.

□ Nach dem Trocknen jeden Nagel ganzflächig mit einem Rosé-Ton lackieren.

□ Zum Schluss tragen Sie noch eine Schicht Überlack auf. Lassen Sie ihn eine halbe Stunde trocknen – und fertig!

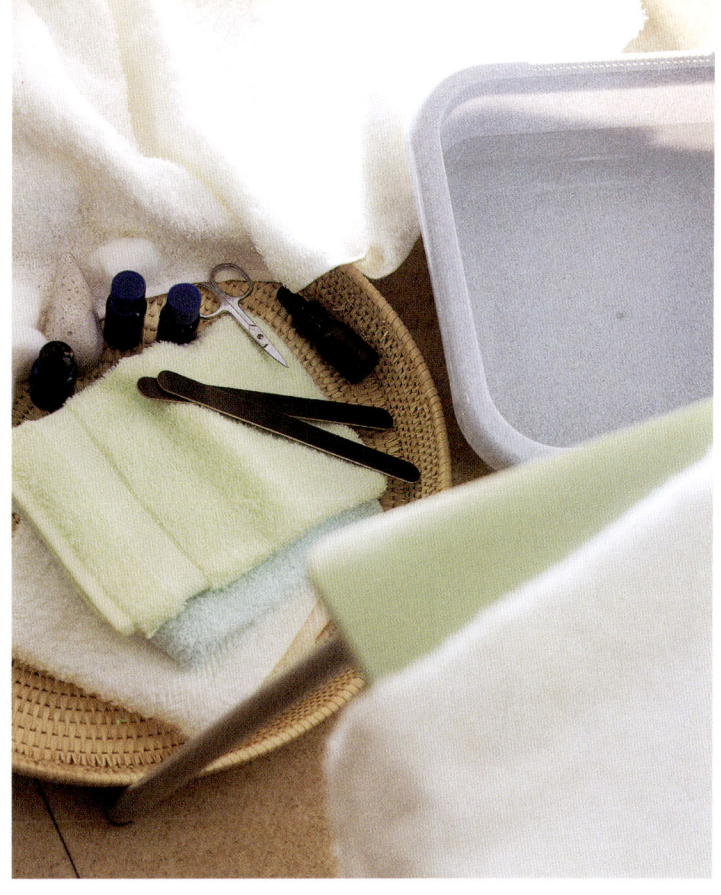

FUSSPFLEGE

Die goldene Regel für samtweiche Füße: Eine gute Fußcreme griffbereit neben dem Bett und die Füße konsequent jeden Abend vor dem Schlafengehen eincremen. Unsere Füße haben nur nachts die Chance, sich zu erholen – und jetzt, wo noch ein Extragewicht auf ihnen lastet, verdienen sie es um so mehr, etwas verwöhnt zu werden.

Während der Schwangerschaft empfiehlt sich folgendes Fußpflege-Ritual (2- bis 3-mal in der Woche):

□ Vor dem Einweichen rubbeln Sie die Hornhaut an den Fußsohlen sanft ab. Dazu nehmen Sie am besten eine lange Fußfeile, denn mit fortschreitender Schwangerschaft werden Sie Ihre Füße zunehmend schwerer erreichen.

□ Die Zehennägel mit einer Nagelschere gerade schneiden. Verwenden Sie keine Nagelknipser, da die meistens gekrümmt sind und die Nägel leicht zum Splittern bringen. Außerdem wachsen die Nägel nach einer Behandlung mit einem Knipser oft schmerzhaft ins Nagelbett ein.

□ Massieren Sie Ihre übliche Creme gut in die Füße ein, damit sie samtweich werden. Dabei besonders auf die Bereiche um die Zehen und die Nagelhaut herum achten – hier wird die Haut leicht rissig und schuppig, was ungepflegt wirkt.

□ Für ein erfrischendes und antibakterielles Fußbad geben Sie 3 Tropfen Zitronenöl ins Wasser.

□ Die Füße danach trocken tupfen. Etwas Nagelhautentferner auf das Nagelbett an der Basis auftragen, 1 bis 2 Minuten einwirken lassen und dann die Haut mit einem Wattepad entfernen. Dabei fest aufdrücken und möglichst viel von der abgelösten Nagelhaut wegwischen.

□ Gönnen Sie Ihren Füßen jetzt reichlich Feuchtigkeitscreme, Sie werden den Erfolg sofort sehen und spüren. Dieses kleine Ritual wirkt Wunder.

□ Zum Schluss die Zehennägel sanft von allen Cremeresten befreien, damit Sie den Nagellack ohne Streifenbildung auftragen können.

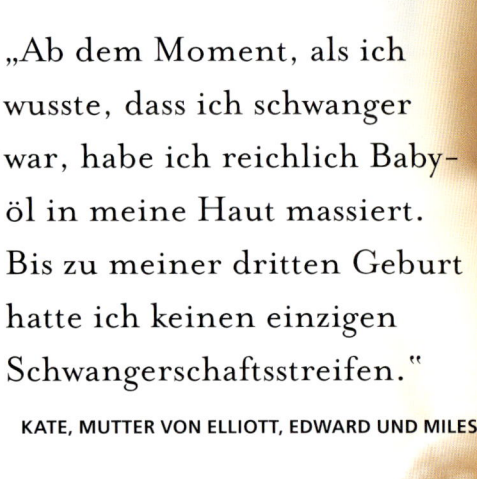
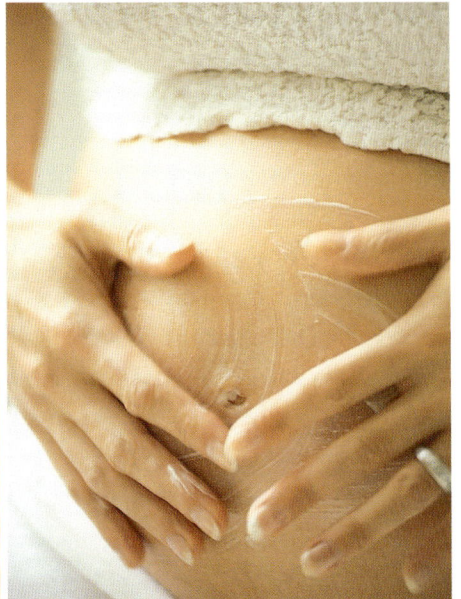

„Ab dem Moment, als ich
wusste, dass ich schwanger
war, habe ich reichlich Baby-
öl in meine Haut massiert.
Bis zu meiner dritten Geburt
hatte ich keinen einzigen
Schwangerschaftsstreifen."

KATE, MUTTER VON ELLIOTT, EDWARD UND MILES

Die sanfte Bauchmassage

**Eine Bauchmassage ist ebenso nützlich
wie genussvoll – Sie bauen damit nicht
nur eine besondere Nähe zu Ihrem Kind
auf, sondern tun auch Ihrem eigenen
Körper etwas Gutes. Und Sie beugen damit den hässlichen Schwangerschaftsstreifen vor.**

THERAPEUTISCHE ERFAHRUNG

Berührt und gestreichelt zu werden ist eine wunderschöne Empfindung – und gerade in der Schwangerschaft
kann es Ihnen ein tiefes Gefühl der Entspannung vermitteln, wenn Sie Ihren Bauch zart massieren. Schon bald
wird auf diese Weise eine besondere Beziehung zu Ihrem Kind entstehen, das da in Ihrem Leib heranwächst.

Geben Sie Weizenkeim-, Jojoba- oder Mandelcreme
(oder -öl) auf die Haut und lassen Sie die Hand leicht
darüber gleiten. Jede Streichbewegung sollte ganz langsam und behutsam erfolgen und mehrmals wiederholt
werden, damit das Pflegemittel gut in die Haut eindrin-
gen kann und sie geschmeidig macht und strafft.

VORBEREITUNG

Die beste Massage-Position in den mittleren Schwangerschaftsmonaten ist die Rückenlage – stützen Sie sich
aber mit ein paar Kissen so ab, dass Sie dabei halb sitzen
(später ist eine Seitenlage mit angewinkelten Beinen vermutlich bequemer). Üben Sie beim Massieren auf den
Unterleib niemals Druck aus – alle Bewegungen sollten
sanft und streichelnd sein.

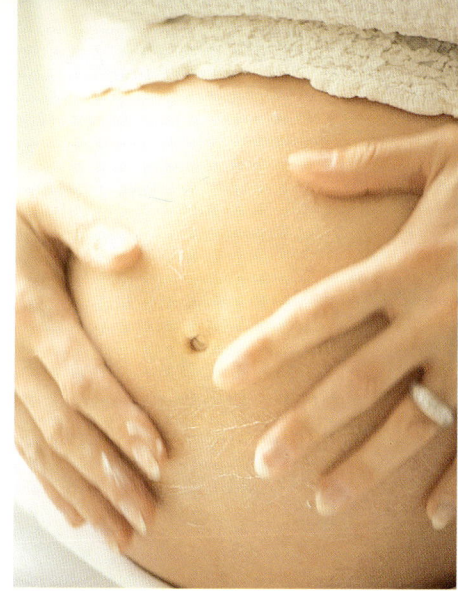
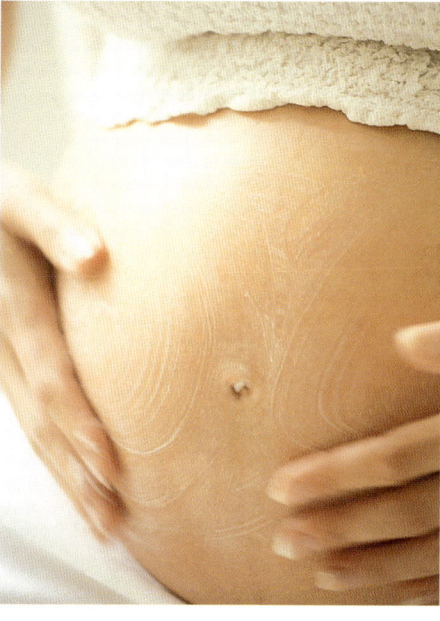
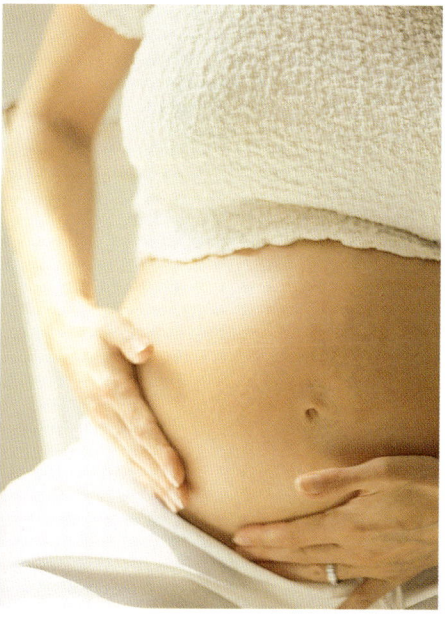

Eine Bauchmassage **hilft** nicht nur Schwangerschaftsstreifen
zu mildern, sondern wirkt auch sehr **entspannend** –
und durch die zarten Streichelbewegungen nehmen Sie
Kontakt zu Ihrem **Kind** auf

SCHRITT FÜR SCHRITT

Bevor Sie das Öl oder die Creme auf den Bauchbereich
auftragen, wärmen Sie es zwischen den Handflächen
etwas an.

□ Streichen Sie im Uhrzeigersinn mit einer Hand in langsam immer größer werdenden Kreisbewegungen zunächst 3 bis 5 Minuten lang über Ihren Bauch. Sie merken, wie sich der Bauch erwärmt.

□ Legen Sie die Hände mit den Handflächen nach unten unterhalb der Rippen auf den Solarplexus. Die Finger zeigen nach oben zur Brust. Streichen Sie mit den
Händen seitlich nach außen und dann nach unten bis

kurz über den Nabel. Diese Bewegungen 3 bis 5 Minuten lang wiederholen.

□ Als Nächstes legen Sie beide Hände mit möglichst
weit gespreizten Fingern auf einen Oberschenkel und
fahren dann 3 bis 5 Minuten in langen, fließenden
Bewegungen mit den Händen abwechselnd von unten
nach oben bis unterhalb der Rippen. Auf der anderen
Körperseite wiederholen.

□ Und zum Schluss massieren Sie noch einmal in Kreisbewegungen ganz sanft über Ihren Bauch, als würden
Sie ein großes „e" beschreiben – immer im Uhrzeigersinn.

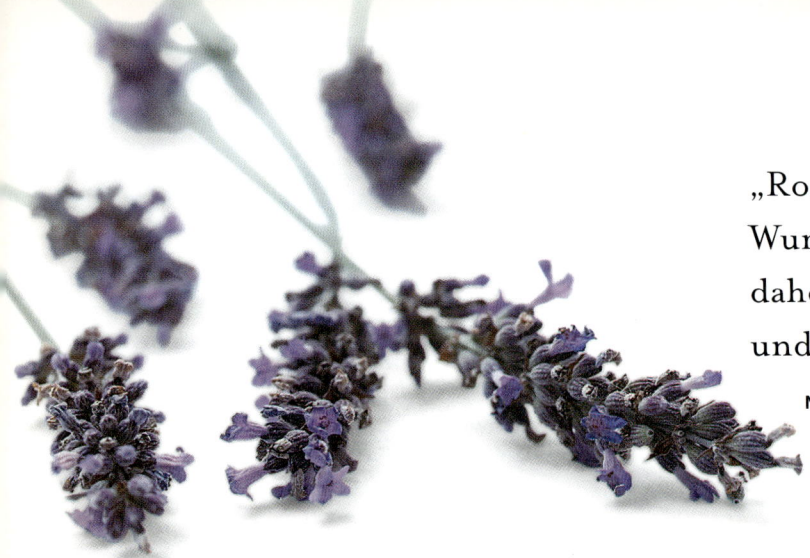

„Rosenholzöl stammt aus dem Wald. Die Wurzeln sind fest in der Erde verankert— daher hat es etwas sehr Bodenständiges und Mütterliches."

NOELLA GABRIEL, AROMATHERAPEUTIN UND MUTTER VON KATE

Wohltuende Aromatherapie

Die in der Aromatherapie eingesetzten ätherischen Pflanzenöle können gerade in der Schwangerschaft entspannend und beruhigend wirken – vor allem, wenn Sie emotional stark aufgewühlt sind und sich nach Ruhe und Trost sehnen.

WELCHE ÖLE SIND GEEIGNET?

Die Geruchsstoffe essenzieller Öle wirken stimmungsaufhellend und sind ein wunderbares Mittel gegen Stress, Angstzustände, Schlaflosigkeit und andere Unpässlichkeiten. Allerdings herrscht noch Uneinigkeit darüber, welche Öle wofür am besten geeignet sind. Was sicherlich mit daran liegt, dass Ausbildung und Erfahrungen auf diesem Gebiet so unterschiedlich sind wie die Wirkungen, die diese Öle auf den Körper haben können.

Generell lässt sich sagen: Essenzielle Öle können während der Schwangerschaft eine ausgesprochen wohltuende Wirkung entfalten, solange Sie die Gebrauchsanweisungen beachten und nichts übertreiben. Diese Öle sind jedenfalls weitaus weniger riskant als manch andere Dinge, z. B. Kaffee ...

Öle mit entspannender Wirkung können während der ganzen Schwangerschaft unbedenklich benutzt werden. Seriöse Hersteller vermerken auf dem Etikett, wenn ein Öl für Schwangere ungeeignet ist. Zu meiden sind Öle, die stark stimulierend oder stark beruhigend wirken, die

die Monatsblutung fördern oder die sogar als Wehenmittel eingesetzt werden. Sie stimulieren dann die Muskelkontraktionen und können eine Frühgeburt auslösen.

Wenn Sie die Aromatherapie in der Schwangerschaft anwenden wollen – und ich kann sie Ihnen nur empfehlen, da sie auf Körper, Seele und Geist sehr positiv wirken kann – halten Sie sich bitte an die Liste auf der folgenden Seite. Sie erhebt allerdings keinen Anspruch auf Vollständigkeit und enthält vor allem Öle, die weder allzu stimulierend, noch allzu beruhigend wirken.

Zitrusöle (z. B. Orange, Zitrone, Grapefruit, Mandarine) sind wohltuend, aber da die Haut während der Schwangerschaft sehr empfindlich ist, können sie unter Umständen Juckreiz auslösen. Im Zerstäuber sind sie jedoch gut zu verwenden.

Im 1. Trisemester zu empfehlen:
Mandarine, Tangerine, Rosenholz und Ho-Blätter sowie alle anderen Zitrusöle (Zitrone, Grapefruit, Orange), vorzugsweise im Zerstäuber.

Im 2. Trisemester zu empfehlen:

Alle oben genannten Öle, außerdem Elemi, Zitronengras, Frankincense, Neroli, Palmarosa, Petitgrain und
Sandelholz.

Im 3. Trisemester zu empfehlen:

Nach dem 6. Monat können auch Lavendel- und Rosenöl
verwendet werden sowie Kamille. In der Entspannungs-
Mischung lässt sich Sandelholz durch Rosenöl ersetzen
und in der Gleichgewichts-Mischung Palmarosa oder
Zitronengras durch Lavendel.

Nach der Geburt

Zusätzlich zu allen bisher genannten Ölen können Sie
nun auch Bergamotte und Jasmin verwenden, die bei
depressiven Verstimmungen helfen. Fenchel wirkt gegen nervöse Verspannungen und stimuliert die Milchbildung.

INDIVIDUELLE MISCHUNGEN

Es gibt eine Reihe von Trägerölen, die je nach ihrer
therapeutischen Wirkung gezielt mit anderen essenziellen Ölen kombiniert werden können – manche sind z. B.
leichter, schwerer oder wirken stärker antioxidierend als
andere. Besonders beliebte Trägeröle sind Jojoba-, Man-
del-, Pfirsichkern-, Aprikosen- und Vitamin-E-Öl (falls
letzteres schwer erhältlich ist, können Sie auch einfach
einige Vitamin-E-Kapseln öffnen – 10 ml Öl entsprechen
2 TL).

Die Trägeröle in den beschriebenen Mischungen können – bei ansonsten unveränderten Tropfenmengen –
auch durch 30 ml (6 TL) einer Basiscreme oder Lotion
ersetzt werden. Ein paar Tropfen Trägeröl zusätzlich
machen die Mischung für die Haut noch angenehmer.

Falls Sie sich nicht ganz sicher sind, welche Öle Sie
gefahrlos in welchen Mengen verwenden dürfen,
wenden Sie sich bitte an einen qualifizierten Aromatherapeuten.

Mischung zur Entspannung

10 ml Mandelöl mit 5 ml Jojobaöl vermischen und
folgende Öle hinzugeben:

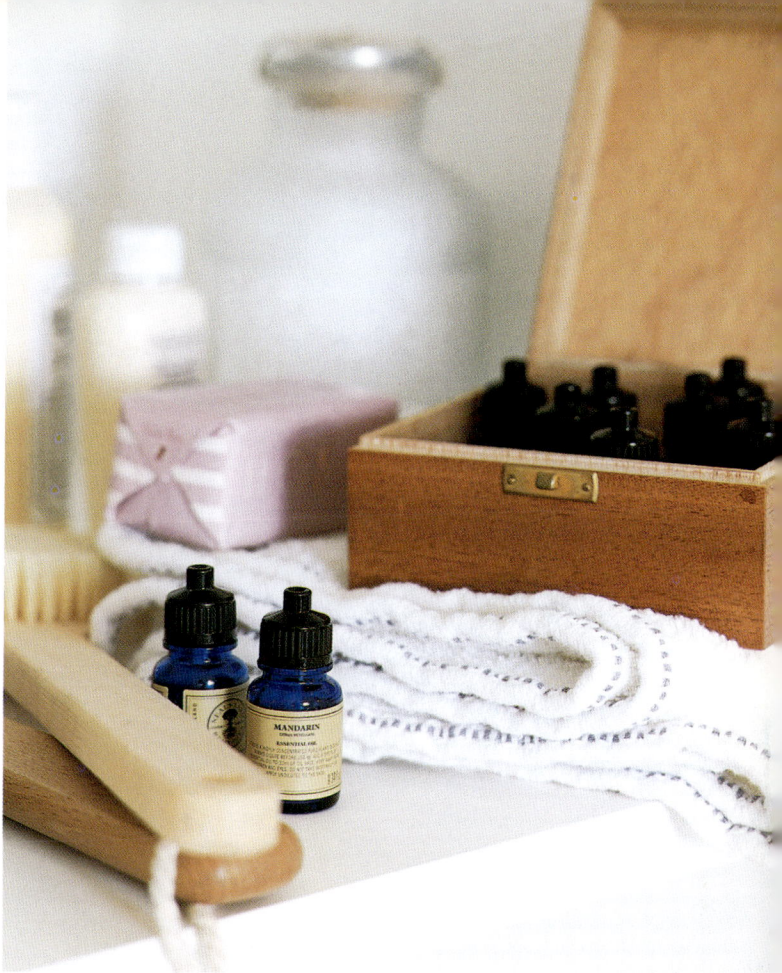

3 Tropfen Mandarine
3 Tropfen Neroli
1 Tropfen Sandelholz

Mischung zur Belebung

10 ml Aprikosenöl mit 5 ml Hagebuttenöl
vermischen und folgende Öle hinzugeben:
3 Tropfen Grapefruit
2 Tropfen Petitgrain
2 Tropfen Rosenholz

Mischung für das innere Gleichgewicht

10 ml Pfirsichkernöl mit 5 ml Vitamin E-Öl
vermischen und folgende Öle hinzugeben:
5 Tropfen Sandelholz
1 Tropfen Palmarosa
1 Tropfen Zitronengras

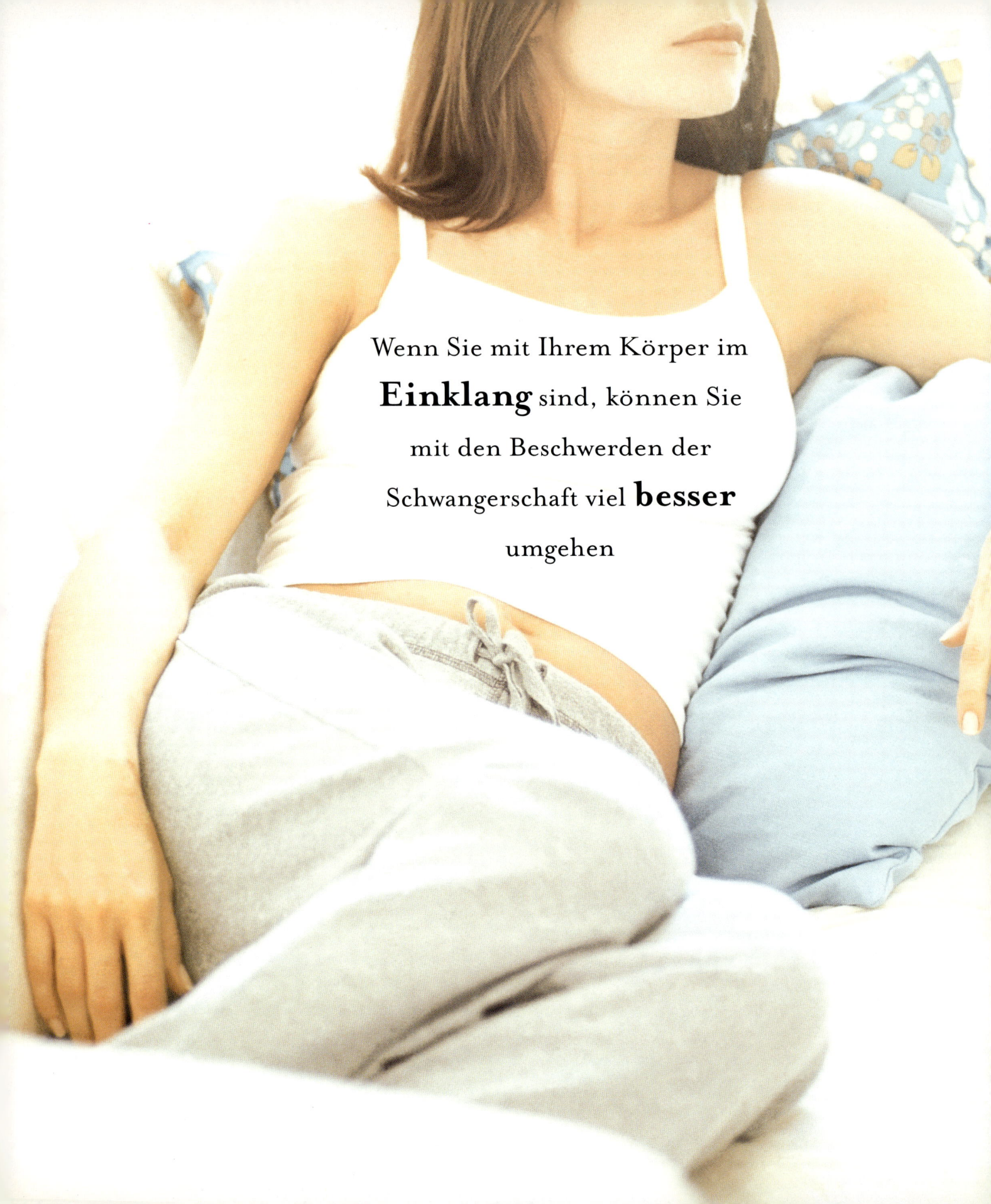

Wenn Sie mit Ihrem Körper im **Einklang** sind, können Sie mit den Beschwerden der Schwangerschaft viel **besser** umgehen

„Weil es in unserer Familie schon Mukoviszidosefälle gegeben hat, habe ich bei jedem meiner Babys in der 11. Woche eine Plazentauntersuchung machen lassen. Das mit dieser Untersuchung verbundene Fehlgeburtsrisiko von 1 zu 50 ist zwar hoch, aber die möglichen Probleme mit dieser Erbkrankheit sind noch gravierender. Aber wir hatten unwahrscheinliches Glück – alle unsere Kinder kamen kerngesund zur Welt."

JO, MUTTER VON OLIVIA, WILLIAM UND PHOEBE

Gesund und munter

Eine Schwangerschaft löst oft innere Ängste aus – besonders, wenn Sie bereits einmal eine Fehlgeburt hatten oder die Empfängnis lange auf sich warten ließ. Wenn Sie Ihr erstes Baby erwarten, fühlen Sie sich wahrscheinlich schon deshalb unsicher, weil alles so neu und ungewohnt ist. Versuchen Sie mit Ihrem Körper in Einklang zu kommen, dann werden Sie auf all die körperlichen Veränderungen intuitiver und gelassener reagieren.

WANN SOLLTEN SIE DEN ARZT AUFSUCHEN?
Sobald Sie sich über irgendetwas Sorgen machen, das mit Ihrer Schwangerschaft zusammenhängt, sollten Sie sich an Ihre Hebamme oder Ihren Arzt wenden. Jede Schwangerschaft verläuft individuell und jede Frau erlebt sie anders. Beim ersten Mal ist es nur verständlich, dass schon die kleinsten Veränderungen Unsicherheit auslösen – auch wenn sie vollkommen normal sind.

Halten Sie Ihre Untersuchungstermine ein. Dabei werden Ihr Gesundheitszustand und der Verlauf der Schwangerschaft kontrolliert, um eventuelle Probleme möglichst frühzeitig festzustellen. Bei folgenden Symptomen sollten Sie Ihren Arzt informieren:
□ Scheidenblutungen.
□ Schwere Bauchkrämpfe oder -schmerzen.
□ Starke Kopfschmerzen, Schwindel, Übelkeit, Sehstörungen und/oder angeschwollene Füße oder Knöchel – das können Anzeichen für eine Präeklampsie sein.
□ Erhöhte Körpertemperatur, Fieber oder jegliche anderen körperliche Symptome, die Sie beunruhigen.

SPEZIELLE TESTS
Wenn Sie sich ernsthafte Sorgen um die Gesundheit Ihres Babys machen, wäre vielleicht eine Plazentauntersuchung (Chorionzottenbiopsie, CVS), eine Fruchtwasseruntersuchung (Amniozentese), eine Nabelschnurpunktion (Cordozentese) oder eine Ultraschallmessung der Nackenfalte des Babys zu erwägen. Diese Untersuchungen sollten aber nur dann durchgeführt werden, wenn ein besonderes Risiko besteht, d. h. wenn Sie über 35 sind oder in Ihrer Familie eine Erbkrankheit vorliegt – und wenn Sie bereit sind, die Schwangerschaft notfalls zu beenden. Andererseits können Ihnen diese Tests genau die Sicherheit und Beruhigung geben, die Sie jetzt brauchen.

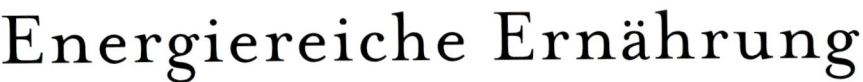

Energiereiche Ernährung

Wer gut isst und dabei mehr auf Qualität als auf Quantität achtet, entwickelt mehr Energie. Wenn Sie sich in der Schwangerschaft gut und gesund ernähren, wird Ihr Kind nicht über Gebühr an Ihren Kräften zehren. Falls jedoch Haare und Nägel stumpf werden und Ihre Haut Farbe verliert, dann werden Ihrem Organismus womöglich zu viele Nährstoffe entzogen. Hören Sie auf Ihren Körper. Wenn Sie Heißhunger verspüren, dann essen Sie, worauf Sie gerade Appetit haben – Ihr Körper hat dann gerade einen Nachholbedarf. Süßigkeitsattacken können Sie mit vollwertigen Nahrungsmitteln wieder ausgleichen.

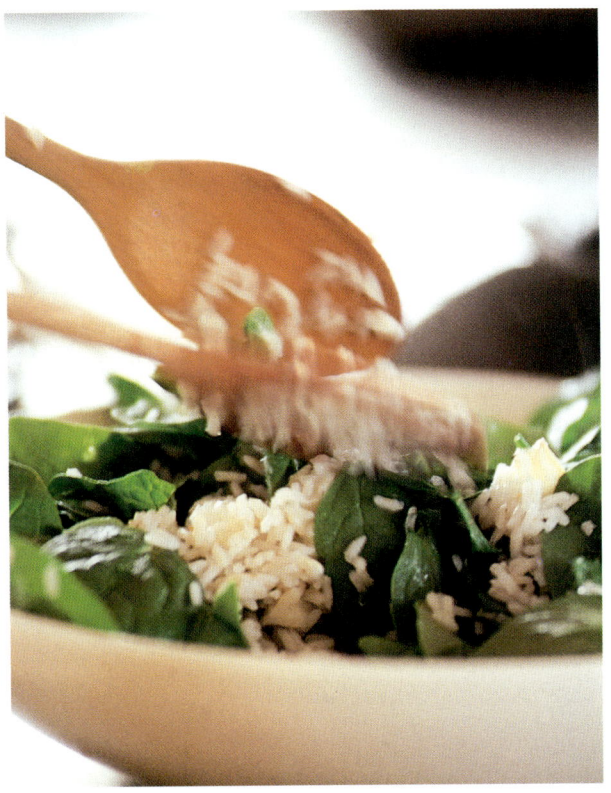

DIE BAUSTEINE GUTER ERNÄHRUNG

Eine schwangere Frau muss nicht nur sich selbst und ihr Baby, sondern auch den Mutterkuchen (Plazenta) ernähren.

Lebenswichtige Vitamine und Mineralstoffe sollten dem Körper in erster Linie mit der Nahrung zugeführt werden, da es für Sie als Laie nur schwer abzuschätzen ist, welche Ergänzungspräparate Sie in der Schwangerschaft einnehmen sollten und in welchen Mengen – zu viel Vitamin A beispielsweise kann jetzt toxisch wirken. Daher ist eine ausgewogene Ernährung ungemein wichtig. Sie sollte sich aus möglichst vielen vitamin- und mineralstoffreichen Vollwertprodukten zusammensetzen, die Sie roh oder leicht gedünstet essen.

Mineralstoffe wie Eisen, Kalzium, Magnesium und Zink sind jetzt von großer Bedeutung, weil sie dem Aufbau des kindlichen Organismus dienen und Krämpfen, Wasseransammlung und Bluthochdruck entgegenwirken und für einen gesunden Kreislauf sorgen.

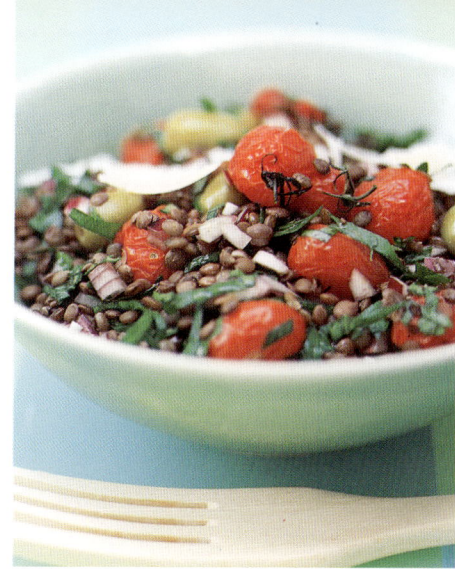
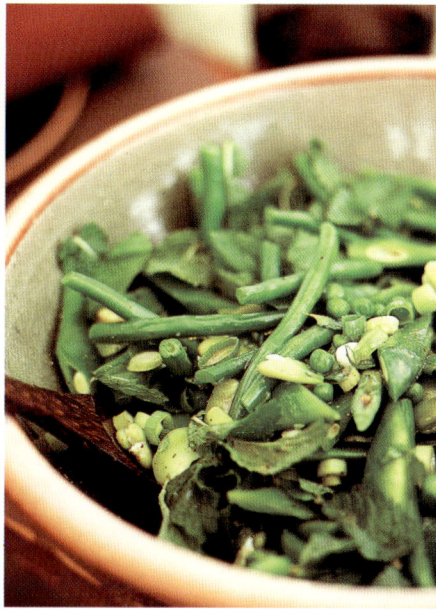
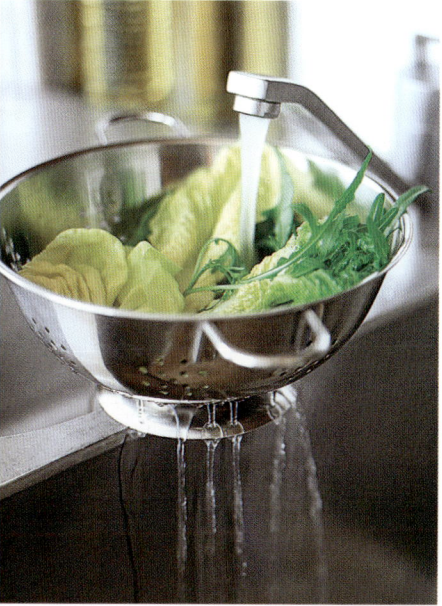

ENERGIE TANKEN!

Hier ist eine Liste von Nahrungsmitteln, die Sie jetzt bevorzugen oder auf die Sie achten sollten:

☐ Fische (besonders fette Fische; diese enthalten die essenziellen Omega-3- und Omega-6-Fettsäuren).

☐ Frisch zubereitete Suppen.

☐ Geflügel.

☐ 3-mal pro Woche Eier von frei laufenden Hühnern.

☐ Reichlich buntes Gemüse und grüne Blattsalate.

☐ Frisches Obst.

☐ Hülsenfrüchte wie Erbsen und Linsen.

☐ Nüsse und Samen (Erdnüsse müssen nicht immer eine Allergie auslösen, aber vielleicht sollten Sie in der Schwangerschaft sicherheitshalber darauf verzichten).

☐ Müsli und Haferbrei.

☐ Soja und Tofu.

☐ Olivenöl und Leinsamenöl.

☐ Nicht zu viele Molkereiprodukte.

☐ Möglichst wenig Zucker.

TRINKEN, TRINKEN, TRINKEN

Als Schwangere brauchen Sie reichlich Flüssigkeit. Es ist ein Irrtum anzunehmen, dass Sie weniger trinken sollen, wenn Sie unter Harnverhaltung leiden – eher das Gegenteil trifft zu. Wenn Sie mehr trinken (bis zu 8 Gläser pro Tag), werden die Nieren kräftig durchgespült, was dem Problem entgegenwirkt.

ESSTIPPS FÜR MEHR ENERGIE

☐ Früchte- und Kräutertee statt Kaffee und Schwarztee.

☐ Nichts essen, wenn Sie wütend sind.

☐ Langsam und im Sitzen essen – das fördert die Verdauung.

☐ Nichts trinken beim Essen – Flüssigkeit verdünnt die Magensäfte und erschwert die Verdauung.

☐ Spätestens alle 2 ½ Stunden etwas essen.

☐ Achten Sie auf ein nahrhaftes Frühstück, um den abgefallenen Blutzuckerspiegel am Morgen auszugleichen.

☐ Kaufen Sie möglichst Ökoprodukte. Schadstoffreste in der Nahrung können Allergien bei Kindern auslösen.

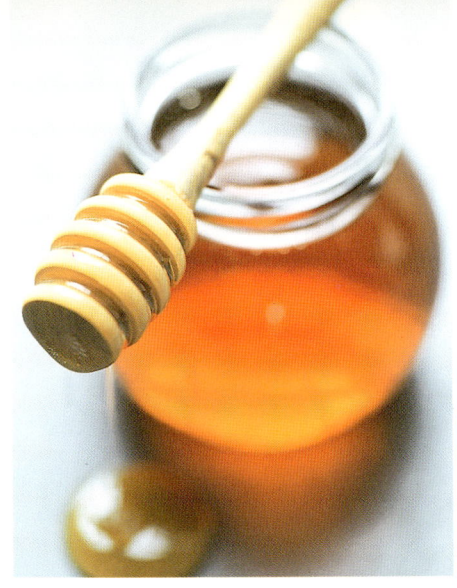
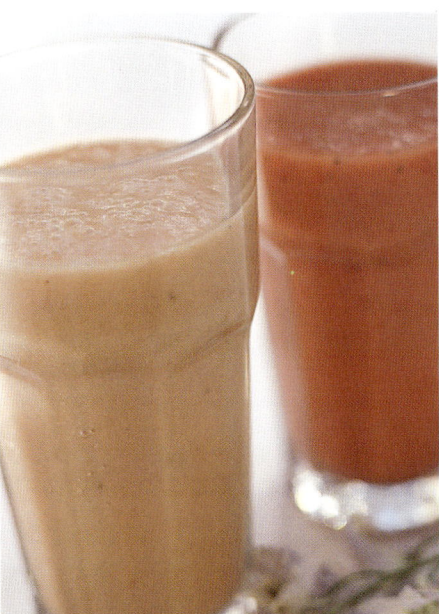
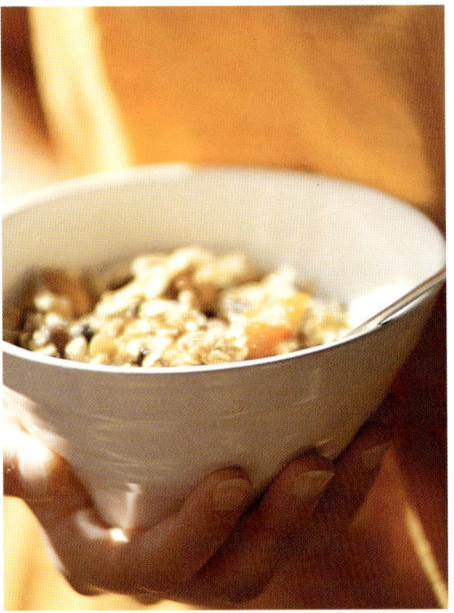

EIN GUTER START IN DEN TAG

Mixen Sie sich jeden Morgen einen Krug mit frischem Fruchtsaft, den Sie im Laufe des Tages trinken. Das köstliche Getränk hebt nicht nur den Blutzuckerspiegel, sondern versorgt Sie auch mit zusätzlichen Antioxidanzien und Kalzium. Alles, was Sie dazu brauchen, ist ein Mixer, eine Auswahl von Früchten, Milch oder Sojamilch als Basis und einige Eiswürfel.

POWER SNACKS

Diese Früchte sind besonders wertvoll:

□ Avocados enthalten B-Vitamine und Vitamin E plus Kupfer für die roten Blutzellen und zur Eisenaufnahme.

□ Bananen sind reich an Vitamin B_6 und Kalium.

□ Zitrusfrüchte stecken voller Antioxidanzien und Vitamine – wichtig für die Kollagenbildung – sowie Folsäure zur Erhöhung des Sauerstoffgehaltes im Blut.

Köstlicher Beeren-Drink

8 Erdbeeren

1 große Banane

250 g Heidelbeeren

800 g Bio-Joghurt natur

Süßer Naturmix

6 Kiwis

150 g frische Kirschen (entsteint)

200 g kernlose Trauben

800 g Bio-Joghurt natur

Exotischer Mix

10 Passionsfrüchte (gesiebt)

1 große Ananas

4 Bananen

800 g Bio-Joghurt natur

Wohlfühl-Drink

1 Ananas

2 Mangos

3 Bananen

2 Dosen Kokosmilch

Pfirsich- Pflaumen-Birnen-Cocktail

1 Apfel

2 Pfirsiche

3 Birnen

10 Pflaumen

800 g Bio-Joghurt natur

2 EL klarer Honig

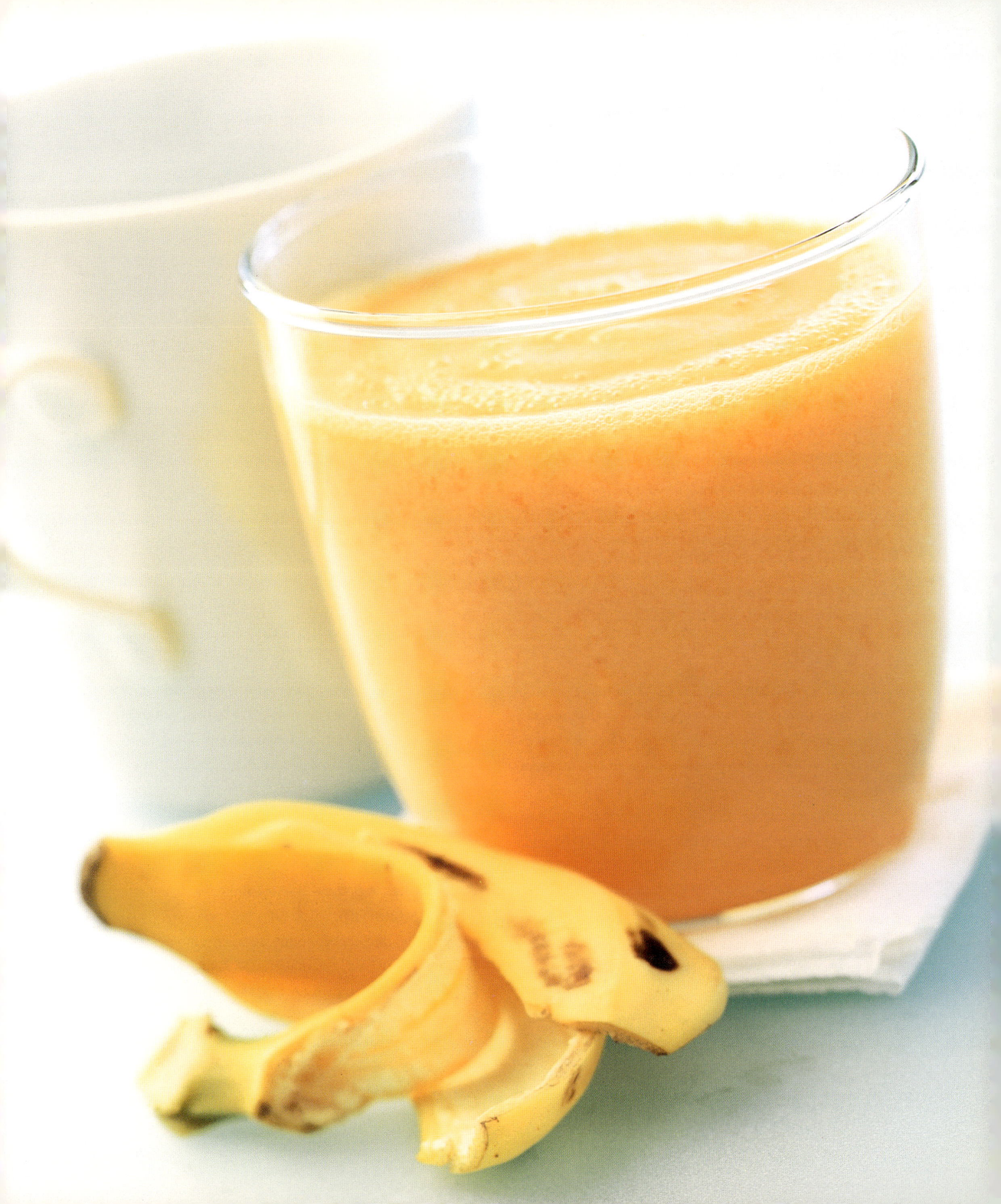

> „Ehrlich – wenn ich bei meinem ersten Baby
> schon das gewusst hätte, was ich jetzt nach
> meinem dritten weiß, hätte ich damals ge-
> nauer auf die Ratschläge gehört."

JO, MUTTER VON OLIVIA, WILLIAM UND PHOEBE

Beckenboden-Training

Bei einer Sache sind sich alle Experten einig – ob Gynäkologen, Geburtshelfer, Physiotherapeuten oder Urologen: Ein gezieltes Beckenboden-Training ist mit das Beste, was Sie in der Schwangerschaft für sich tun können. Diese Übungen verhindern nicht nur Blaseninkontinenz, sondern sorgen auch dafür, dass der Beckenboden nach der Geburt rascher seine alte Festigkeit wiedererlangt.

DER BECKENBODEN – WAS IST DAS GENAU?

Als Beckenboden bezeichnet man die Muskeln, die den Bauchraum nach unten abschließen. Sie haben eine wichtige Stützfunktion für die Beckenorgane. Auf dem Beckenboden ruht die ganze Last des in der Gebärmutter heranwachsenden Kindes und er muss sich bei der Geburt weit genug öffnen können, damit das Köpfchen hindurchpasst.

Ohne Training erschlaffen die Beckenbodenmuskeln mit der Zeit, was u. a. zu unkontrolliertem Harndrang führen kann, unter dem schätzungsweise zwei Drittel aller werdenden Mütter leiden.

WIE KANN MAN DEN BECKENBODEN TRAINIEREN?

□ Lokalisieren Sie zunächst einmal Ihre Beckenbodenmuskeln. Wenn Sie 1- oder 2-mal husten, werden Sie den Beckenboden spüren.

□ Atmen Sie nun ganz normal und spannen Sie diese Muskeln an, ohne dabei die Bein-, Bauch- oder Gesäßmuskeln mit anzuspannen. Die Spannung kurz halten, dann langsam locker lassen. Machen Sie diese Übung 10-mal hintereinander – und zwar täglich so oft wie möglich.

FAHRSTUHL-ÜBUNG

Stellen Sie sich Ihren Beckenboden als einen Aufzug mit 5 Stockwerken vor. Wenn Sie die Muskeln anspannen, befinden Sie sich im 1. Stock. Dort legen Sie eine Pause ein, spannen den Beckenboden dann erneut an, landen im 2. Stock und nach einem weiteren Zwischenstopp im 3. – und so weiter, bis Sie ganz oben im Dachgeschoss angelangt sind. Beim Hinunterfahren versuchen Sie dann in jedem Stockwerk wieder eine kurze Pause einzulegen, bevor Sie die Muskeln zum Schluss im Erdgeschoss total entspannen.

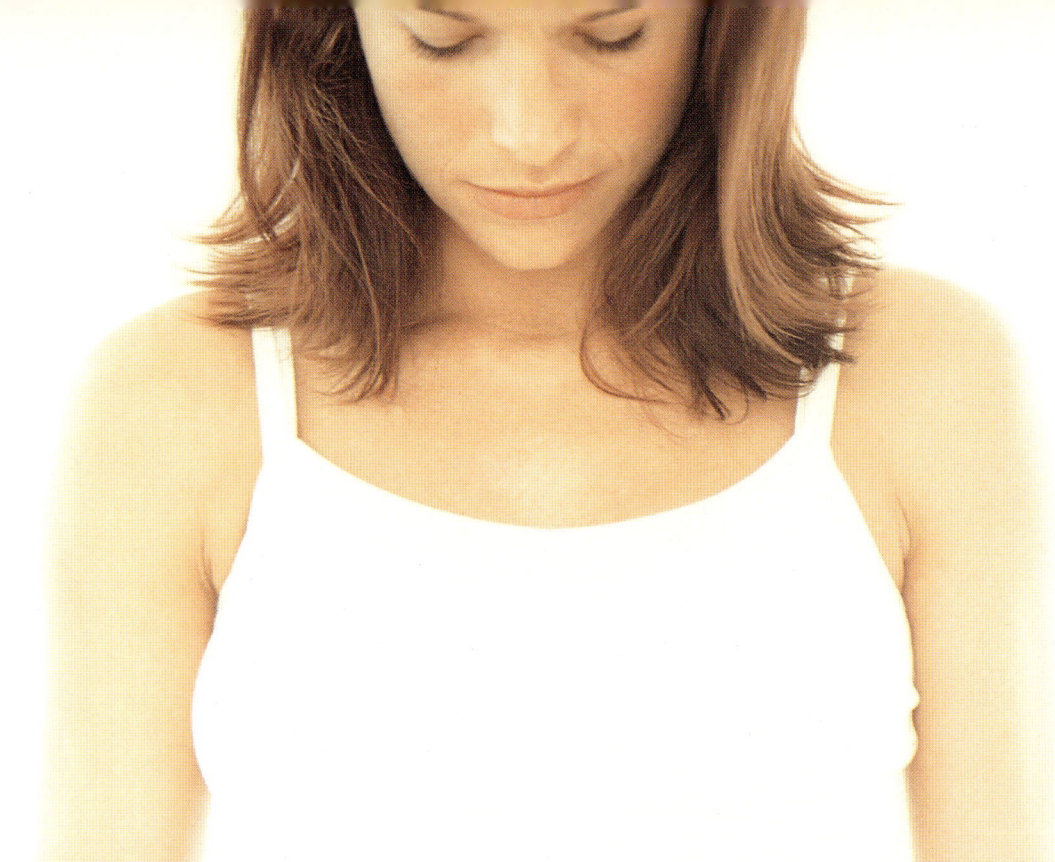

Stellen Sie sich Ihren **Beckenboden** als Fahrstuhl in einem fünfstöckigen Haus vor — um die Muskeln richtig zu **trainieren**, müssen Sie in jedem Stockwerk einen **Zwischenstopp** einlegen

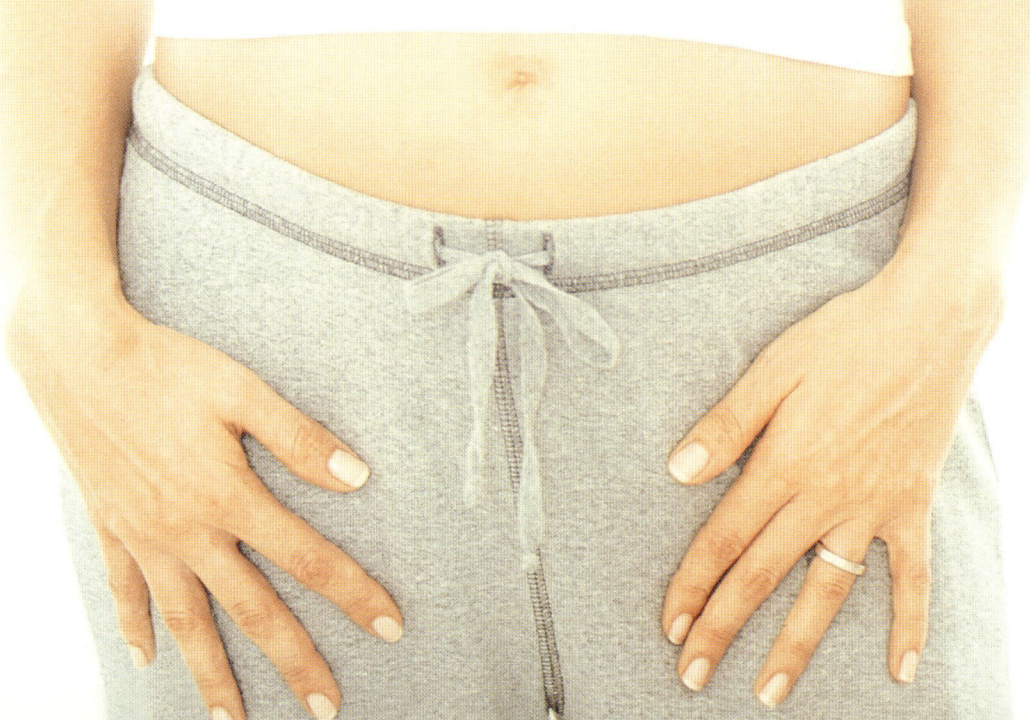

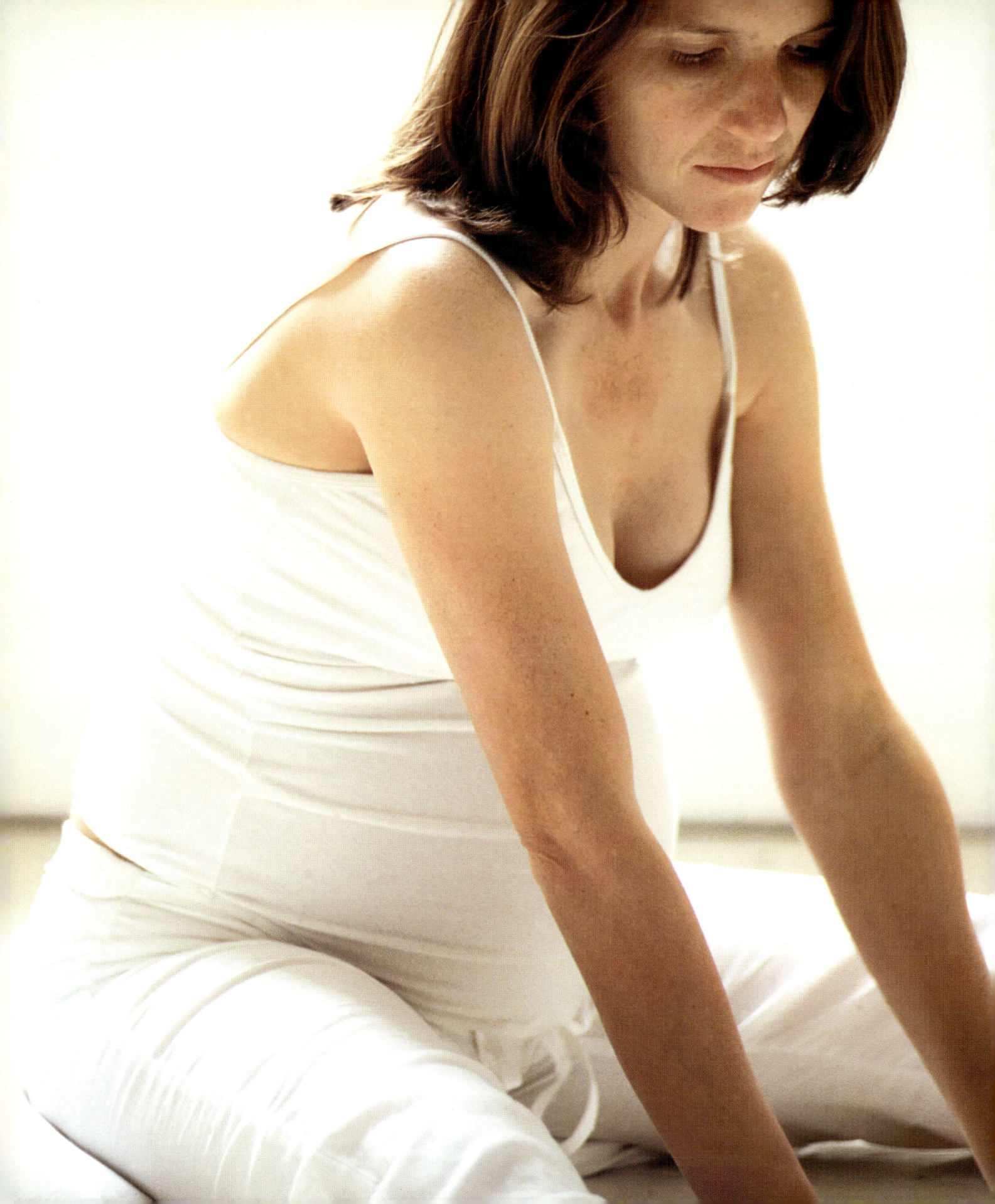

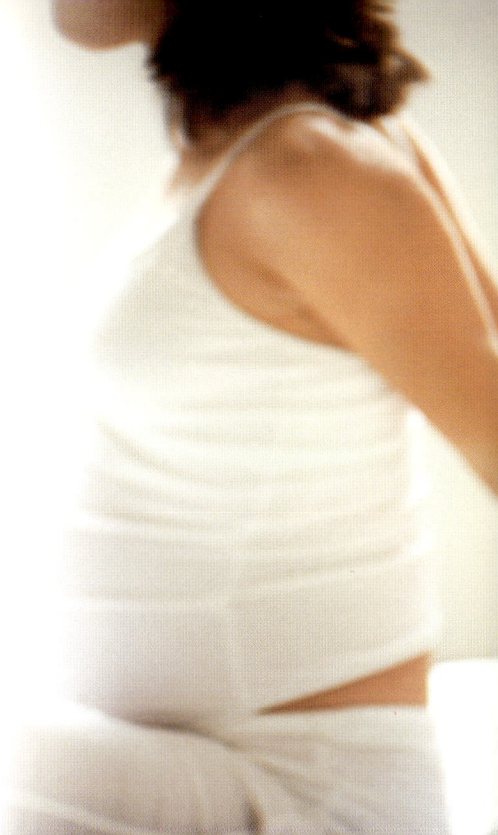

Dehnen und Straffen

Sie wollen natürlich während Ihrer Schwangerschaft körperlich möglichst fit und geschmeidig bleiben – und sich
vor allem auch so fühlen! Bei den folgenden Yoga-Übungen geht es in erster Linie um ein langsames, sanftes
Dehnen und Strecken. Die Übungen lassen sich bequem
zu Hause durchführen und sie werden Ihnen helfen,
beweglich und in Form zu bleiben.

GRUNDREGELN

Es sind 5 einfache Yoga-Übungen, die Sie jederzeit daheim durchführen können: Schneidersitz, Schulterheber,
Hocke, Vorwärtsschritt und Katze (siehe Seite 72 bis 73).
Achten Sie bitte darauf, sich bei den Übungen nicht zu
überanstrengen! Führen Sie alle Bewegungen langsam
und sorgfältig aus.

Falls Sie schon einmal eine Fehlgeburt hatten oder
Ihre Schwangerschaft etwas problematisch verläuft,
sollten Sie sich in jedem Fall mit Ihrem Arzt oder der
Hebamme absprechen, bevor Sie körperliche Übungen
jeglicher Art durchführen – das betrifft insbesondere die
ersten 3 Monate. Wichtig ist auch:

□ Bei allen Übungen immer möglichst tief, gleichmäßig
und kontrolliert durchatmen.

□ Sit-ups beziehungsweise gleichzeitiges Anheben der
Beine vermeiden – das belastet die Bauchmuskeln zu
stark.

□ Zum Aufstehen vom Boden immer erst auf eine Seite
rollen und den Körper dann mit beiden Armen hoch-
drücken.

MACHEN SIE SICH'S BEQUEM

Vor Bodenübungen empfiehlt es sich, ein paar Dinge
bereitzulegen, die Ihnen die Übungen erleichtern:

□ Schaffen Sie sich ein paar Kissen an – die können Sie
sich bei den Yoga-Übungen, aber auch bei unruhigem
Schlaf unter die Knie legen und bei der Bodengymnastik
als Rückenstütze oder Kopfkissen verwenden. Nach der
Geburt dient ein Kopfkissen auf dem Schoß als Ablage
und Stütze fürs Baby, das sich dann bequem auf Brusthöhe stillen lässt.

□ Leisten Sie sich einen hübschen, großen Sitzsack.
Gerade während der Schwangerschaft ist solch ein mit
kleinen Kügelchen gefülltes Kissen ungeheuer bequem,
denn es passt sich jeder Rundung an und kann den
Körper in allen Lagen angenehm abstützen – ob im
3. oder im 9. Monat.

□ Kaufen Sie sich einen großen aufblasbaren Ball, auf
dem Sie sitzen, liegen oder herumrollen können. Er kann
Rückenschmerzen lindern, entspannt Mutter und Kind
und dient während der Schwangerschaft, in den Wehen
und bei der Geburt als willkommene Beckenstütze.

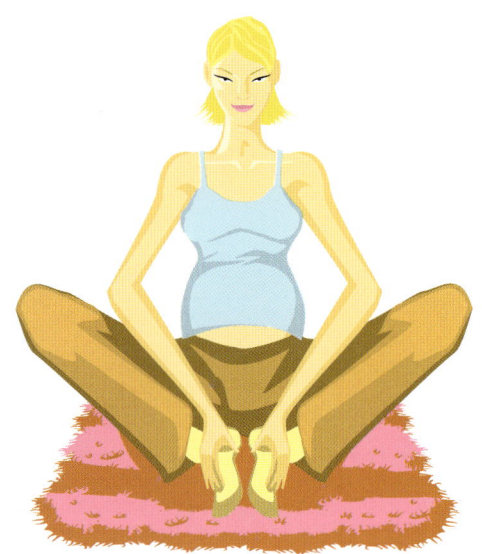

DER SCHNEIDERSITZ

Diese Position kräftigt die Rückenmuskulatur und hält Oberschenkel und Becken beweglich – was für die Geburt natürlich von Nutzen ist. Setzen Sie sich mit geradem Rücken auf den Boden, die Fußsohlen zueinander. Umgreifen Sie die Knöchel und ziehen Sie die Fersen so nah wie möglich an den Körper heran. Die Ellbogen ruhen entspannt auf den Oberschenkeln. Die Oberschenkel nun sanft mit den Ellbogen in Richtung Boden drücken, um die Dehnung etwas zu verstärken. Dabei bewusst ganz tief ein- und wieder ausatmen. Bis 10 zählen und entspannen. 10-mal wiederholen. Wenn Sie Schwierigkeiten haben, können Sie die Beine auch einzeln dehnen.

DER SCHULTERHEBER

Diese Übung lockert den Nacken- und Schulterbereich und kräftigt Oberkörper- und Armmuskeln. Setzen Sie sich dazu auf eine Stuhlkante, mit geradem Rücken und abgewinkelten Beinen (90-Grad-Winkel zum Boden). Die

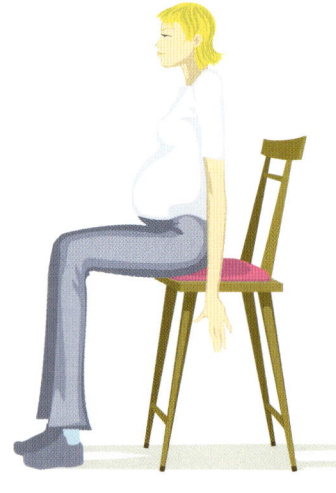

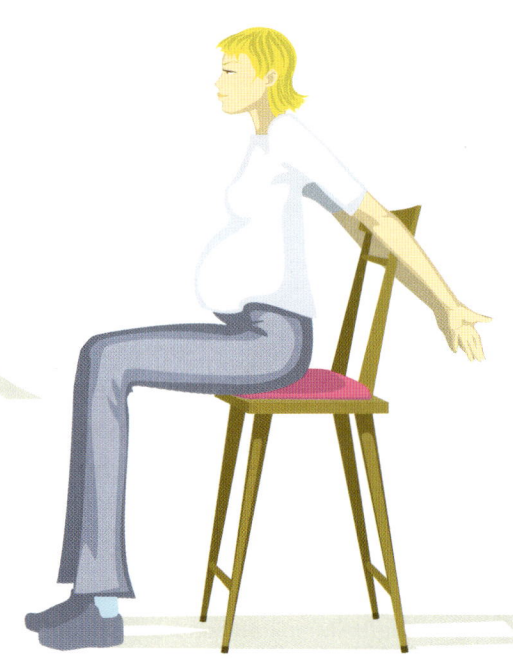

gestreckten Arme einfach herunterhängen lassen. Nach vorne schauen, einatmen und beide Schultern so weit es geht nach oben ziehen. Beim Ausatmen die Schultern wieder fallen lassen und die Arme nach hinten ausstrecken, mit den Handflächen nach außen. Die Schultern dabei entspannt lassen. Beim Einatmen zurück in die Ausgangsposition. 10-mal wiederholen.

Ständig heißt es 'Ruh dich aus' – aber etwas Bewegung muss sein. Körperliches Training schafft Energie und selbst die langsamsten Übungen sind besser als gar nichts

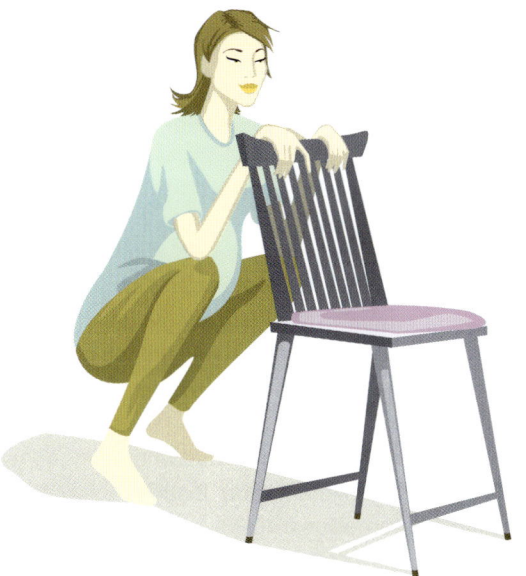

DIE HOCKE

Diese Übung sorgt für bewegliche Beckengelenke und kräftigt die Rücken- und Oberschenkelmuskulatur. Halten Sie sich an einer Stuhllehne fest, wenn Sie sich unsicher fühlen. Stellen Sie sich vor den Stuhl, Füße hüftweit auseinander und die Fußspitzen leicht nach außen. Rücken durchstrecken und die Fersen fest in den Boden drücken. Einatmen und beim Ausatmen in die Hocke gehen. So lange es geht in dieser Stellung bleiben, dann wieder aufrichten – aber langsam, damit Ihnen nicht schwindlig wird. 3-mal wiederholen.

DER VORWÄRTSSCHRITT

Diese Übung dient zur Beinkräftigung und sorgt für eine gute Körperhaltung. Aufrecht stehen, Rücken strecken und Bauch einziehen (na ja, so weit es geht ...). Einatmen, dann beim Ausatmen ein Bein gebeugt nach vorne stellen und die Hände auf dem Knie abstützen. Das hintere Bein leicht gebeugt halten und die Ferse so weit wie möglich zum Boden bringen, um den Dehneffekt zu verstärken.

DIE KATZE

Diese Übung dehnt auf spielerische Weise die gesamte Wirbelsäule sowie die Bauchmuskulatur. Sie knien dabei auf allen vieren, Hände und Füße ein Stück weit auseinander.

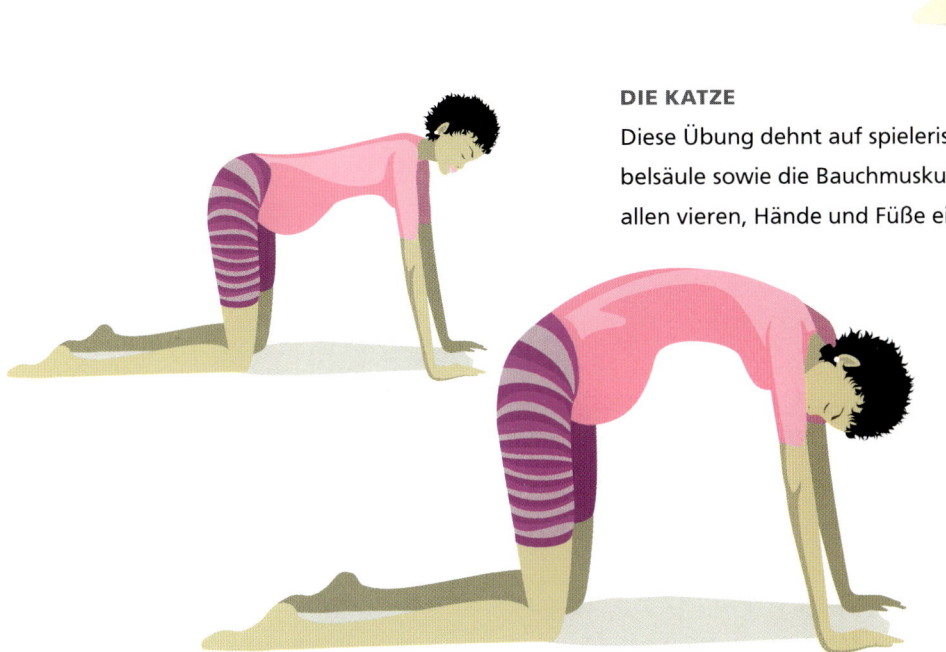

Einatmen, dann beim Ausatmen einen Katzenbuckel machen und den Kopf nach unten drücken, so dass Sie die Dehnung überall spüren. Beim Einatmen den Kopf wieder nach oben bewegen, ausatmen und kurz entspannen. 10-mal wiederholen.

Woche 15–28   DEHNEN UND STRAFFEN

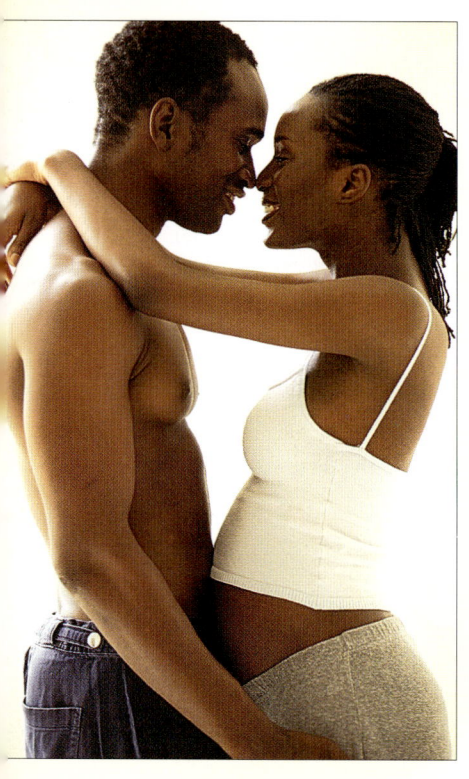

„Immer wenn ich schwanger bin, fühle ich mich besonders sexy, das ist wohl der Grund, warum ich immer wieder Babys bekomme. Ich bin von Natur aus ziemlich dünn und dann bin ich auf einmal weich und rund und auch meine Brüste sind viel üppiger. Mir gefällt das und meinem Mann auch."

HELEN, MUTTER VON ELLIOTT, EDWARD UND MILES

Zeit für Zärtlichkeit

Viele Schwangere verspüren im zweiten Trimester besonders große Lust auf Sex – eine Garantie dafür gibt es allerdings nicht!

WIEDERENTDECKUNG DER EIGENEN SEXUALITÄT

Im 5. und 6. Schwangerschaftsmonat sind die Geschlechtsorgane stärker durchblutet und auch die Scheidensekretion nimmt zu, so dass sich viele Frauen in dieser Zeit wieder verstärkt ihrer eigenen Sexualität bewusst werden. Bei manchen Paaren ist die Lust auf Geschlechtsverkehr allerdings während der gesamten Schwangerschaft Schwankungen unterworfen – und sinkt immer mehr, je näher der Geburtstermin rückt.

Manche Männer befürchten, dass sie das Baby beim Geschlechtsverkehr verletzen könnten – aber diese Sorge ist unbegründet, wenn Sie Stellungen ausüben, bei denen kein Druck auf den Bauch entsteht und der Mann nicht tief eindringt. Stehen Sie innerlich zu Ihrer Körperfülle, dann fühlen Sie sich insgesamt wohler in Ihrer Haut und das hat einen großen Einfluss darauf, wie begehrenswert Sie sich selbst empfinden. Reden Sie mit Ihrem Partner gemeinsam über Ihre Gefühle und Bedürfnisse. Genießen Sie jetzt die Zeit intensiver Nähe.

ZURÜCKHALTUNG IST ABER NÖTIG, ...

□ ... wenn Sie in den ersten Schwangerschaftsmonaten schon einmal eine Fehlgeburt hatten;

□ ... wenn bei Ihnen schon einmal frühzeitige Wehen einsetzten;

□ ... wenn Blutungen auftreten;

□ ... wenn Sie oder Ihr Partner eine Infektion haben oder Beckenschmerzen;

□ ... wenn Fruchtwasser austritt;

□ ... wenn der Gebärmutterhals erweitert ist.

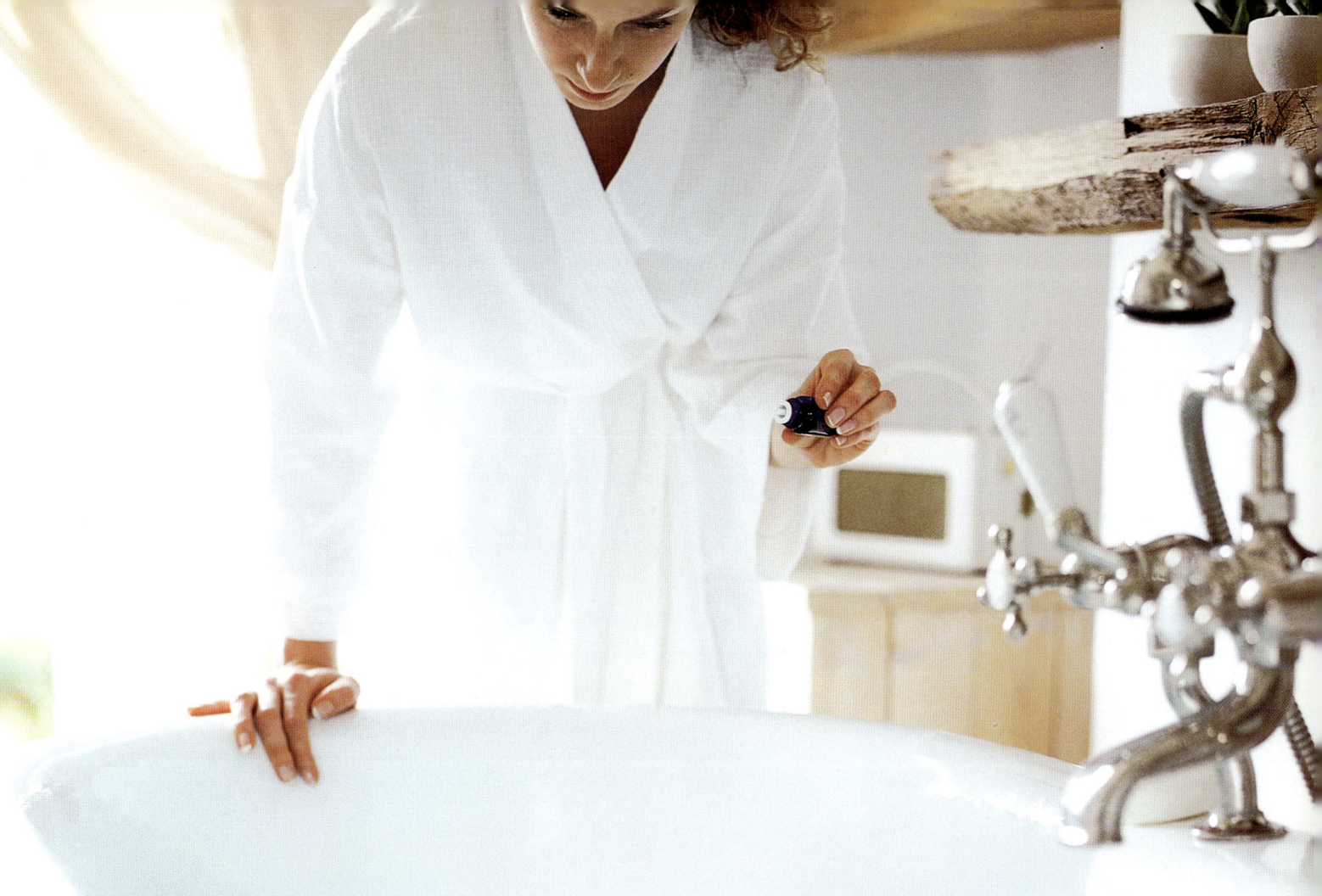

ROMANTISCHE ZWEISAMKEIT

Mit ein paar kleinen Tricks können Sie sich und Ihren Partner in eine zärtlich-sinnliche Stimmung versetzen.

□ Nehmen Sie ein gemütliches Duftbad – mit einer Mischung aus essenziellen Ölen, die auch Männernasen schmeichelt, z. B. jeweils 2 Tropfen Sandelholz, Frankincense (Weihrauch) und Mandarinenöl.

□ Zeigen Sie sich und Ihren Körper und machen Sie dabei keine halben Sachen! Pudern Sie sich von Kopf bis Fuß mit einem schimmernd-verführerischen Körperpuder ein.

□ Massieren Sie eine Extraportion Körperöl ein, das verleiht Ihrer Haut einen sexy, babysanften Schimmer, der Sie unwiderstehlich macht.

□ Auch Schwangere können sexy Unterwäsche tragen – am besten einen superelastischen Body mit Spitzeneinfassung, der ihre Rundungen attraktiv verpackt, besonders nach dem 6. Monat.

□ Schaffen Sie eine sinnlich-erotische Stimmung, zünden Sie eine Kerze an und versprühen Sie entspannenden Sandelholzduft aus dem Zerstäuber.

□ Legen Sie klassische Musik auf, dabei können Sie sich alle drei wunderbar entspannen.

SINNLICHES MASSAGEÖL

Diese Mischung stammt von meiner Freundin Glenda, einer Aromatherapeutin. Sie können sie auch nach der Geburt weiter verwenden, um Schwangerschaftsstreifen entgegenzuwirken – das nächste Baby lässt dann bestimmt nicht lange auf sich warten ...

Trägeröl: 10 ml (2 TL) Mandelöl mit 5 ml (1 TL) Jojobaöl vermischen. Dann jeweils 3 Tropfen Mandarinen- und Neroliöl sowie 1 Tropfen Sandelöl hinzufügen. Bitten Sie Ihren Partner, Ihnen damit Nacken, Schultern, Hände, Beine, Füße und den Bauch zu massieren.

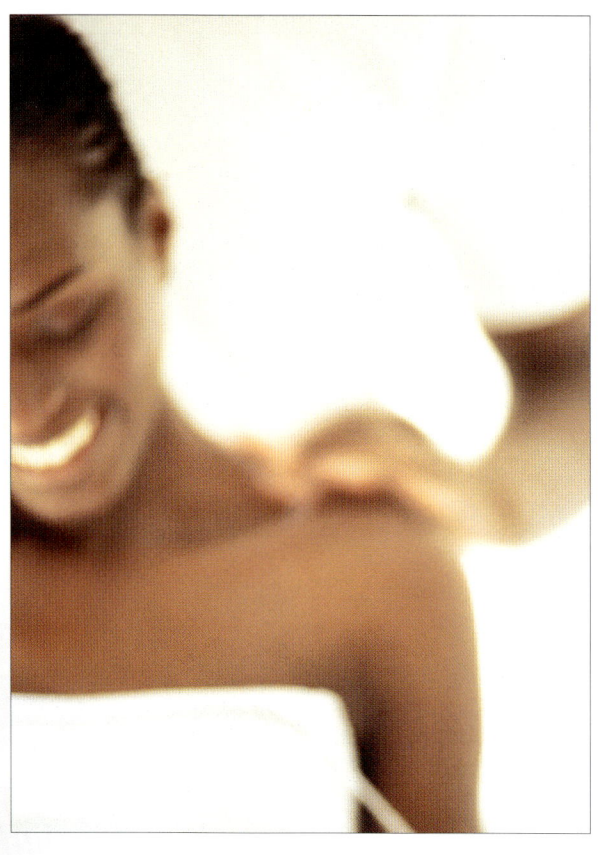

Liebevolle Berührungen

Eine Berührung ist die zarteste Art der Verständigung. Ohne die wundervollen, einfühlsamen Massagen meines Mannes hätte ich meine drei Schwangerschaften nicht so entspannt erleben können. An alle Lebensgefährten: Bitte dieses Kapitel aufmerksam durchlesen ...!

WOHLTUENDE MASSAGEN

Regelmäßige Massagen sind ein wahrer Balsam für Geist und Körper. Gerade in der Schwangerschaft sollten Sie den Partner darum bitten, denn eine Massage kann Verspannungen im Nu lindern und mildert auch Schmerzen und kleine Wehwehchen. In den ersten Geburtsstadien ist eine Massage ebenfalls sehr hilfreich. Aus diesem Grund wende ich mich jetzt direkt an Ihren persönlichen Masseur.

FUSSMASSAGE

Verreiben Sie etwas Massageöl in den Handflächen, nehmen Sie einen Fuß Ihrer Partnerin und legen Sie ihn mit der Sohle nach oben auf Ihrem Oberschenkel ab. Erst mit der flachen Hand und geschlossenen Fingern die Sohle entlangstreichen; dann eine Faust machen und die Sohle von der Ferse bis zu den Zehen behutsam kneten.

Anschließend sehr sanft jeden einzelnen Zeh massieren. Zum Schluss den Fuß zwischen beide Hände nehmen und mit den Händen entlanggleiten. Dann nehmen Sie sich den anderen Fuß vor.

RÜCKENMASSAGE

Sie sitzt bequem auf einem Stuhl, mit dem Gesicht zur Rückenlehne. Mit streichenden Bewegungen von der Taille bis zum Nacken etwas Öl auf ihrem Rücken verteilen. Dann massieren Sie ihr den Rücken. Dabei können Sie einfach Ihrer Intuition folgen oder sich an die nachfolgende Beschreibung halten. Wenn Sie entspannt sind und Spaß dabei haben, wird sie es genießen.
□ Mit den Daumen in der Rückenmitte und nach außen gespreizten Fingern behutsam, aber mit Druck die Wirbelsäule hinaufwandern. Zum Schluss die Daumen über die Schultern nach außen führen. 5-mal wiederholen.

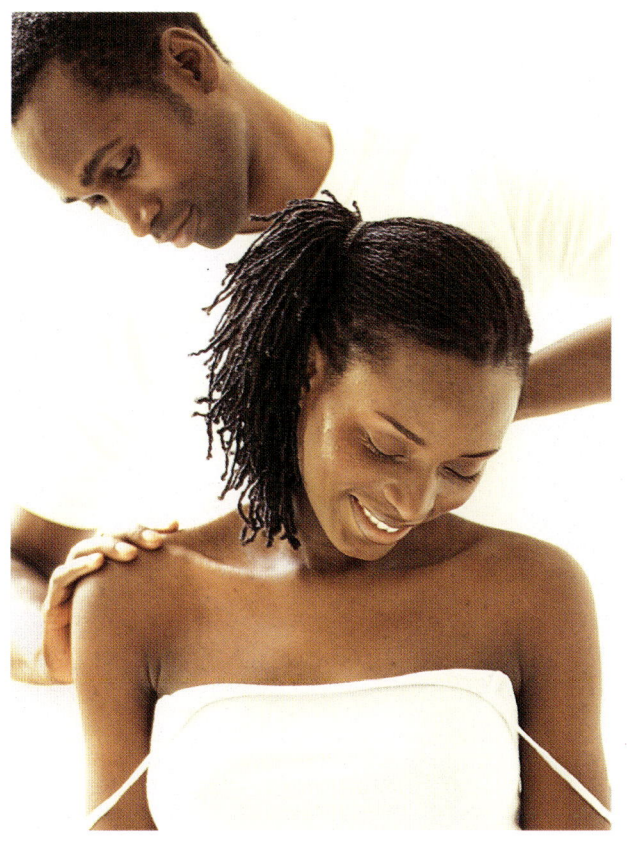
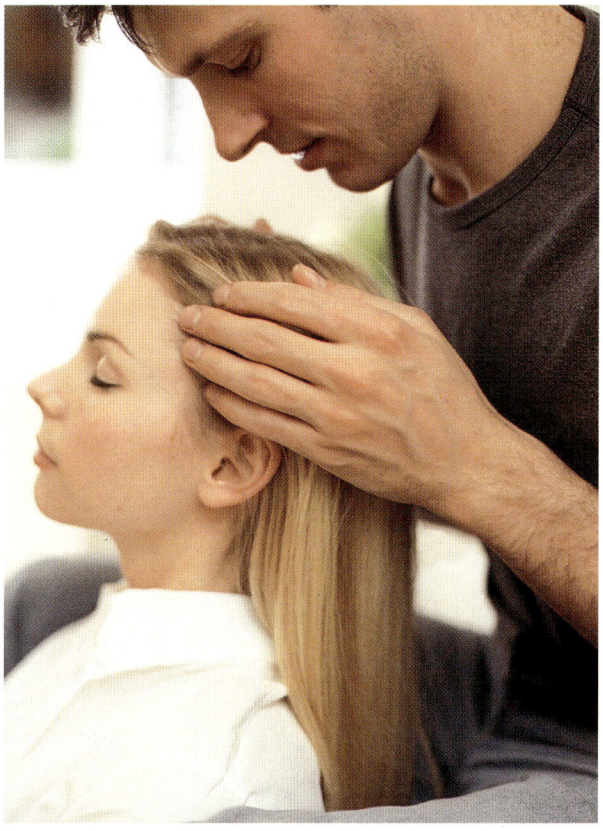

□ Mit den Handflächen über den ganzen Rücken streichen und dabei mit den Handwurzeln sanften Druck ausüben. 3-mal wiederholen. Dann den Rücken mit kleinen Kreisbewegungen massieren, ebenfalls 3-mal.
□ Die Daumen nach unten weisend rechts und links am Nacken anlegen und mit festem Druck über die Schultergrate wandern. 3-mal wiederholen.
□ Zum Schluss die Haut im Schulterbereich mehrmals zart kneifen und dann mit den Handflächen nochmals sanft über den ganzen Rücken streichen.

KOPFMASSAGE

Wenn Ihre Partnerin ganz entspannt sitzt, bitten Sie sie, die Augen zu schließen und Schultern und Nacken zu lockern. Dann mit kleinen kreisförmigen Streichbewegungen mit den Fingern die Schultern hinauf in den Nacken wandern. Alle Finger auf den Kopf legen und sanft die Kopfhaut massieren. Die Haare hochheben und bis drei zählen. Falls sie sehr kurze Haare hat, nehmen Sie diese am Ansatz fest zwischen die Finger. Mehrmals wiederholen. Eine prickelnde Wohltat!

Wenn es irgendwo **wehtut**, hilft oft eine Massage — sie **lindert**, weil sie vorübergehend die **Schmerzsignale** ans Gehirn **blockiert**

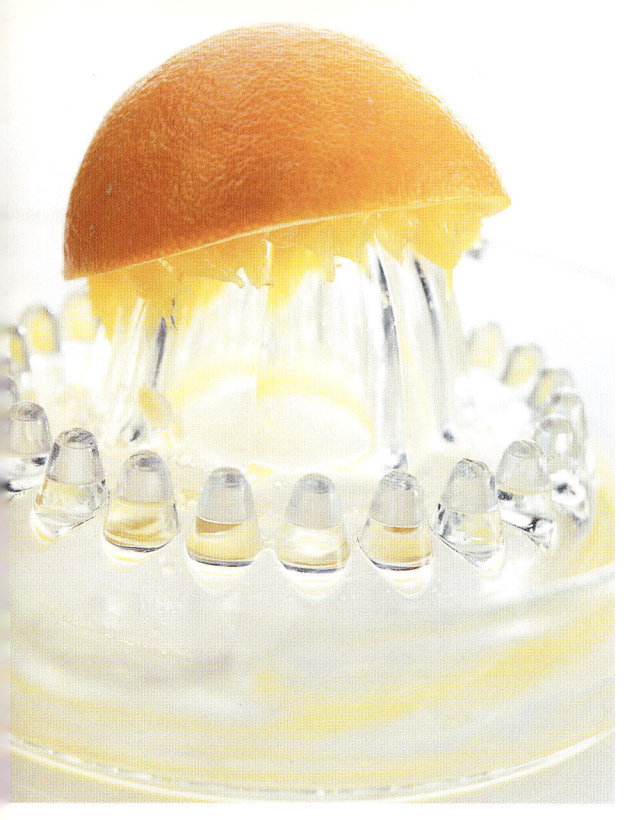

Unterschätzen Sie nicht, wie wichtig es ist, wie Sie sich in den neun Monaten der Schwangerschaft fühlen! Probieren Sie diese zehn Tipps und Tricks, die Ihnen gute Laune und Entspannung bringen.

I Nehmen Sie mit Ihrem Baby bewusst Kontakt auf ... und seien es auch nur wenige Minuten am Tag. Baby-Meditation hat in China und Japan eine lange Tradition; dort beschäftigt sich eine Schwangere täglich intensiv mit ihrem Baby und baut zwischen sich und dem Kind eine wichtige psycho-emotionale Beziehung auf. Atmen Sie tief durch, entspannen Sie Arme und Beine und konzentrieren Sie sich auf das kleine Wesen in Ihrem Bauch. Stellen Sie sich den winzigen Körper in allen Einzelheiten vor und versuchen Sie nachzuempfinden, wie es in dem warmen Fruchtwasser schwimmt.

ZEHN WEGE ZUM... *Wohlfühlen*

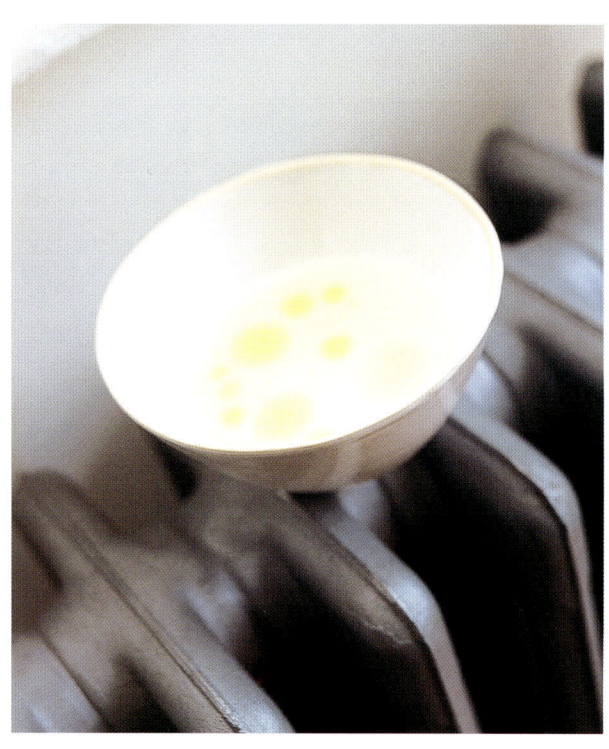

2 Die Visualisierung – das ist die Entspannung mittels bildlicher Vorstellungskraft – kann eine ungeheuer positive Wirkung ausüben. Atmen Sie tief durch, schließen Sie die Augen und konzentrieren Sie sich auf einen Ort, den Sie mit schönen Erinnerungen verbinden – ein Strand, ein Hügel, der Schoß Ihrer Mutter oder Ihres Vaters, ein Baum ... Stellen Sie sich vor, Sie wären wieder dort.

3 Lassen Sie sich nicht hängen! In der Schwangerschaft steht nicht nur Ihr Körper unter Stress, auch Ihr Kopf funktioniert manchmal nicht ganz so, wie er sollte. Atmen Sie dann tief durch – sofort strömt wieder sauerstoffreiches Blut durch den Körper und sorgt für geistige Frische.

4 Wenn es draußen trübe ist, ist das kein Grund, zu Hause zu hocken! Gehen Sie so oft Sie können an die frische Luft – fahren Sie raus aufs Land, gehen Sie spazieren, ordnen Sie Ihre Gedanken!

5 Atemtechniken sind nicht nur eine nützliche Geburtsvorbereitung – sie können auch bei starker Anspannung helfen. Setzen Sie sich aufrecht auf einen Stuhl, die Hände auf dem Bauch. Atmen Sie ganz tief ein, zählen Sie bis 2 und atmen Sie danach auf 6 genau so tief wieder aus. Spüren Sie, wie sich die Hände heben und senken.

6 Wenn Ihr Baby Sie tritt, klopfen Sie sanft 2-mal zurück – damit stellen Sie bereits eine Beziehung zu ihm her. Reagieren Sie auf seine Bewegungen immer mit Streicheln oder Klopfen – auf diese Weise fühlen Sie sich mit Ihrem Kind schon vor der Geburt nah verbunden.

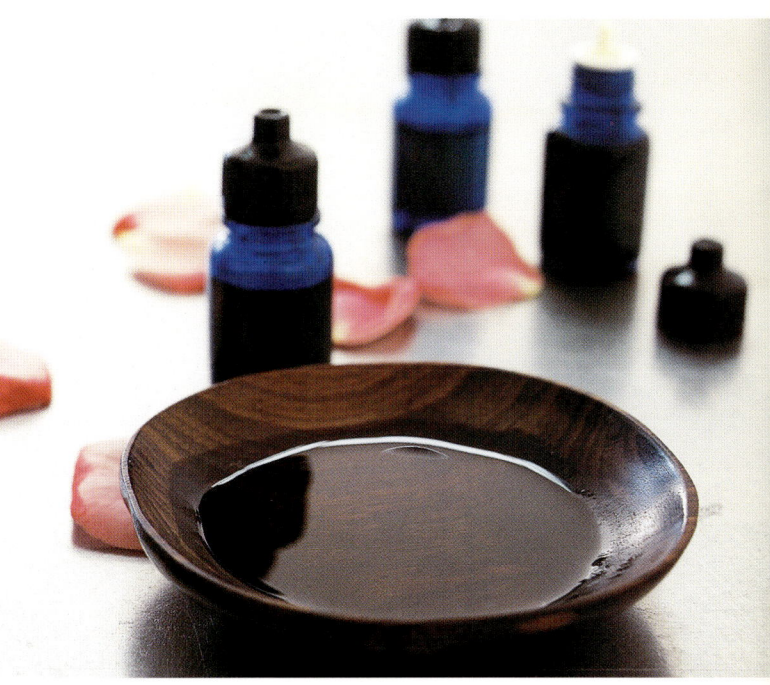

7 Verwöhnen Sie sich mit dem Duft von essenziellem Rosenholz: Geben Sie 5 Tropfen ins Badewasser, massieren Sie sich damit ein (5 Tropfen auf 2 TL Träger-öl), inhalieren Sie es (2 Tropfen auf eine Schüssel warmes Wasser) oder versprühen Sie es mit einem Zerstäuber.

8 Verwöhnen Sie sich mit der Farbe Orange in jeder erdenklichen Form – Farbtherapeuten schreiben Orange eine stimmungsaufhellende Wirkung zu. Essen Sie Orangen, trinken Sie Orangensaft, tragen Sie orangefarbene Kleidung oder Schmuckstücke; malen Sie sich aus, Sie sitzen neben einem orangefarbenen Wasserfall ...

9 Geben Sie 2 Tropfen Ihres Lieblingsöls in eine große Schüssel mit handwarmem Wasser. Tauchen Sie Hände oder Füße bis zu 15 Minuten lang ein (eventuell warmes Wasser nachgießen). Abtrocknen und weitere 15 Minuten in ein Handtuch einwickeln.

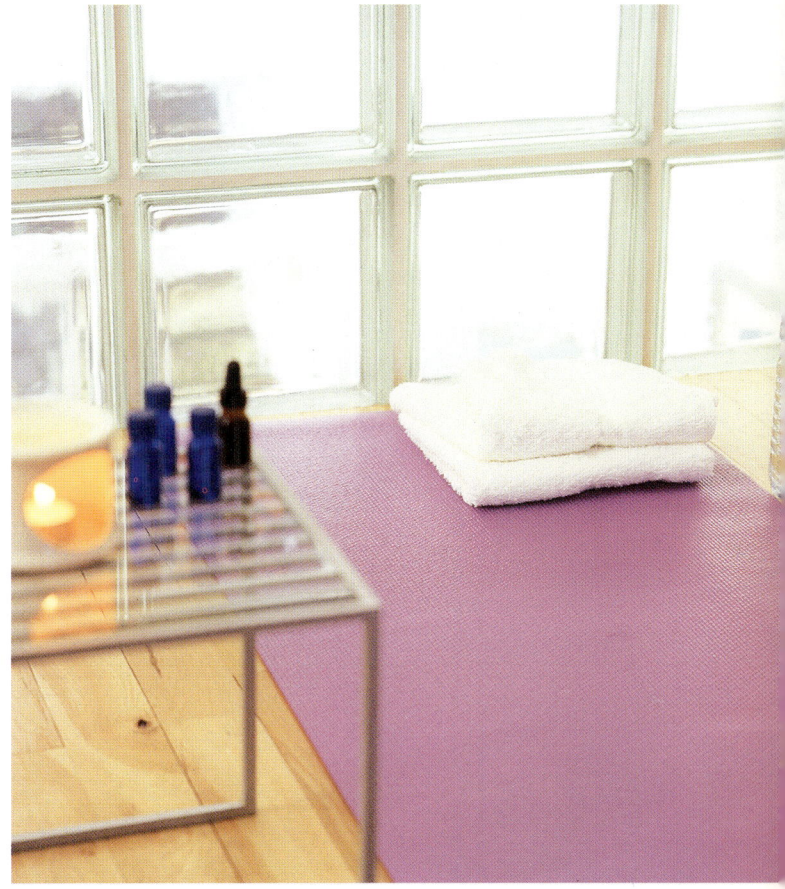

IO Schließen Sie die Augen und legen Sie erst die linke Hand mit der Handfläche nach unten über den Nasenansatz. Streichen Sie dann abwechselnd mit beiden Handflächen nach außen und mit den Händen übereinander die Stirn hoch bis zum Haaransatz. Greifen Sie dann wie Klauen in Ihr Haar und massieren Sie durch Ziehen die Kopfhaut. 5-mal wiederholen.

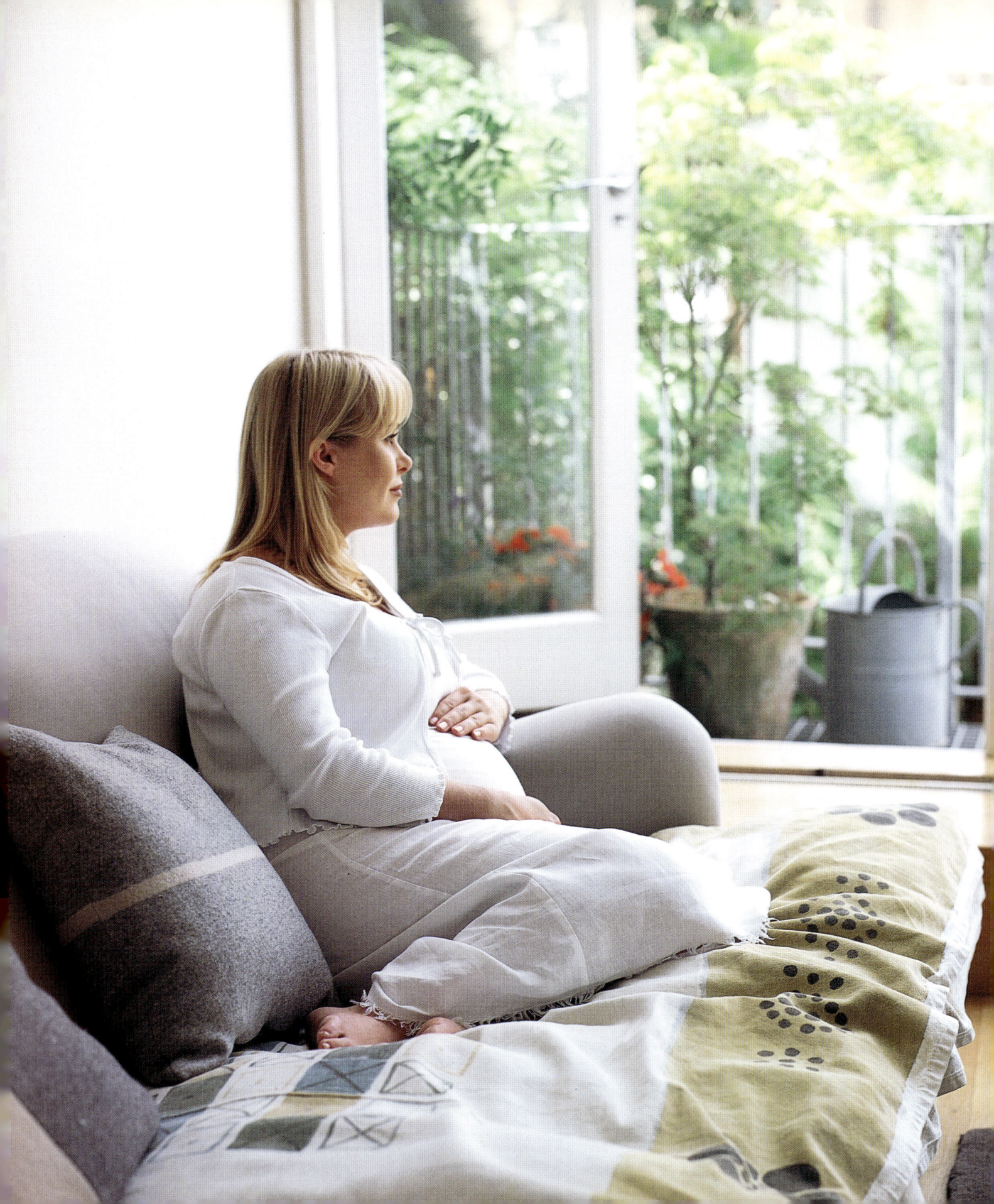

Entspannung und Vorbereitung

Spannung, Vorfreude und auch ein wenig Angst – in diesen letzten Wochen werden Sie gefühlsmäßig durch alle Höhen und Tiefen gehen. Bereiten Sie sich in aller Ruhe auf die Geburt vor und vergessen Sie nicht – die Fürsorge und Entspannung, die Sie sich selbst gönnen, kommt auch Ihrem Kind zugute. Freuen Sie sich darauf! Sie haben es fast geschafft.

Ihr veränderter Körper

Keine Schwangerschaft ist genau wie die andere, es gibt keine Regeln für einen normalen Verlauf. Wenn Sie schon einmal ein Kind ausgetragen haben, kommen Sie sich im Frühstadium der Schwangerschaft vielleicht fülliger vor als beim ersten Mal. Aber ganz egal, wie rund oder dick oder schwerfällig Sie sich fühlen – denken Sie immer daran: Sie sind schön und Sie tragen ein neues Leben in sich. Freunden Sie sich mit Ihrem Körper an und genießen Sie ihn.

WINTER- UND SOMMERKLEIDUNG

Im Winter ist die richtige Kleidung gar nicht so einfach. Zum einen spüren Sie die Kälte bei weitem nicht so stark wie andere Menschen, zum anderen kann ein Mantel mit Schwangerschaftsausmaßen recht teuer sein. Ich rate Ihnen zum Zwiebel-Look – tragen Sie einen leichten Regenmantel über mehreren lockeren Kleidungsstücken, dann können Sie je nach Bedarf und Temperatur etwas ablegen.

Im Sommer ist es mit der Kleidung meistens wesentlich unkomplizierter. Als Schwangere sollten Sie sich aber nicht zu stark der Sonne aussetzen, benutzen Sie stattdessen einen Selbstbräuner. Diese Produkte sind ungefährlich und Sie fühlen sich im wahrsten Sinne gleich viel wohler in Ihrer Haut.

DIE HAUT BERUHIGEN

Besonders am Bauch kann die Haut während der Schwangerschaft häufig jucken – das liegt teilweise auch daran, dass die Gallensalze nach den ersten 6 Monaten nicht mehr richtig abgebaut werden. Hier ein paar Tipps zur Abhilfe:

☐ Reichlich trinken, um den Körper durchzuspülen.

☐ Eine kühlende, beruhigende Hautlotion auftragen.

☐ Eine halbe Tasse doppeltkohlensaures Natron ins warme Badewasser geben.

☐ Vermeiden Sie Seife, sie kann die Haut austrocknen – wechseln Sie zu einem milden Waschgel.

☐ Nur im letzten Trimester: Mischen Sie 3 Tropfen Römische Kamille mit 1 Tropfen Lavendel in 10 ml (2 TL) Mandelöl. In einem dicht schließenden Fläschchen aufbewahren und einmassieren, wenn die Haut juckt.

KOLOSTRUM

Ab etwa dem 6. Monat kann es passieren, dass aus Ihren Brustwarzen etwas Vormilch (Kolostrum) austritt. Keine Angst – damit bereitet sich Ihr Körper nur auf das Baby vor. Falls Sie keine Sekretion bemerken, ist das ebenfalls kein Grund zur Besorgnis.

„Ich weiß noch, wie ich eines Tages ein hautenges Seidenkleid tragen wollte – aber mein Bauchnabel hatte sich gerade vorgewölbt. Auf der Party bemerkte dann eine Freundin, dass mein Bauchnabel ja noch ganz flach sei. ‚Na ja, ich hab ihn einfach mit Tesafilm festgeklebt‘, erklärte ich ihr. Es hat funktioniert und ich fühlte mich großartig in meinem Kleid."

CORINNA, MUTTER VON KATIE UND CHARLOTTE

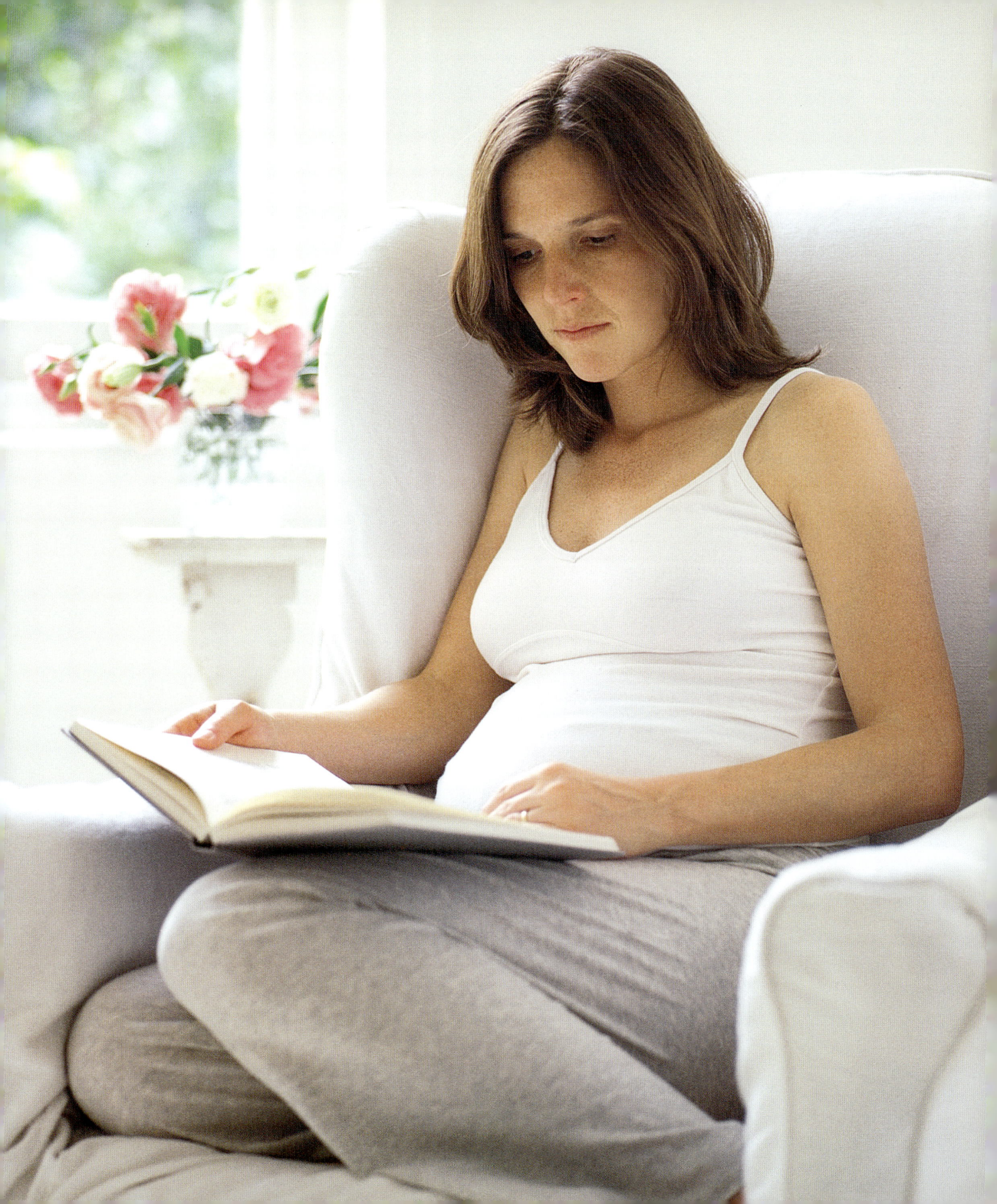

Wer seine **Beine** sorgfältig hegt
und pflegt, kann sich auch während
der **Schwangerschaft** elegant
und modisch in Szene setzen

Beinpflege

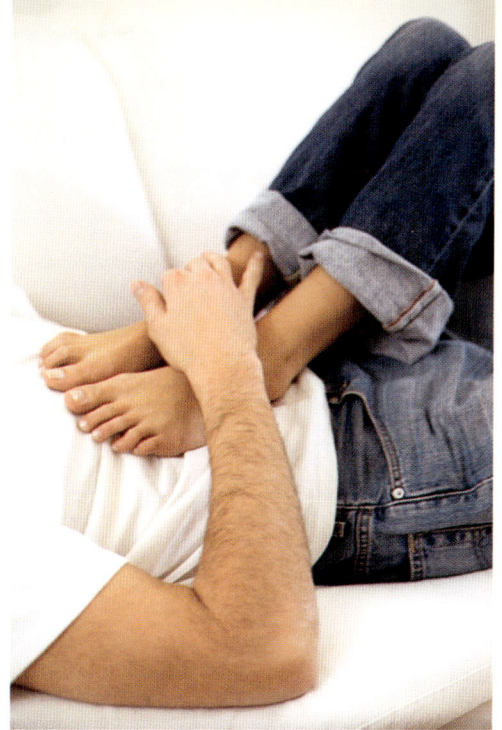

Meiner Ansicht nach geht es bei dem guten Rat, sich „während der Schwangerschaft möglichst oft hinzulegen und auszuruhen" weniger um das Baby als darum, die Beinvenen zu schonen. Denken Sie an die goldene Regel: „Warum stehen, wenn man sitzen kann – und warum sitzen, wenn man liegen kann." Gehen Sie öfter mal in die Waagerechte!

GUT IN FORM

Wer von Natur aus mit kräftigen, wohlgeformten Beinen gesegnet ist, hat auch während der Schwangerschaft beste Chancen, gut über die Runden zu kommen: Bei ausgewogener Ernährung dürften Ihre Beine nicht viel dicker oder unförmiger werden als zuvor.

Wer von der Natur in dieser Hinsicht weniger freundlich bedacht wurde, kann sich mit regelmäßigen Fuß- und Beinmassagen schnell Erleichterung verschaffen – besonders nach einem langen und anstrengenden Arbeitstag.

RUHELOSE BEINE

Ihre Beine schmerzen und Sie wissen schon gar nicht mehr, was Sie dagegen tun sollen. Da hilft nur hoch lagern – oder sie mit etwas Creme oder Öl und einer Massage zu stimulieren.

Beginnen Sie immer mit sanftem Druck an der Wölbung der Fußsohlen und zwischen den Zehen. Dann mit beiden Händen vom Knöchel bis zum Knie streichen und mit festem Druck hinter dem Knie abschließen. Eine mentholhaltige Beincreme kühlt und entspannt Muskeln und Gewebe.

ÖDEME

Wenn Ihre Beine und Knöchel anschwellen, hat sich Wasser im Gewebe eingelagert. Verursacht wird dies durch den Druck der Gebärmutter auf die Gefäße, die das Blut aus den unteren Körperregionen zum Herzen zurücktransportieren. Manchmal passt man dann kaum mehr in seine Schuhe hinein und auch die Haut wirkt straff gespannt – besonders abends und an heißen Tagen. Schwellungen sollten immer aufmerksam beobachtet werden, denn in Verbindung mit Bluthochdruck und Eiweiß im Urin können sie Vorboten einer Präeklampsie sein.

☐ Vermeiden Sie langes Stehen und legen Sie sich so oft es geht ein Stündchen hin – mit hoch gelagerten Beinen.

☐ Schwangerschafts-Stützstrümpfe leisten gute Dienste. Vermeiden Sie halterlose Strumpfhosen und enge oder einschneidende Strümpfe, Socken und Schuhe.

☐ Gymnastik fördert die Durchblutung und kann Schwellungen entgegenwirken. Probieren Sie sanfte Fußübungen: Setzen Sie sich aufrecht und bequem auf einen Stuhl, dann ein Bein nach vorne strecken und den Fuß kreisen lassen. Danach mit dem anderen Bein wiederholen.

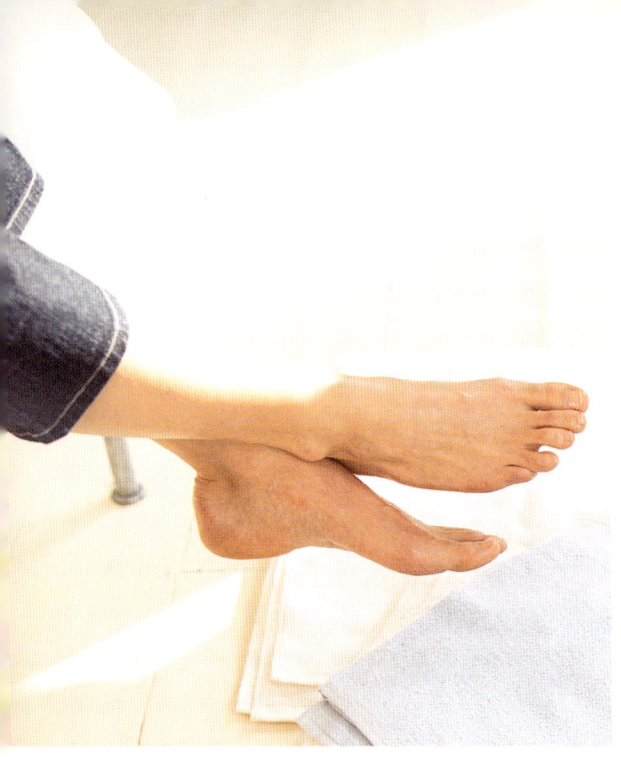
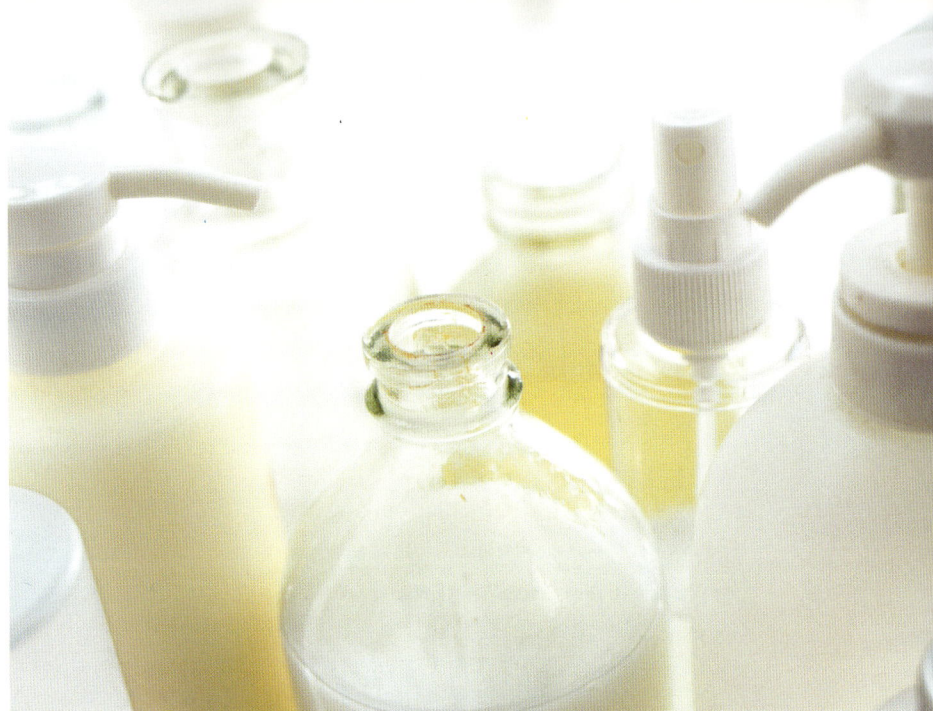

KRAMPFADERN

Krampfadern entstehen durch erhöhten Druck auf die Beinvenen, ausgelöst durch das höhere Gewicht und bestimmte Hormone, die die Gefäßwände erweichen. Die Veranlagung zu Krampfadern liegt auch oft in der Familie. So können Sie ihnen aber vorbeugen:

☐ Machen Sie regelmäßig Gymnastik.

☐ Vermeiden Sie langes Stehen.

☐ Schlagen Sie die Beine nicht auf den Schenkeln übereinander, sondern an den Knöcheln.

☐ Ziehen Sie nichts an, das straff sitzt oder einschnürt.

☐ Achten Sie auf Ihr Gewicht.

WADENKRÄMPFE

Wadenkrämpfe treten in der Schwangerschaft häufig auf und sind meist auf Kreislaufschwankungen oder Kalziummangel zurückzuführen – oder einfach nur auf das erhöhte Gewicht, das auf Beinmuskeln und Kreislauf lastet. Hier ein paar Tipps:

☐ Versuchen Sie diese Shiatsu-Technik, sie kann Krämpfe lindern und künftige verhindern: Spannen Sie den Fuß an und suchen Sie den „Leberpunkt" („LIV4") auf der Fußsohle – im Bereich zwischen Sehne und Knöchel. 5 bis 10 Sekunden auf diesen Punkt drücken, dann loslassen. 3-mal wiederholen.

☐ Ein homöopathisches Rezept: Trinken Sie langsam vier Tabletten Magnesium phosphoricum C6 aufgelöst in einem Glas mit warmem Wasser.

☐ Sorgen Sie regelmäßig für Bewegung.

☐ Versuchen Sie mit Kalzium- und Magnesium-Präparaten Ihren Mineralhaushalt auszugleichen.

☐ Bei längeren Krampfperioden hilft auch Akupunktur.

Verwöhnen Sie Ihre Beine: **Massieren** Sie mit Streichbewegungen etwas **Körperlotion**, Creme oder Öl in die Haut ein. Beginnen Sie mit **sanftem Druck** an den Fußsohlen

CELLULITE

Dieses Ärgernis, das vor allem in der Pubertät und in der Schwangerschaft auftritt, verdanken wir unseren weiblichen Hormonen. Eine Schwangerschaft ist nicht der richtige Zeitpunkt für eine Diät, aber viel frisches Obst, Gemüse und wenig Süßigkeiten können Cellulite entgegenwirken – abgesehen davon, dass Sie sich bei einer solchen Ernährung wunderbar fit fühlen werden.

BEIN- UND FUSSKOSMETIK

Wenn Sie Beine und Füße nicht mehr erreichen, kann Ihnen vielleicht Ihr Partner die Beine enthaaren. Das mag zunächst wie eine Zumutung klingen, aber wenn Sie ihn recht nett darum bitten und ihn spüren lassen, dass er Ihnen damit einen Riesengefallen tun würde, entdecken Sie womöglich, dass er sich dabei gar nicht so ungeschickt anstellt – im Gegenteil ...

Für das Schneiden der Zehennägel gönnen Sie sich am besten eine professionelle Pediküre. Im 3. Trimester werden Sie das mit Sicherheit nicht mehr selbst machen können. Eine Pediküre kostet nicht die Welt und lohnt sich allemal, denn Sie werden sich danach viel wohler fühlen. Ein Fuß hat mehr Nervenenden als jeder andere Körperteil und ist für eine gute Pflege besonders dankbar.

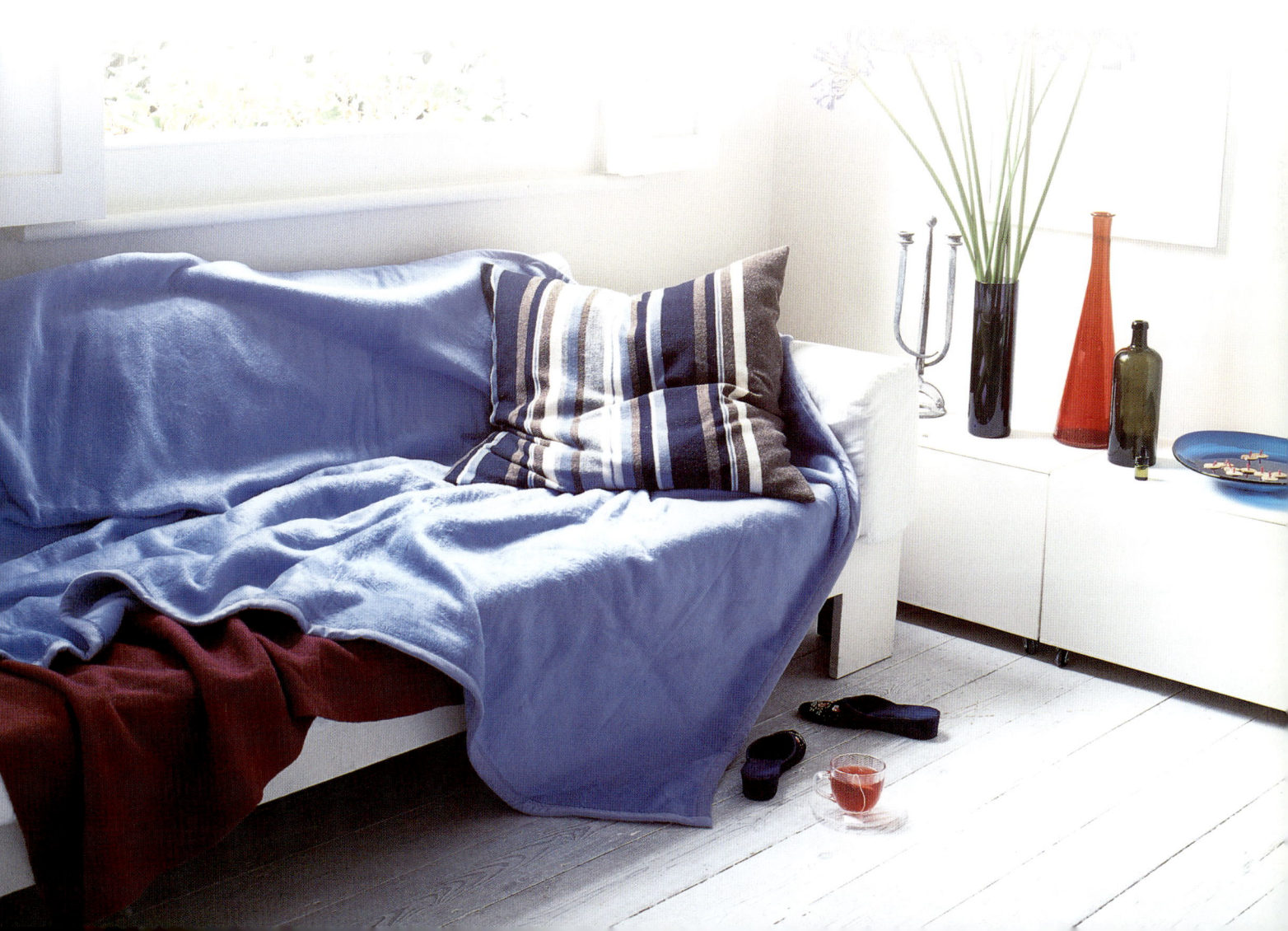

Von Kopf bis Fuß

Sie sind jetzt bereits auf der Zielgeraden – aber vielleicht fühlen
Sie sich gerade in diesen letzten Wochen wie ausgelaugt, weil Sie
immer schlechter schlafen und kaum mehr Energie besitzen. Glücklicherweise gibt es eine ganze Menge Tricks, bis zur Geburt fit zu
bleiben und entsprechend strahlend auszusehen.

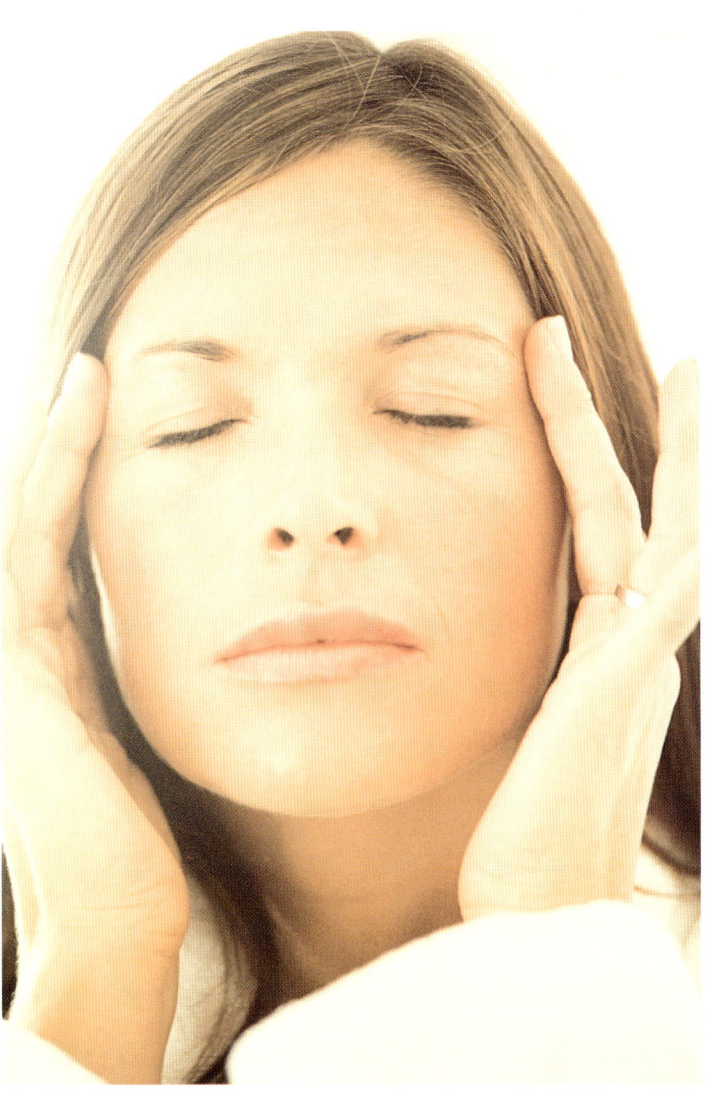

AUGEN AUF!

Der sichtbare Beweis für Schlafmangel sind müde, ver-
schwollene Augen und dunkle Augenringe. Aber
Moment mal ... das mit den durchwachten Nächten
kommt doch eigentlich erst später, oder? Nun, die
Wassereinlagerungen im letzten Trimester machen oft
auch Ihren Augen zu schaffen: Sie schwellen sichtlich an
und reagieren empfindlicher als üblich. Brillen- bzw.
Kontaktlinsenträgerinnen brauchen jetzt vielleicht sogar
ein neues Rezept.

Die Veränderungen im Hormonhaushalt verursachen
erhöhte Eiweißablagerungen in der Tränenflüssigkeit,
was das Tragen von Kontaktlinsen erschweren kann.

Machen Sie einen Sehtest – vielleicht sind Ihre Augen
nicht nur gereizter, sondern auch weitsichtiger gewor-
den, was eventuell eine andere Brillenstärke erforderlich
macht.

Augenärzte raten für diese Zeit zu Brillen oder Weg-
werf-Kontaktlinsen, die sich problemloser tragen lassen
und hygienischer sind. Tragen Sie Ihre Kontaktlinsen nur,
wenn es absolut notwendig ist.

□ Wenn Sie unter geschwollenen Augen leiden, lagern
Sie den Kopf nachts etwas höher und versuchen Sie auf
dem Rücken zu schlafen, damit sich das Wasser nicht in
der Augenpartie ansammeln kann.

□ Auch diese Minimassage kann helfen: Die Handballen
gegen die Wangenknochen drücken, mit den Fingern in

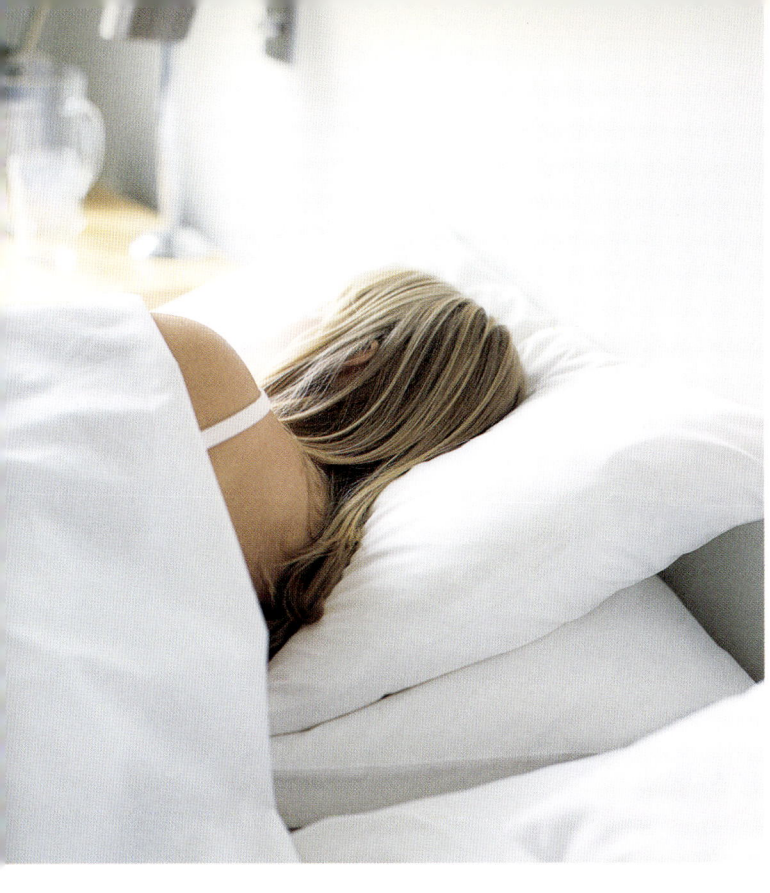

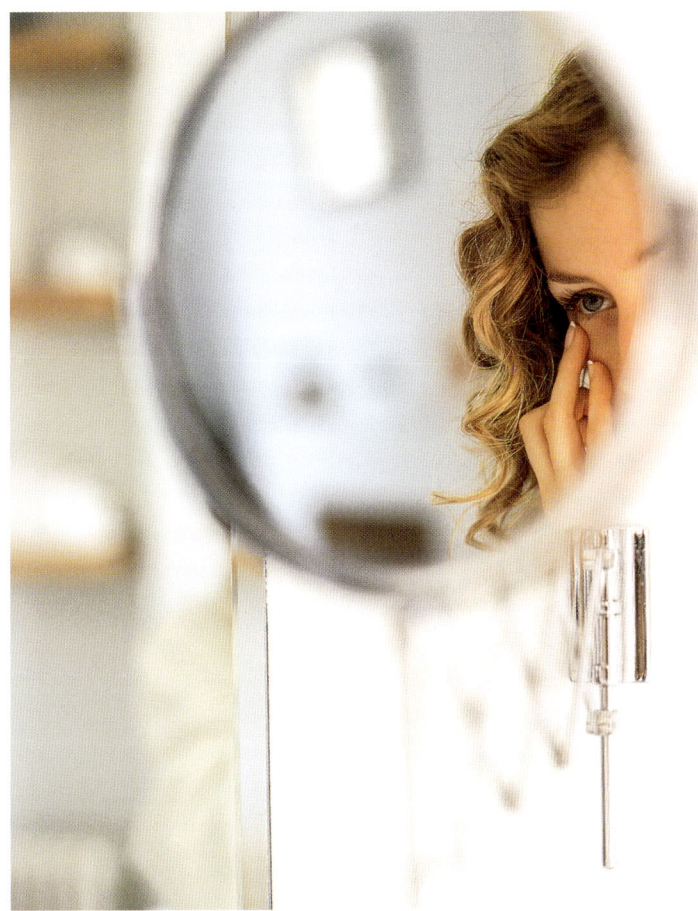

Richtung Kopf. Die Handflächen bedecken leicht die Augen, so dass Sie dort die lindernde Körperwärme spüren können.

□ Dunkle Augenringe lassen sich auch mit einem Licht reflektierenden Concealer abdecken. Schauen Sie mit leicht gesenktem Kinn in einen Spiegel – dann sehen Sie sofort, an welchen Stellen er aufgetragen werden muss. Etwas Concealer auftupfen und mit den Fingerspitzen sanft verreiben.

□ Bringen Sie Ihre Wimpern in Schwung! Ob Sie es glauben oder nicht, Sie sehen danach sofort wacher aus. Mit der Wimpernzange nach oben gebogene Wimpern „öffnen" die Augen. Gerade, nach unten gerichtete Wimpern wirken schläfrig.

□ Bewegen Sie sich! Das bringt nicht nur den Kreislauf auf Trab, sondern ist auch gut gegen Schwellungen und Augenringe.

„Ein Concealer ist der einzige Kosmetikartikel, der für mich bei jeder Schwangerschaft unverzichtbar war. Er half zu verbergen, wie wenig Schlaf ich bekam."

RACHEL, MUTTER VON EVIE UND JOSHUA

Woche 29–40   VON KOPF BIS FUSS

PFLEGEN SIE IHRE HAUT

Wenn die Haut monatelang wunderbar zart und glatt ist, vergisst man allzu leicht, dass der Hormonspiegel irgendwann wieder auf den Normalwert sinken wird. Gewöhnen Sie sich also schon jetzt an ein Pflegeprogramm, das Sie auch nach der Geburt aufrechterhalten können.

☐ Benutzen Sie konsequent und bei jedem Wetter ein Sonnenschutzmittel – am besten SSF 25+.

☐ Leisten Sie sich eine Gesichtsmassage bei einer Kosmetikerin – oder verwöhnen Sie sich selbst mit einer Rosen-Öl-Massage (siehe rechts).

☐ Buchen Sie einen Massagetermin. Sie sollten es sich jetzt so richtig gut gehen lassen und das Öl wird Ihrer Haut wunderbar wohl tun. Machen Sie sich keine Gedanken wegen Ihrer Körperfülle: Man kann Sie auch massieren, wenn Sie rittlings auf einem Stuhl sitzen oder seitlich oder auf einem Sitzsack liegen – was immer für Sie am bequemsten ist.

☐ Auch Tiefenatmung tut der Haut gut. Legen Sie den Kopf auf ein großes Kissen und lagern Sie die Beine hoch. Atmen Sie dann langsam und gleichmäßig aus und ein – aus dem Bauch, nicht aus der Brust. Seufzen Sie bei jedem Ausatmen leise auf und versuchen Sie an nichts zu denken. Machen Sie das 5 bis 10 Minuten lang. Sollte Ihnen schwindlig werden, hören Sie sofort auf und atmen Sie normal weiter, bis Sie sich wieder klar fühlen.

ROSENÖL-GESICHTSMASSAGE

Verwenden Sie für diese Massage ein selbst gemachtes nährendes Gesichtsöl. Mischen Sie dazu 1 Tropfen Rosenöl mit 5 ml (2 TL) Mandel- oder Weizenkeimöl und massieren Sie das Öl sanft in die Haut ein. Die Augen bitte aussparen.

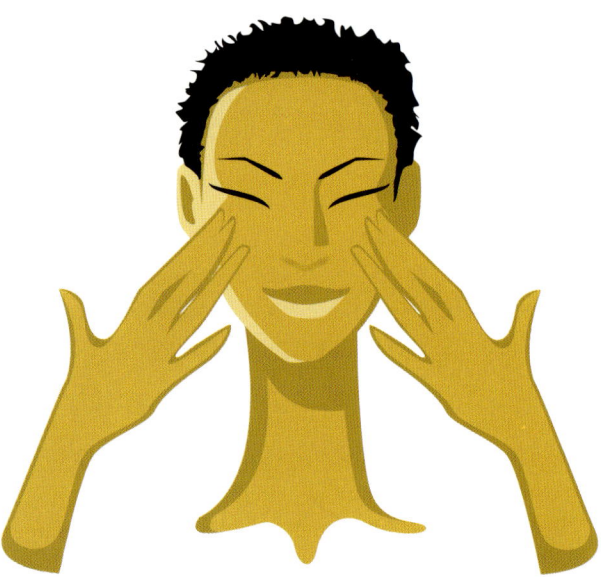

FÜR EINEN STRAHLENDEN TEINT

Bei den Brauen beginnend das Gesicht mit nach oben führenden Halbkreisbewegungen massieren: von den Brauen zu den Schläfen, von der Stirn bis zum Haaransatz, von den Augen zu den Ohren, von der Nase zu den Ohren (oben) und vom Kinn zu den Ohren (rechts).

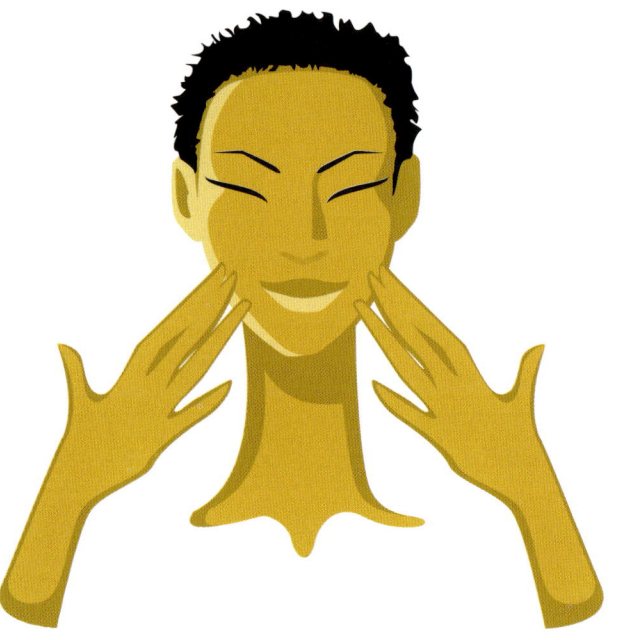

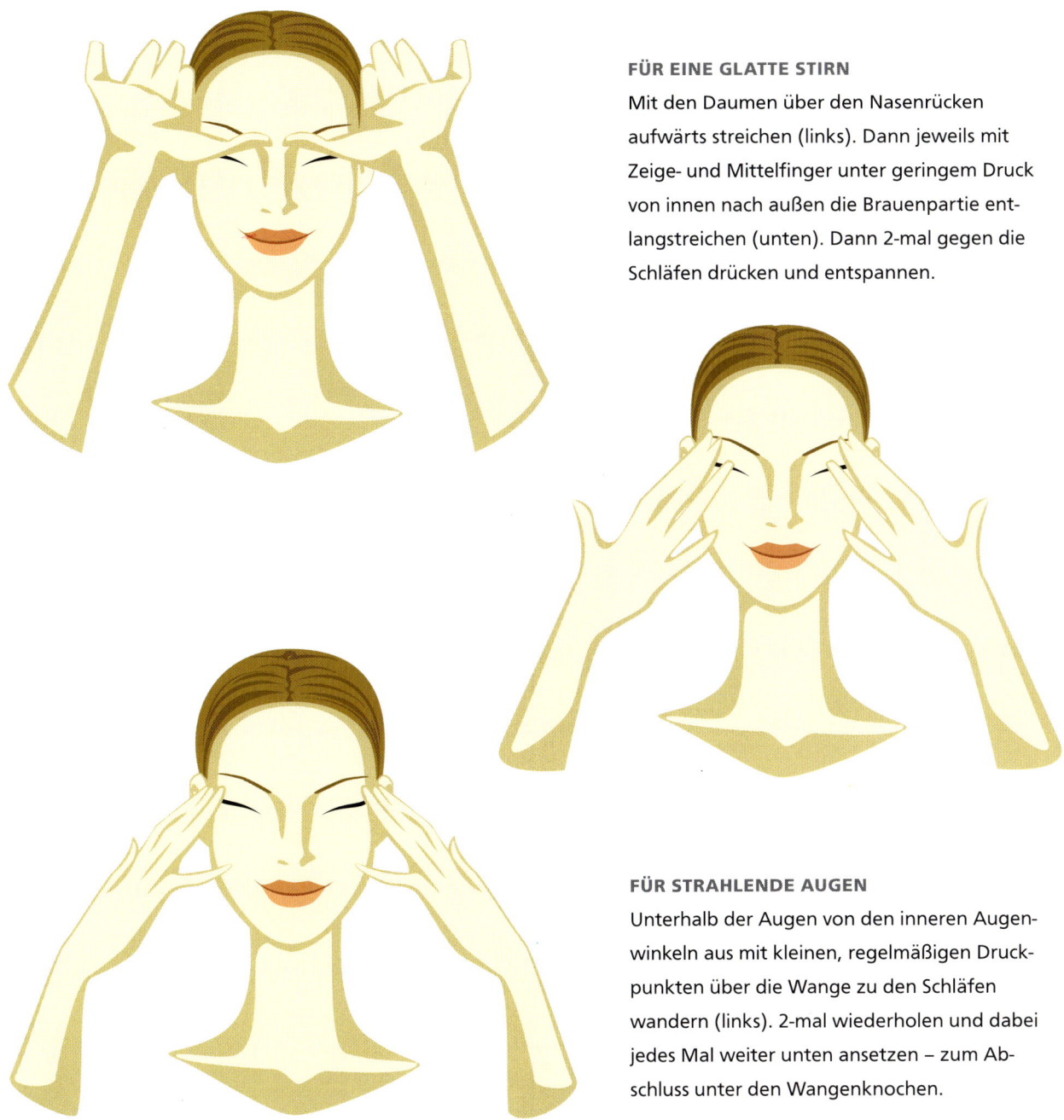

FÜR EINE GLATTE STIRN

Mit den Daumen über den Nasenrücken aufwärts streichen (links). Dann jeweils mit Zeige- und Mittelfinger unter geringem Druck von innen nach außen die Brauenpartie entlangstreichen (unten). Dann 2-mal gegen die Schläfen drücken und entspannen.

FÜR STRAHLENDE AUGEN

Unterhalb der Augen von den inneren Augenwinkeln aus mit kleinen, regelmäßigen Druckpunkten über die Wange zu den Schläfen wandern (links). 2-mal wiederholen und dabei jedes Mal weiter unten ansetzen – zum Abschluss unter den Wangenknochen.

Wer sich jetzt schon an ein regelmäßiges **Pflegeprogramm** gewöhnt, kann sich auch nach der **Geburt** über eine straffe **Haut** freuen, wenn sich die Hormone wieder **normalisieren**

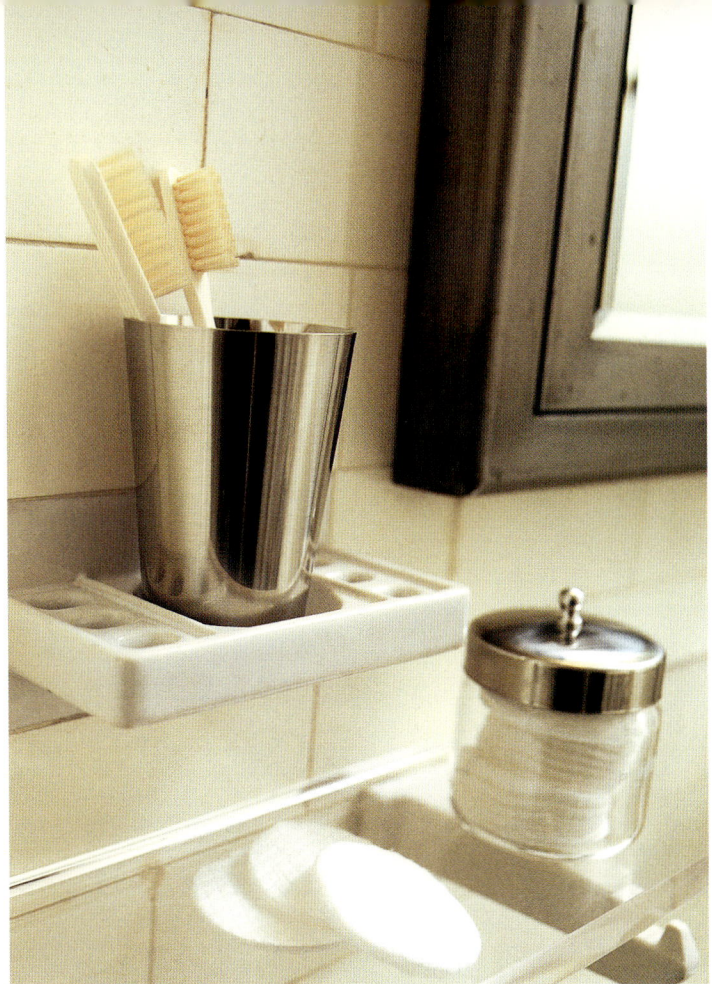

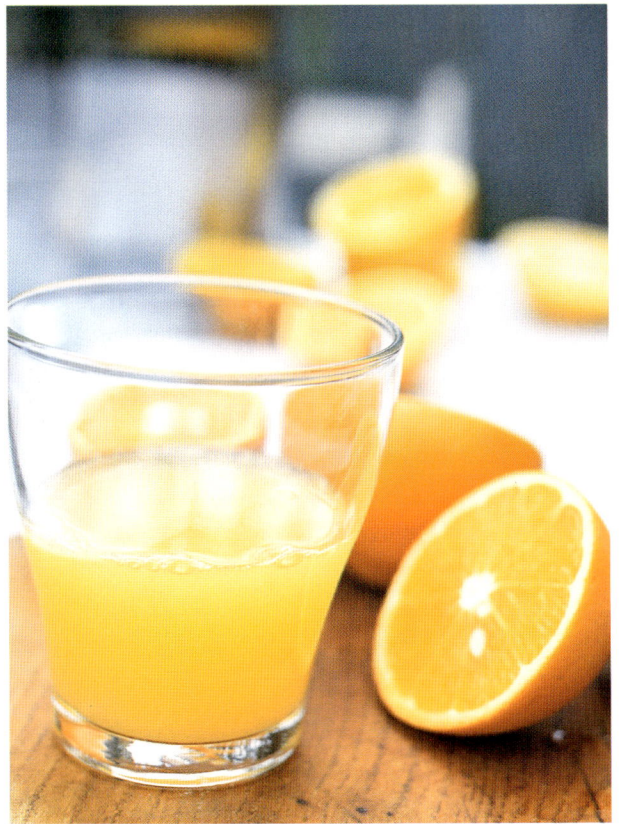

PFLEGE DER ZÄHNE

Wenn eine Schwangere früher einen Zahn verlor, hieß es, das Baby sei daran schuld, es würde dem mütterlichen Organismus zu viel Kalzium entziehen. Heute weiß man, dass das nicht stimmt – zumindest nicht in dem Ausmaß, dass es die werdende Mutter einen Zahn kosten könnte. Allerdings weichen die Schwangerschaftshormone das Zahnfleisch auf und dann neigt es eher zu Blutungen. Auch die Anfälligkeit für Zahnsteinbildung nimmt in der Schwangerschaft oft zu.

Studien haben gezeigt, dass Schwangere, die zum Zeitpunkt der Geburt an einer schweren Zahnfleischentzündung leiden, ein doppelt so hohes Risiko einer Präeklampsie haben als Frauen mit gesundem Zahnfleisch. Man geht davon aus, dass die Entzündung eine Infektion im Blut verursacht. Intensive Zahnpflege ist also nötig:

□ Verwenden Sie regelmäßig Zahnseide und gehen Sie 1-mal pro Trimester zum Zahnarzt.

□ Spülen Sie bei Zahnfleischbluten den Mund mit warmem Wasser und Meersalz.

□ Reiben Sie in die betroffenen Stellen eine homöopathische Tinktur aus Johanniskraut und Ringelblume ein.

□ Essen Sie reichlich Vitamin-C-haltige Nahrungsmittel – zum Beispiel Zitrusfrüchte, Erdbeeren, Kiwi, Brokkoli, Kohl und Kartoffeln – und nehmen Sie zusätzlich ein Vitamin-C-Präparat ein.

□ Vermeiden Sie Süßigkeiten, Fertiggerichte und Softdrinks, weil sie die Zahnsteinbildung fördern.

□ Haben Sie keine Angst vor Röntgenaufnahmen beim Zahnarzt – die Strahlendosis ist sehr gering und exakt begrenzt. Größere Zahnoperationen sollten Sie allerdings bis nach der Geburt verschieben.

ALLES ZUM WOHLFÜHLEN

Viele Frauen fühlen sich im 3. Trimester durch den Bauch und ihr Gewicht zunehmend eingeschränkt. Das Gewicht des Kindes belastet Nerven und Gefäße (besonders den Hüftnerv), so dass im Laufe des Tages alles beschwerlicher und unbequemer wird. Auch der Bauchbereich wird immer empfindlicher, da Muskeln und Bänder dort bis zur Belastungsgrenze gedehnt sind.

Viele Frauen leiden in dieser Schwangerschaftsphase unter starkem Juckreiz und Ausschlägen zwischen den Oberschenkeln, hervorgerufen durch Wärme und Feuchtigkeit.

□ Tragen Sie bequeme, lose sitzende Hosen, damit die Beine weniger stark aneinanderreiben. Lose Kleidung hält auch kühler.

□ Häufiges Duschen sorgt für kühle Frische – aber keine Seife an empfindlichen Stellen benutzen.

□ Tragen Sie eine lindernde Creme auf, zum Beispiel Kamillosan – ein wunderbares Mittel bei Hautausschlägen und -reizungen (… und später übrigens auch wirksam bei Windelausschlag!).

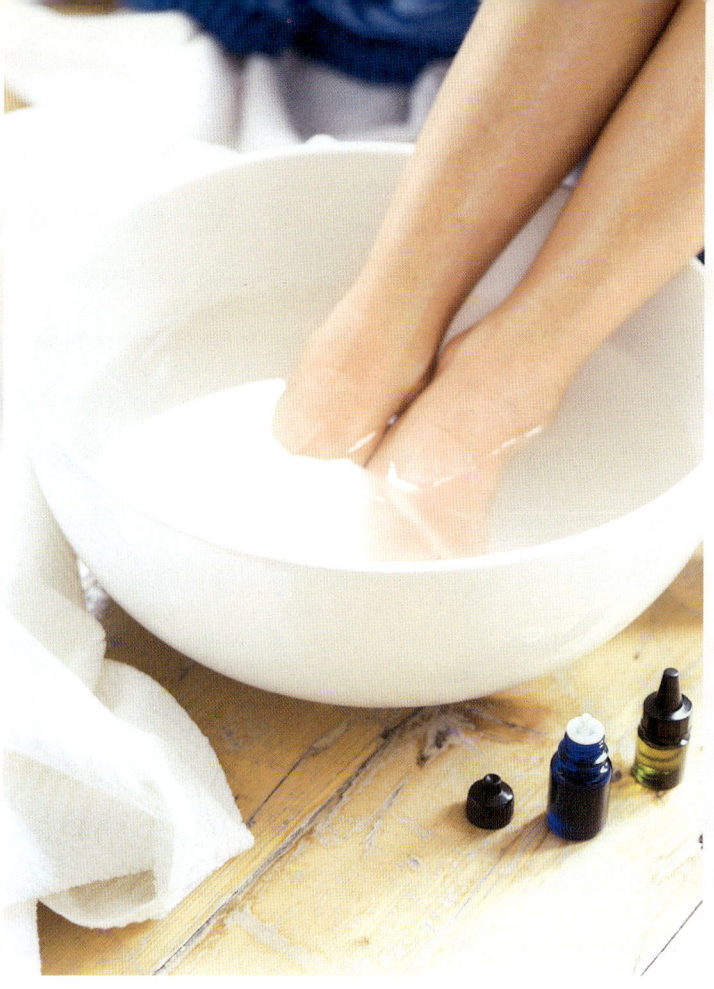

UNTERSTÜTZUNG FÜR DIE BRÜSTE

Die Brüste können oft jucken oder Fleischwarzen bilden. Ausschläge werden oft durch die erhöhte Körpertemperatur oder die Sommerhitze verursacht, andere treten einfach so auf. Aufgrund der erhöhten Hormonausschüttung sind Hautveränderungen unvermeidlich.

Frauen mit besonders schweren Brüsten sollten nachts einen leichten BH tragen (ohne Drahtbügel!). Wichtig ist jetzt auch sorgfältiges Eincremen, da die Brüste für Schwangerschaftsstreifen genau so anfällig sind wie der Bauch.

□ Waschen Sie Ihre Brüste mindestens 2-mal täglich – besonders die Unterseiten.

□ Ein stützender BH hilft gegen Rückenschmerzen und beugt Schwangerschaftsstreifen vor. Ein Sport-BH trägt sich manchmal angenehmer als ein Umstands-BH, besonders bei sehr großen Brüsten.

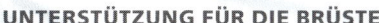

Tun Sie **alles**, damit Sie sich von **Kopf** bis Fuß angenehm **frisch** und **leicht** fühlen – zum raschen Abkühlen die **Füße** einfach kurz in **kaltes Wasser** tauchen

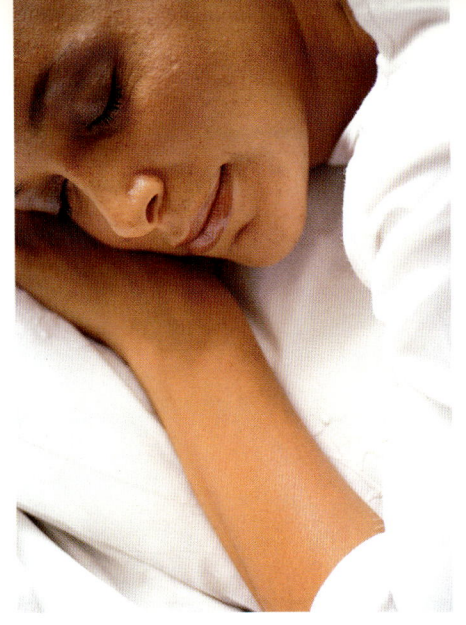

Als Schwangere ist einem irgendwie immer wärmer als allen anderen – im Sommer wie im Winter, ganz egal. Hier kommen ein paar Anregungen, was Sie tun können, damit Sie sich stets frisch fühlen, ob zu Hause oder am Arbeitsplatz.

ZEHN WEGE UM... *cool zu bleiben*

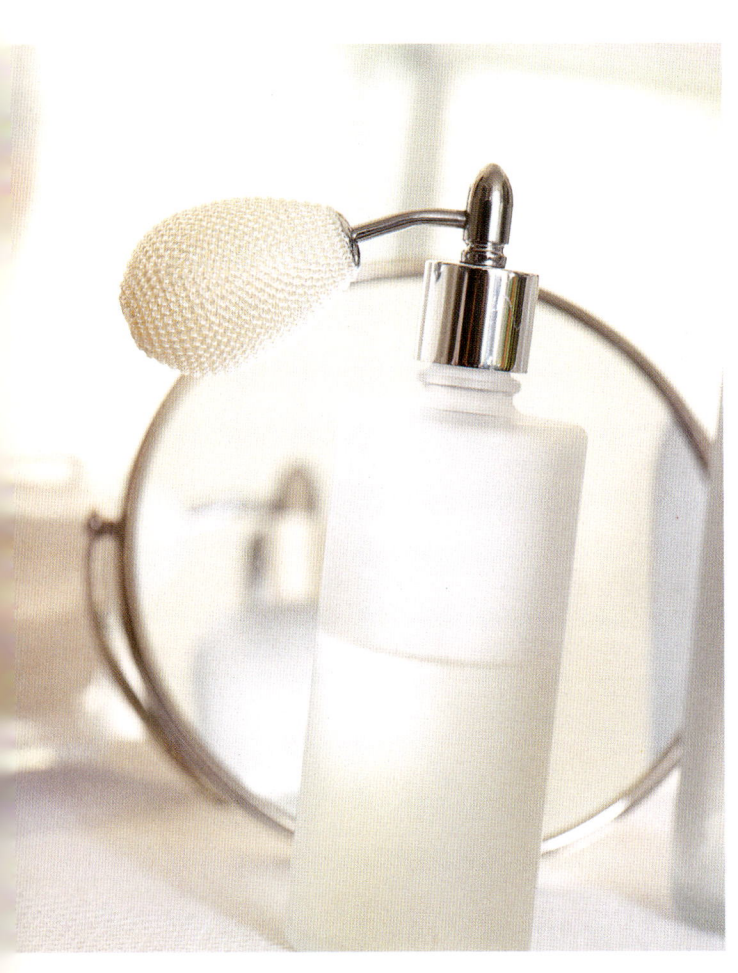

1 Tragen Sie lockere, fließende Kleidung (am besten Kleider), die in der Taille nicht einschneiden – auch wenn der Bauch dicker wird.

2 Ein eiskaltes Tuch im Nacken verschafft angenehme Kühle oder lassen Sie kaltes Wasser über Ihre Unterarme fließen.

3 Bei unerträglicher Sommerhitze: Öffnen Sie die Kühlschranktür (à la Marilyn Monroe!) – oder gehen Sie in den nächsten Supermarkt und halten Sie sich eine Weile in der Nähe der Kühltheken auf.

4 Bewahren Sie Ihre Kosmetika im Kühlschrank auf. Das hört sich vielleicht seltsam an, aber wenn Gesichtswasser, Tagescreme, Feuchtigkeitspflege etc. von vornherein schön kühl sind, beginnt Ihr Tag gleich viel – cooler!

5 Trinken Sie tagsüber mehrere Tassen Pfefferminztee. Das kühlt den Körper von innen und fördert zudem die Verdauung. Auch eine pfefferminzhaltige Fußlotion erfrischt sofort.

6 Wenn Sie beruflich Feinstrumpfhosen tragen müssen, achten Sie darauf, dass sie nicht zu eng anliegen und tragen Sie tagsüber ab und zu ein kühlendes Gel auf die Beine auf, entweder direkt auf die Haut oder – wenn Sie die Strümpfe nicht ausziehen können – auf die Strümpfe. Wenn Sie den ganzen Tag am Schreibtisch arbeiten, lagern Sie unter dem Tisch die Beine hoch – aber nicht höher als den Bauch.

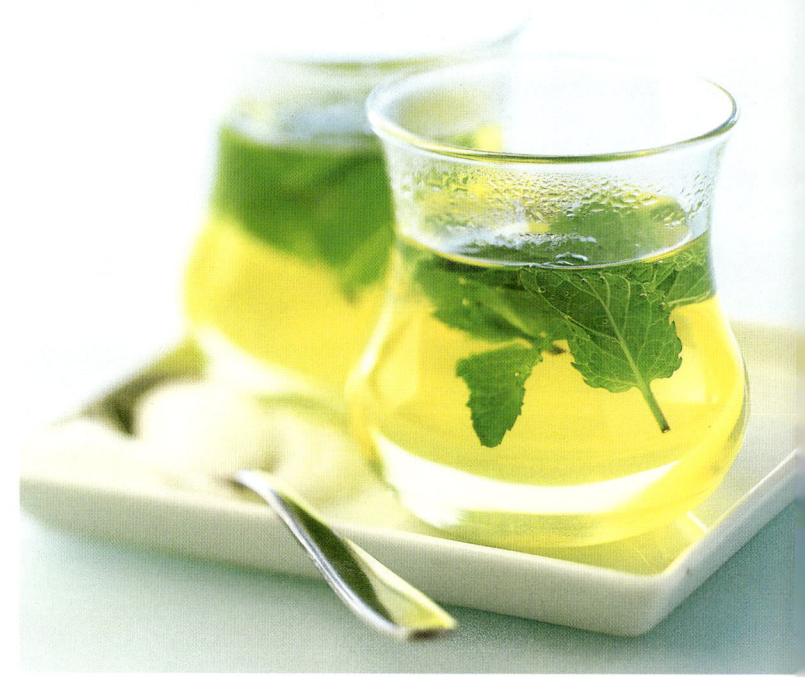

7 Meiden Sie die Sonne um die Mittagszeit – bei großer Hitze kann Ihnen leicht schwindlig oder übel werden. Und setzen Sie Ihr ungeborenes Baby im Urlaub keinem Sonnenbad aus. Schwangere haben ohnehin eine erhöhte Körpertemperatur und bei noch mehr Hitzeeinstrahlung von außen kann der Fötus nach Meinung von Experten durchaus Fieber bekommen. Auch die UV-Strahlen selbst können dem Kind schaden. Solarien sollten Sie in der Schwangerschaft ebenfalls meiden.

8 Tragen Sie stets ein Gesichtsspray bei sich. Kaufen Sie sich eine leere Sprayflasche und füllen Sie diese einfach mit Mineral- oder Rosenwasser – oder fügen Sie dem Mineralwasser jeweils 2 Tropfen Lavendel- und Kamillenöl hinzu. Auf diese Weise können Sie sich den ganzen Tag über bei Bedarf eine wunderbare, dezent duftende Frischedusche gönnen, die Ihrer Nase jetzt in der Schwangerschaft mit Sicherheit besser bekommt als Ihr normales intensiveres Parfüm.

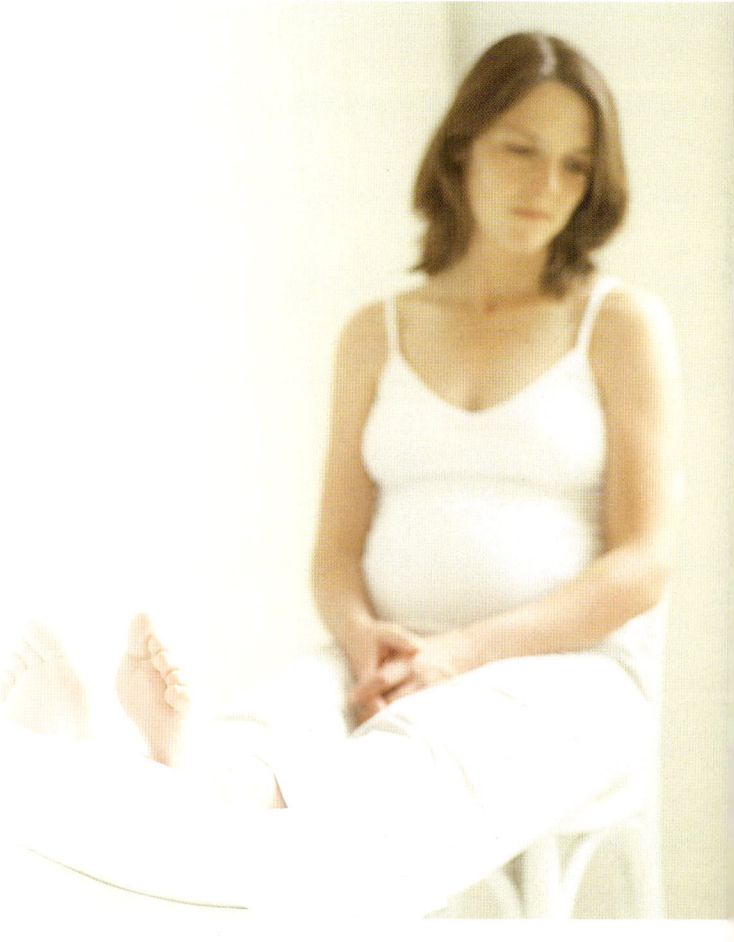

9 Wenn Sie nach einem langen heißen Tag nach Hause kommen oder wenn die Hitze einfach unerträglich ist: Tauchen Sie beide Füße in einen Eimer mit kaltem Wasser.

IO Öffnen Sie eine Stunde vor dem Schlafengehen die Fenster – in einem gut belüfteten Zimmer schläft man besser. Verwenden Sie Bettdecken und Laken aus Leinen oder Baumwolle, die sind kühler als Synthetikgewebe. Wird es selbst nachts draußen nicht kühler, investieren Sie in einen Ventilator.

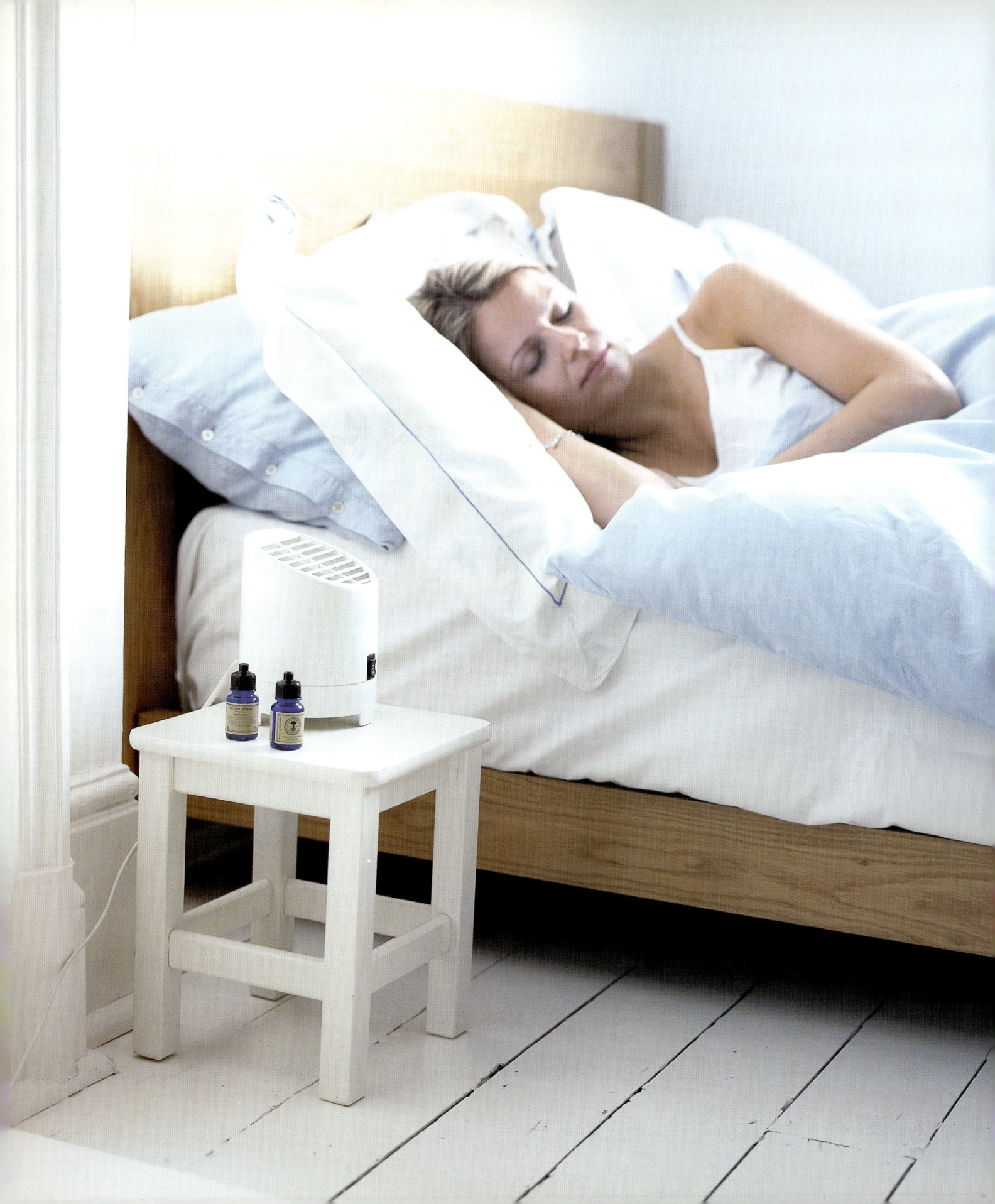

Erholung im Schlaf

Im letzten Drittel der Schwangerschaft wird es manchmal schwierig, nachts gut durchzuschlafen, weil Sie einfach nicht mehr bequem liegen können. Zudem wacht oft genug Ihr Baby zu Unzeiten auf und tritt Sie in die Blase – und wenn es draußen dazu noch warm und schwül ist, können Sie das Schlafen häufig ganz vergessen. Aber es gibt einige Tricks, wie Sie doch noch zu Ihrer Nachtruhe kommen können.

TIEFSCHLAF-STRATEGIEN

Versuchen Sie in eine schläfrige Stimmung zu kommen. Probieren Sie diese Rituale vor dem Zubettgehen:

□ Versprühen Sie im Schlafzimmer eine Duftmischung aus 3 Tropfen Sandelholz- oder Neroliöl.

□ Hören Sie entspannende Musik.

□ Legen Sie die Kissen so zurecht, dass Sie besonders bequem liegen (eins im Rücken und eins unter den angewinkelten Knien).

□ Gönnen Sie sich eine Bauchmassage mit der wohltuenden Aromaöl-Mischung von Seite 61.

□ Schließen Sie die Augen und atmen Sie tief durch. Spüren Sie dem eigenen Atemrhythmus nach und atmen Sie Verspannungen nach und nach weg. Konzentrieren Sie sich nacheinander auf jeden Teil des Körpers – mit dem rechten Fuß beginnend. Im Geiste das rechte Bein hinaufwandern, dann zum linken Bein wechseln und über Po und Hüfte den Rücken hinauf. Atmen Sie bewusst in Bauch und Brustkorb hinein. Auf der rechten Seite die Hand, den Arm und die Schulter lockern, anschließend auf der linken. Nacheinander Nacken, Kiefer-muskeln, Schläfen, Stirn und Kopf bis zum Scheitel entspannen. Ganz tief durchatmen. Ihr Körper fühlt sich nun schwer an und ist total entspannt. Konzentrieren Sie sich auf Ihren Atemrhythmus und verbleiben Sie eine Weile in diesem Zustand. Dann Finger und Zehen bewegen, tief durchatmen und genüsslich räkeln.

TIPPS FÜR DIE ENTSPANNUNG

Ganz wichtig ist eine bequeme Körperposition:

□ Legen Sie sich auf die Seite, mit einem Kissen zwischen den Knien und eventuell auch unter dem Bauch zur Entlastung der Bänder.

□ Schieben Sie sich ein paar Kissen oder einen Sitzsack unter den Rücken, um Rückenschmerzen entgegenzuwirken. Das ist auch gut bei Sodbrennen.

□ Setzen Sie sich in einen Armsessel, mit einem v-förmigen Kissen als Kopfstütze. Die Unterschenkel auf einem kleinen Schemel hoch lagern.

□ Ein Glas Wasser neben dem Bett sollte immer griffbereit sein; ungestillter Durst kann morgens Kopfschmerzen verursachen.

Konzentrieren Sie sich auf Ihren **Atemrhythmus**, während sich Ihr **Körper** Stück für Stück **entspannt**

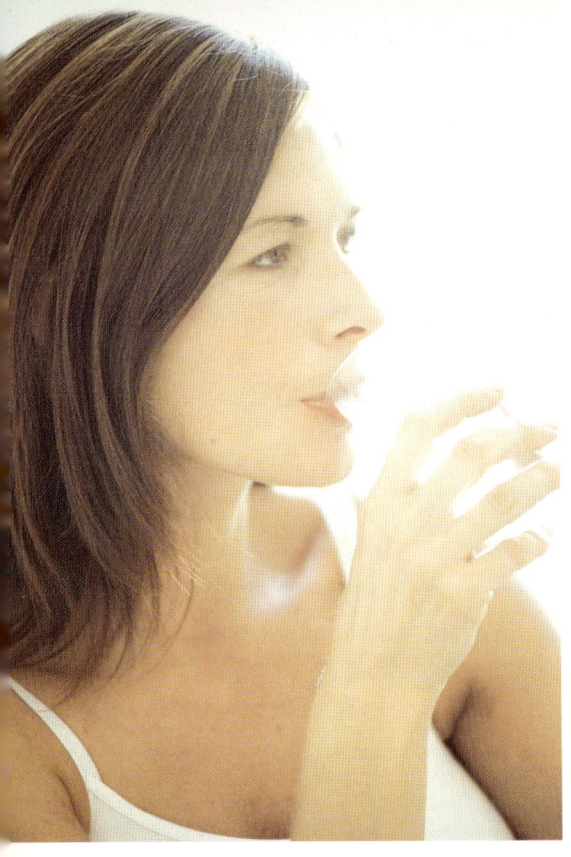

„Ab der 36. Woche verbrachte ich zwei Wochen im Bett und krümmte mich vor Schmerzen. Danach war ich ständig im Krankenhaus wegen des Verdachts auf eine Frühgeburt – bis mich jemand fragte, ob ich vielleicht unter Verstopfung litt. So etwas war mir vor lauter Schmerzen gar nicht in den Sinn gekommen – aber es stimmte!"

JO, MUTTER VON KATHERINE UND ELSA

Große und kleine Beschwerden

In der Schwangerschaft können alle möglichen Wehwehchen auftreten, die oft ziemlich entnervend und unerträglich sein können, auch wenn sie weder Ihnen noch Ihrem Baby Schaden zufügen. Denken Sie immer daran: All diese Beschwerden gehen bald vorüber.

SODBRENNEN

Sodbrennen ist ein brennendes Gefühl in der Brust oder ein sauer-scharfer Geschmack im Mund, der durch die Säure halb verdauter Nahrung im Magen verursacht wird.

Vorbeugung/Selbsthilfe:

□ Meiden Sie stark gewürzte und fette Speisen; essen Sie wenig, aber häufig. Trinken Sie nichts zu den Mahlzeiten.

□ Bei den ersten Anzeichen von Sodbrennen hilft oft ein basisches Getränk – zum Beispiel Milch. (Aber Achtung: Bei manchen Menschen kann auch Milch Sodbrennen verursachen). Vor der Einnahme Magensäure bindender Präparate holen Sie bitte ärztlichen Rat ein.

□ Ruhen Sie sich nach einer Mahlzeit aus. 30 Minuten bis zu einer Stunde sollten Sie körperliche Übungen oder gar Bücken vermeiden – bis die Nahrung ausreichend verdaut ist.

VERSTOPFUNG

Verstopfung kann sehr unangenehm sein und wird mit fortschreitender Schwangerschaft leider immer häufiger – verantwortlich ist der hormonbedingt verlangsamte Stoffwechsel. Wer in dieser Phase eisenhaltige

Präparate verschrieben bekommt, ist davon besonders betroffen.

Vorbeugung/Selbsthilfe:

□ Auf ballaststoffreiche Ernährung achten (sehr wirksam: Pflaumensaft)

□ Stress abbauen – zum Beispiel durch eine Bauchmassage mit Neroliöl und kreisenden Bewegungen im Uhrzeigersinn. Wirkt beruhigend und entspannend.

□ Milch- und Weizenprodukte meiden. Viel Obst und Gemüse essen, gut und gründlich kauen und zwischen den Mahlzeiten reichlich Mineralwasser und Früchtetees trinken.

□ Akupunktur und Shiatsu-Massagen können blockierte Energiebahnen im Körper lösen.

□ Homöopathen empfehlen eine Woche lang 3-mal täglich Nux vomica C6 einzunehmen.

HÄMORRHOIDEN

Hämorrhoiden treten gegen Ende der Schwangerschaft recht häufig auf und können sehr lästig sein. Hämorrhoiden sind erweiterte Venen im Enddarm- oder Afterbereich, verursacht durch Druckeinwirkung. Sie können jucken, schmerzen und manchmal auch bluten.

Vorbeugung/Selbsthilfe:

□ Rasche Linderung in wenigen Tagen bringen spezielle Salben (Apotheke).

□ Beim Stuhlgang nicht pressen.

□ Reichlich Flüssigkeit zu sich nehmen, um einen harten Stuhlgang zu vermeiden

□ Warmbäder lindern – aber Vorsicht: Zu viel Wärme erweitert wiederum die Blutgefäße!

□ Nehmen Sie vorbeugend zusätzlich Vitamin C, E und B_6 ein.

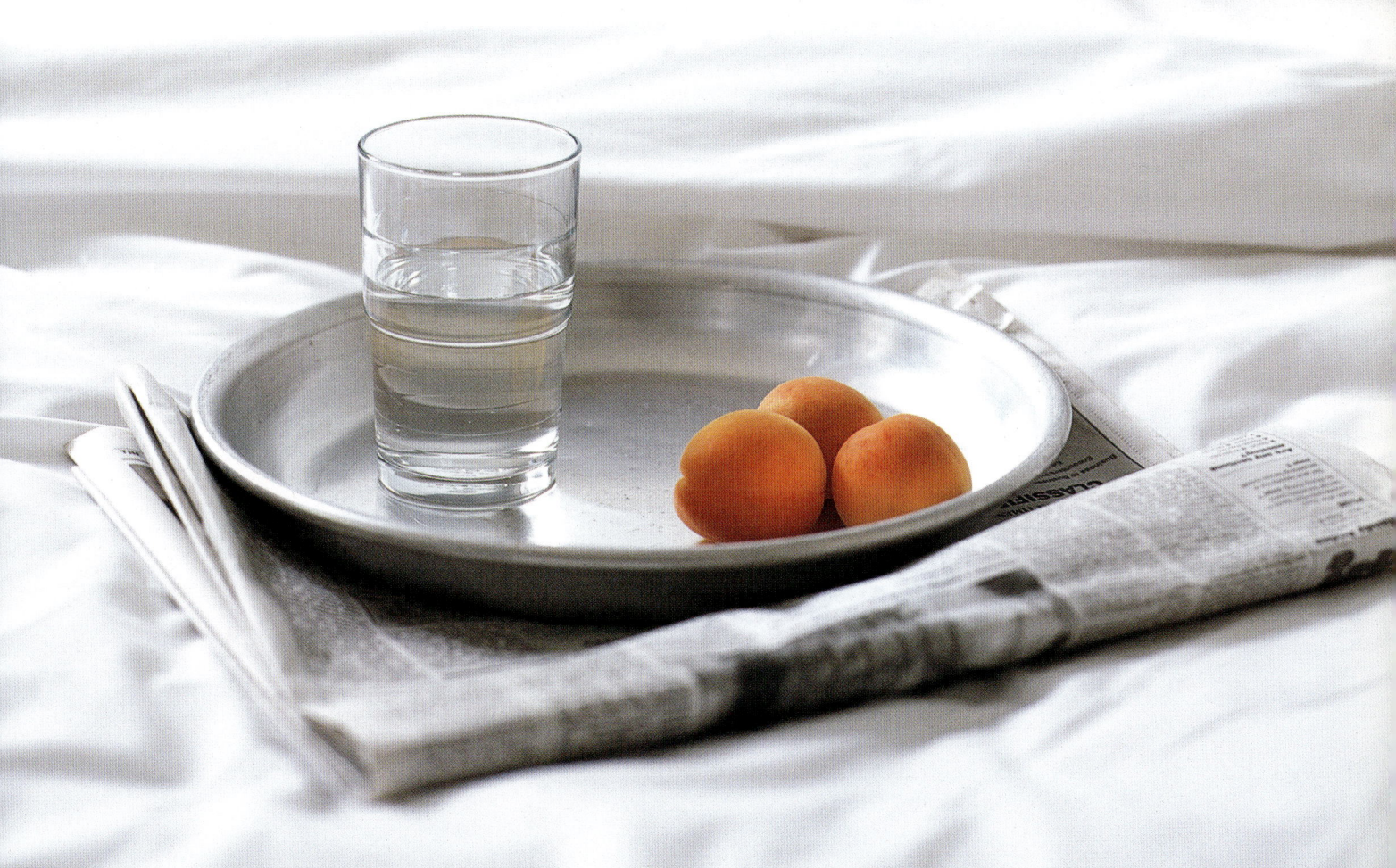

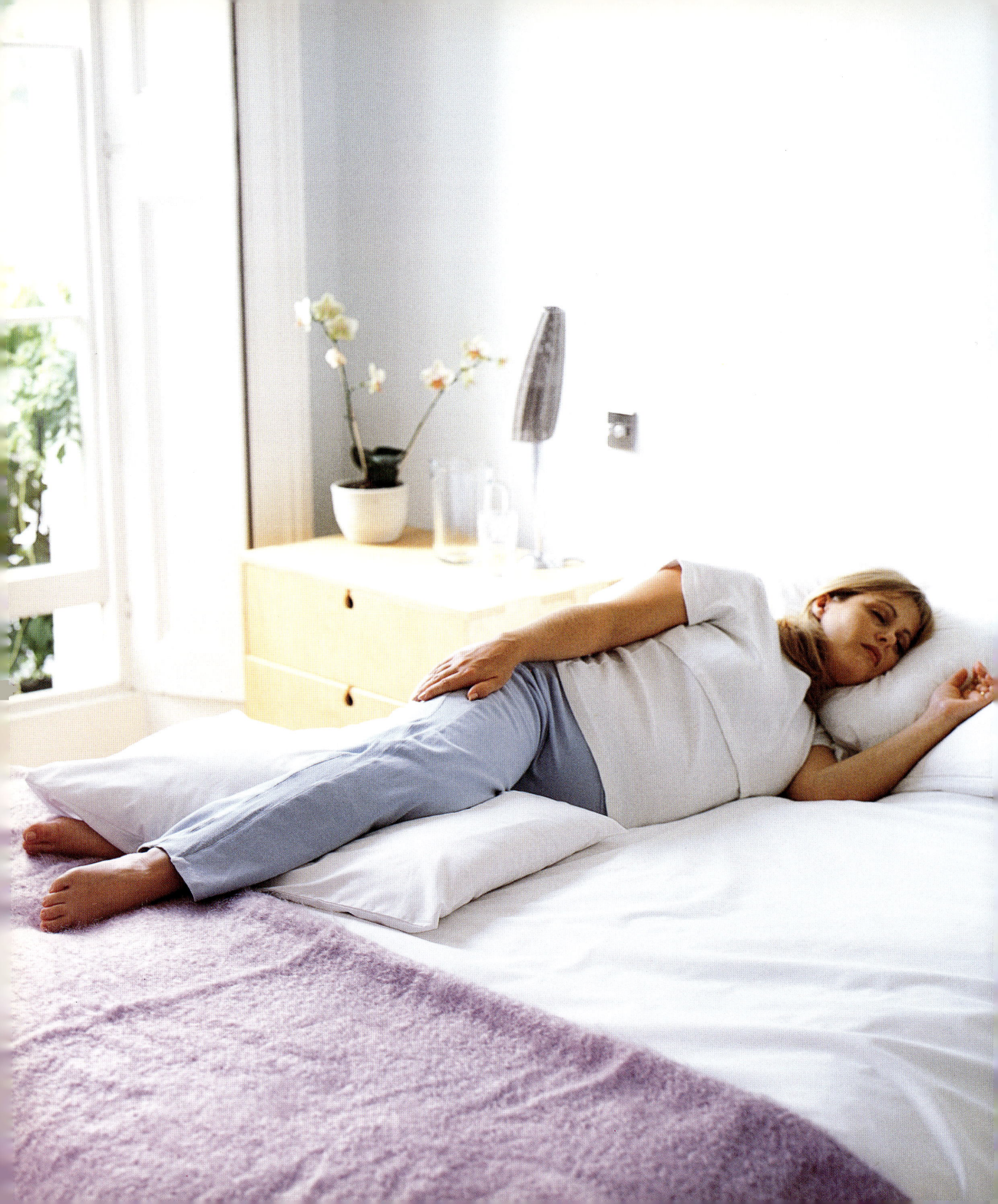

OHNMACHT

Schwindelgefühle oder Bewusstlosigkeit sind meistens auf Unterzuckerung oder extrem niedrigen Blutdruck zurückzuführen. Wenn Ihnen das mehr als 1- oder 2-mal passiert, sollten Sie mit Ihrem Arzt darüber sprechen.

Vorbeugung/Selbsthilfe:

□ Legen Sie sich auf die Seite, stopfen Sie sich ein Kissen zwischen die Knie und atmen Sie tief durch.

□ Atmen Sie einen belebenden Duft ein, zum Beispiel Orange, Mandarine oder Grapefruit.

□ Stehen Sie aufrecht und drücken Sie die Fußballen ganz fest in den Boden.

□ Halten Sie stets eine Banane griffbereit, um zwischen den Mahlzeiten etwas gegen Unterzuckerung zur Hand zu haben.

STRESSBEDINGTE INKONTINENZ

Die stressbedingte Inkontinenz kann in den 9 Monaten jederzeit auftreten – beim ersten Kind meist erst gegen Ende der Schwangerschaft. Das zusätzliche Kindsgewicht und der Druck auf die Blase führen dazu, dass Sie beim Husten, Niesen oder Lachen unwillkürlich einige Tropfen Urin abgeben – vor allem bei geschwächter Beckenbodenmuskulatur.

Vorbeugung/Selbsthilfe:

□ Trainieren Sie Ihre Beckenbodenmuskulatur (siehe Seite 68).

□ Halten Sie nicht krampfhaft zurück, wenn die Blase voll ist.

□ Wenn Sie ständig Harndrang verspüren, auch wenn Sie sich gerade erst erleichtert haben, machen Sie einige Beckenboden-Übungen. Die Inkontinenz bessert sich nur mit Muskeltraining.

□ Falls das Problem nach der Geburt weiter anhält – manchmal ist es dann noch ausgeprägter – lassen Sie sich zu einem Urologen überweisen.

BLASENINFEKTION

Wenn Sie beim Wasserlassen Schmerzen verspüren, könnte eine Blasen- oder Nierenbeckenentzündung vorliegen – daher am besten sofort den Arzt aufsuchen.

Vorbeugung/Selbsthilfe:

□ Reichliche Flüssigkeitszufuhr ist das A und O – trinken Sie nach jedem Toilettengang ein Glas Wasser, auch nachts.

□ Preiselbeer- und Grapefruitsaft sollen bei Blaseninfektionen helfen; ebenso Eibischtee.

□ Versuchen Sie die Blase bei jedem Toilettengang möglichst restlos zu entleeren.

PROBE-WEHEN

Im 3. Trimester kann es jederzeit passieren, dass sich der Bauch plötzlich für etwa 30 Sekunden lang straff anspannt. Diese so genannten Braxton-Hicks-Kontraktionen sind gewissermaßen Probe-Wehen – eine Vorbereitung der Gebärmutter auf die Geburt. Manche Frauen nehmen diese Kontraktionen kaum wahr, andere spüren sie recht intensiv.

Falls Sie gleichzeitig Schmerzen haben, wenden Sie sich zur Sicherheit an Ihren Arzt oder Ihre Hebamme, damit eine Frühgeburt ausgeschlossen werden kann.

Beim allerersten Mal kann man eine **Braxton-Hicks**-Kontraktion – das **Anspannen** der Bauchdecke – leicht mit einer echten **Wehe** verwechseln

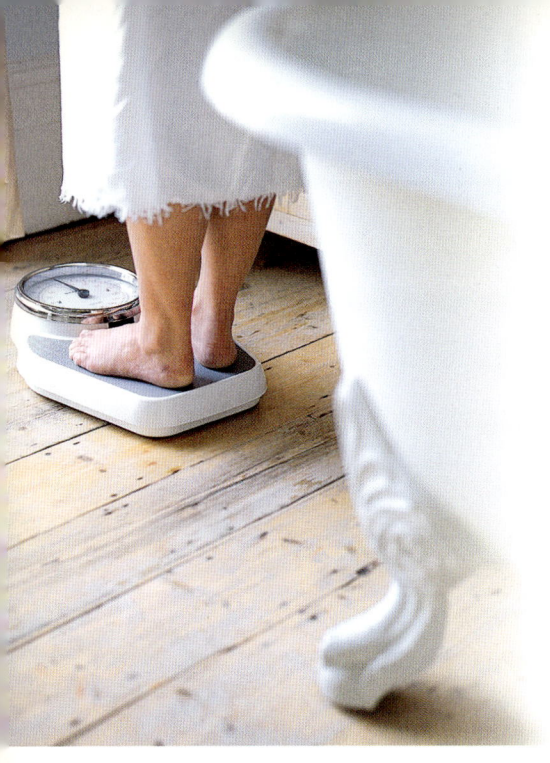

Wie viel zugenommen?

Wer schwanger ist, wird natürlich an Gewicht zulegen – ein Teil davon besteht aus Fett, mit dem sich der Körper auf die Milchbildung und die Stillphase vorbereitet. Manche Frauen nehmen im 1. Trimester zu, während sie gleichzeitig unter Morgenübelkeit leiden; andere haben das Gefühl, in dieser Phase eher abzunehmen und wieder andere werden von einem Monat zum anderen stetig fülliger.

HÖREN SIE AUF IHREN KÖRPER

Wenn der Körper nach Ruhe verlangt, ruhen Sie sich aus. Wenn er Heißhunger meldet, essen Sie. Eine Diät ist jetzt absolut fehl am Platz. Wenn Sie sich ausgewogen ernähren und allzu viel Fett und Zucker vermeiden, nehmen Sie mit dem Baby genau so viel zu, wie es Ihrer Größe und Figur entspricht.

Die meisten Frauen wiegen nach 9 Monaten etwa 10 bis 15 kg mehr – das entspricht dem Geburtsgewicht des Babys, dem Mutterkuchen, dem Fruchtwasser und dem lebensnotwendigen Fettspeicher. Falls Sie ein bisschen mehr zugelegt haben, dauert es vielleicht etwas länger, die Pfunde wieder loszuwerden; lassen Sie sich aber wegen gelegentlicher Heißhungerattacken keine grauen Haare wachsen. Wenn Sie allerdings extrem viel zunehmen, besteht die Gefahr eines Schwangerschaftsdiabetes und damit das Risiko, dass Ihr Baby Diabetes bekommt und auch Sie selbst später im Leben daran erkranken. Wird bei den Vorsorgeuntersuchungen ein entsprechendes Risiko festgestellt, sind weitere Tests und unter Umständen eine spezielle Diät erforderlich.

Wer vernünftig isst, fühlt sich wohl – und das Baby auch. Wer viel Fast Food und Fertigkost in sich hineinstopft, fühlt sich müde, schlapp und gereizt.

MINDESTGEWICHTSZUNAHME WÄHREND DER SCHWANGERSCHAFT

So verteilt sich das Mehrgewicht der Mutter von 9 und 10,8 kg bei einem Geburtsgewicht des Babys von 3,4 und 4,1 kg.				
	Geburtsgewicht des Babys:		3,4 kg	4,1 kg
	Baby	38 %	3,4 kg	4,1 kg
	Mutterkuchen	9 %	0,82 kg	1,0 kg
	Fruchtwasser	12 %	1,08 kg	1,3 kg
	Mehrgewicht Brüste und Gebärmutter	19 %	1,72 kg	2,0 kg
	Mehrgewicht Blut	22 %	1,98 kg	2,4 kg
	Gewichtszunahme insgesamt, ca.		9 kg	10,8 kg

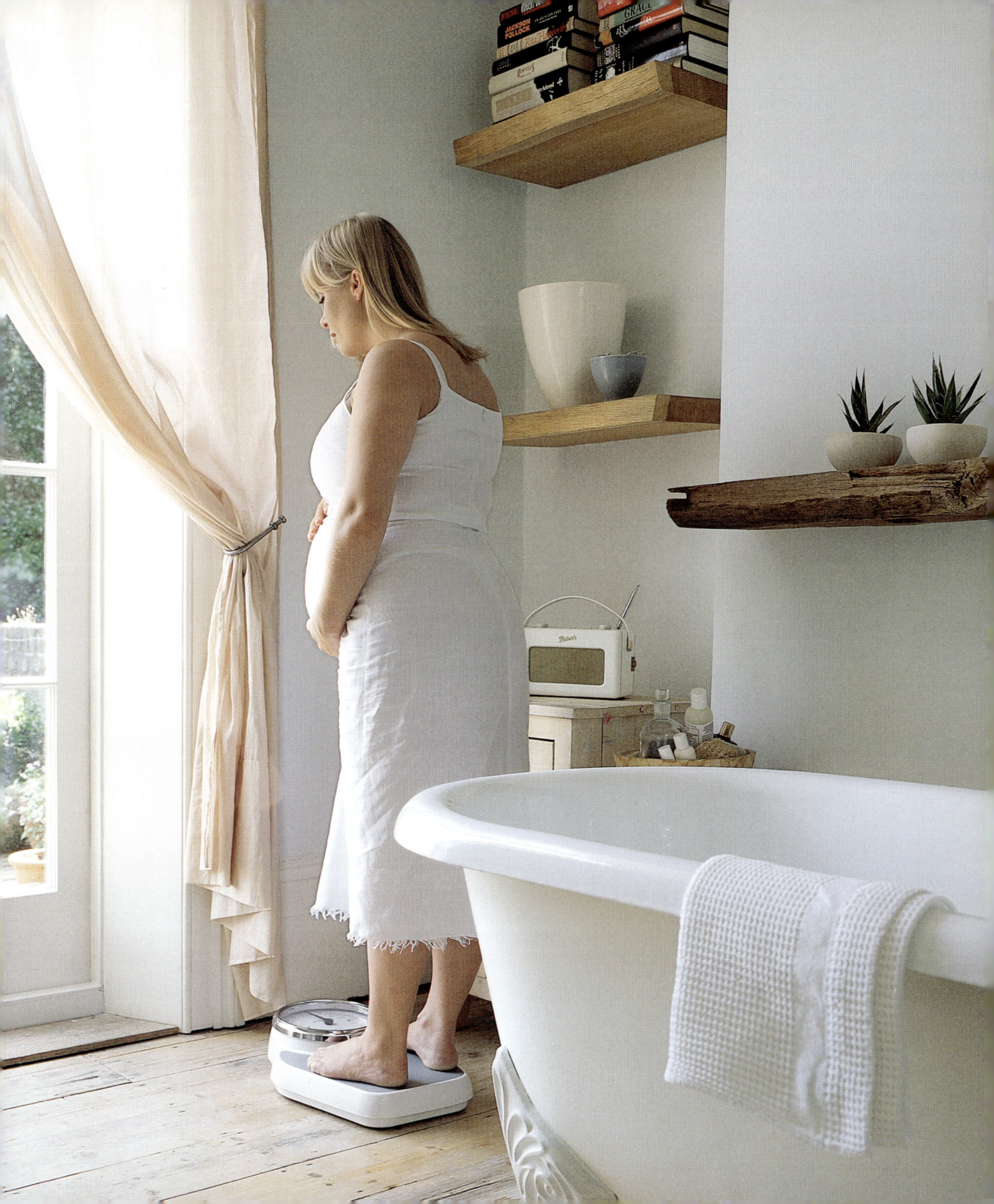

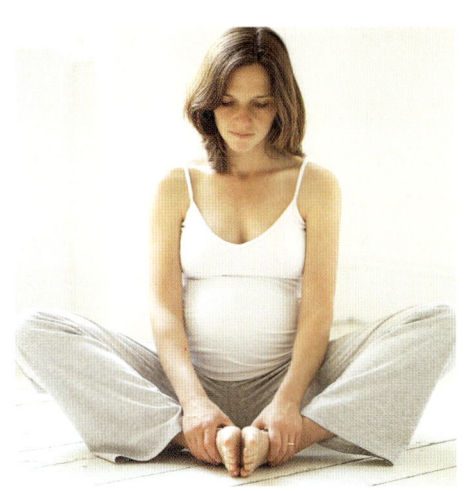

„Während meiner zweiten Schwangerschaft habe ich immer Yoga gemacht und mich dabei erheblich besser und fitter gefühlt als in meiner ersten Schwangerschaft."

HELEN, MUTTER VON ELEANOR UND JACK

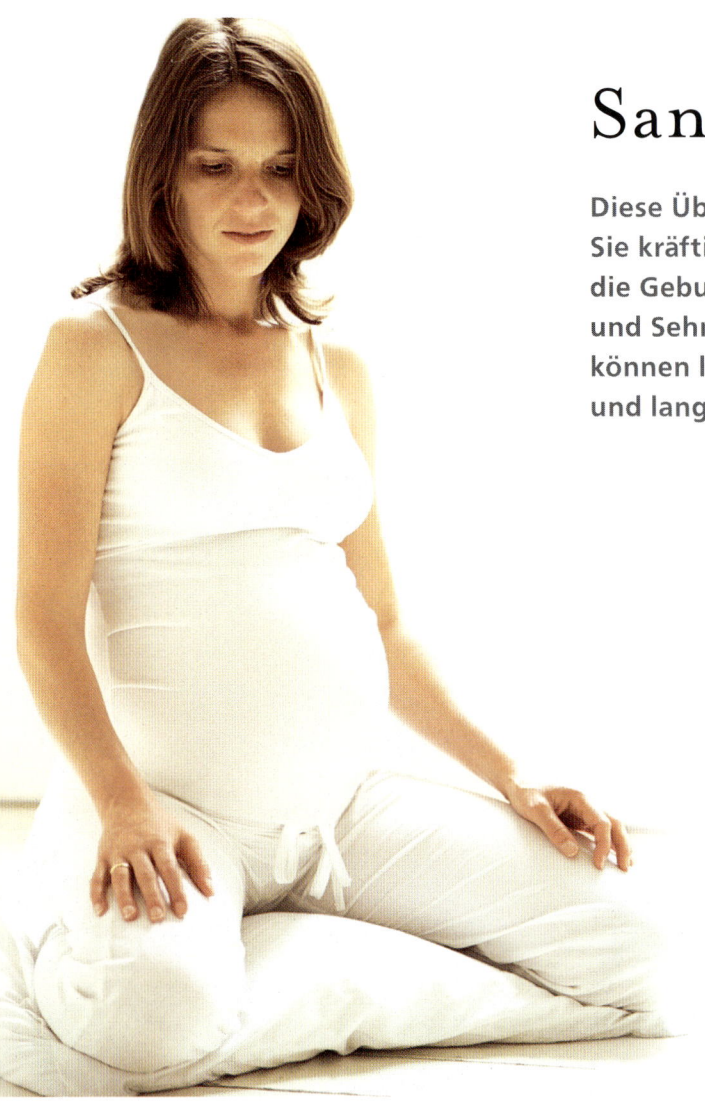

Sanfte Yoga-Übungen

Diese Übungen sind für Schwangere besonders geeignet. Sie kräftigen den Körper und machen ihn geschmeidig für die Geburt. Überanstrengen Sie sich aber nicht – Bänder und Sehnen sind jetzt hormonbedingt sehr weich und können leicht überdehnt werden. Also alles schön sanft und langsam angehen.

VORBEREITENDES DEHNEN

Nehmen Sie sich ausreichend Zeit zum Dehnen und Strecken – das tut auch Geist und Seele gut. Der Raum sollte angenehm warm und ruhig sein, damit Sie alle Alltagssorgen und Gedanken beiseite schieben können. Üben Sie auf dem Boden oder benutzen Sie eine weiche Matte; wer mag, kann auch leise Musik einschalten. Genießen Sie es, mit sich und Ihrem Baby allein zu sein. Machen Sie alle Übungen oder nur ein paar, ganz wie Sie wollen.

GANZE HOCKE

Mit geradem Rücken und leicht auseinander stehenden Beinen in die Hocke gehen, so weit es für Sie angenehm ist. Halten Sie sich an einer Stuhllehne fest und verteilen Sie das Körpergewicht auf beide Füße. 3- bis 5-mal wiederholen.

HÜFTSCHWUNG

Die Füße stehen auseinander, die Knie sind leicht gebeugt. Die Pomuskeln kräftig anspannen und das Becken nach vorne drücken. Po wieder entspannen und das Becken dabei wieder zurückschieben. Der Oberkörper bleibt die ganze Zeit aufrecht und die Knie gebeugt. Auf diese Weise mehrmals vor und zurück und – wenn es für Sie bequem ist – auch zur Seite wiegen.

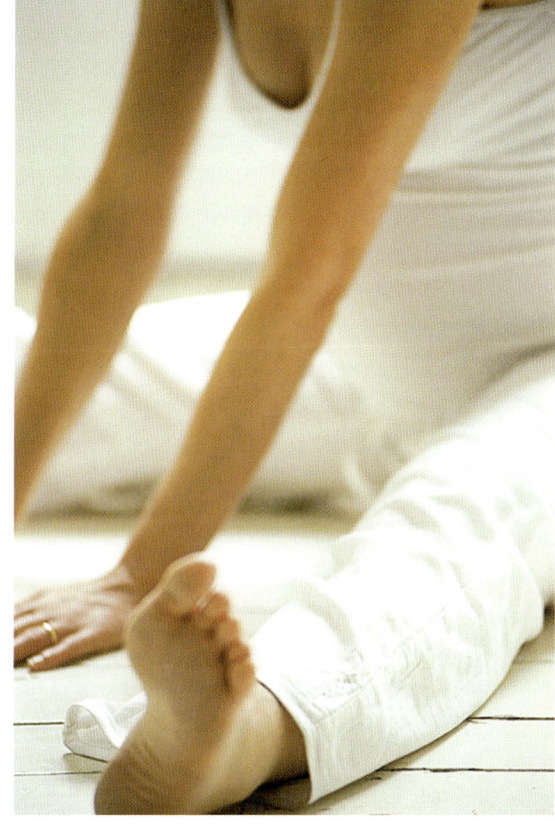

HALBE HOCKE

An einer Stuhllehne festhalten und den rechten Fuß vor den linken setzen (siehe links). Das rechte Knie leicht auswärts halten und langsam beide Knie beugen. Pomuskeln dabei gut anspannen und den Rücken gerade halten; danach ist das andere Bein an der Reihe. 3- bis 5-mal wiederholen.

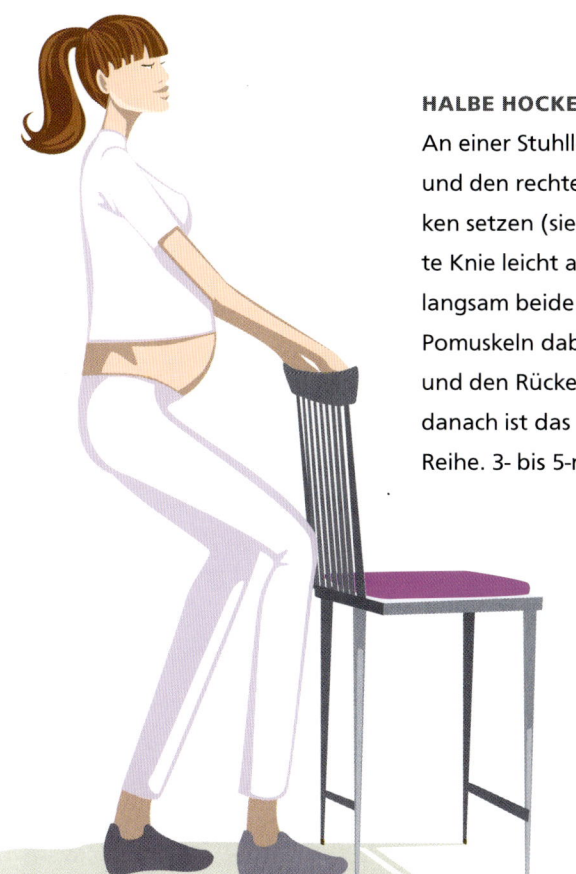

BAUCH EINZIEHEN

Auf den Boden legen – Beine leicht angebeugt und Füße zusammen (siehe unten). Beide Hände unter die Taille schieben. Mit den Bauchmuskeln die Wirbelsäule nach unten drücken, bis der Rücken flach am Boden liegt. Nun die Füße langsam nach vorne schieben, während der Rücken wie angeklebt am Boden bleibt. Sobald er sich nach oben wölbt, innehalten und mit gebeugten Knien kurz entspannen. 3- bis 5-mal wiederholen.

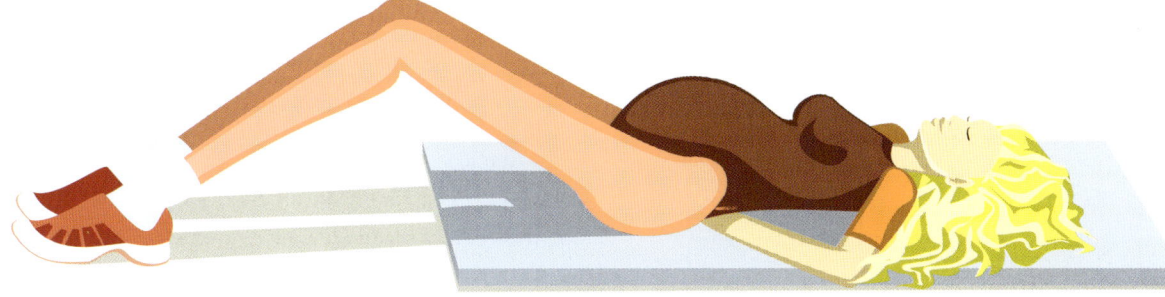

Innere Ruhe finden

Unruhe und Müdigkeit in den letzten Schwangerschaftswochen können alle möglichen Beschwerden und Anspannungen hervorrufen. Jetzt kommt es darauf an, innerlich zur Ruhe zu kommen.

ÄNGSTE

Ängste und Sorgen vor der Geburt sind ganz normal – sie können allerdings zu Kopf- und Muskelschmerzen, Bauchkrämpfen, Panikattacken oder Schlaflosigkeit führen. Kraniale Osteopathie wirkt beruhigend und Akupunktur bringt Ihren Energiehaushalt wieder ins Gleichgewicht.

Vorbeugung/Selbsthilfe:

□ Bachblüten-Rescue-Tropfen – bei Unruhe und Panikgefühlen seit langem bewährt.

□ Sprechen Sie mit Ihrem Partner über Ihre Sorgen und Ängste.

□ Yoga, Tiefenatmung, Meditation und Visualisierungstechniken bauen Spannungen ab.

□ Aconitum C30, ein homöopathisches Mittel, wirkt gegen Angstzustände.

□ Jeweils 3 Tropfen Kamillen- und Neroliöl im warmen Badewasser unterstützen die Entspannung.

SCHLAFPROBLEME

Eine bequeme Schlafposition zu finden ist für Hochschwangere naturgemäß beschwerlich, aber vielleicht leiden Sie auch nur an Verdauungsproblemen oder sind innerlich gerade sehr aufgewühlt. Schlafmangel über mehrere Tage raubt Ihnen allerdings genau die Energien, die Sie demnächst dringend für die Geburt benötigen werden.

Vorbeugung/Selbsthilfe:

□ Nehmen Sie ein warmes Bad mit 2 Tropfen Kamillen- und Mandarinenöl.

□ Einige Tropfen Bachblüten-Rescue-Tropfen auf der Zunge oder in etwas warmem Wasser beruhigen.

□ Lassen Sie sich von Ihrem Partner mit einem entspannenden Aromaöl (Seite 61) sanft massieren.

□ Trinken Sie vor dem Zubettgehen eine Tasse Kamillentee und tagsüber weder Tee noch Kaffee.

WASSERTHERAPIE

Wasser wirkt auf Geist und Körper ungemein beruhigend und wohltuend – und kann auch beim Geburtsvorgang selbst eine wichtige Rolle spielen. Im Wasser fühlen sich Frauen meist entspannter und können dann ohne viel Unterstützung durch Ärzte und Schwestern ihren natürlichen Geburtsrhythmus finden. Das Pressen fällt leichter und das Kind bahnt sich ganz natürlich seinen Weg.

KRAFT AUS DER NATUR

Geben Sie jeweils 3 Tropfen Mandarinenöl und 2 Tropfen Neroliöl ins warme Badewasser – diese beiden ätherischen Öle sind gut für die Haut und können Schwangerschaftsstreifen vorbeugen. Einfach auf die Wasseroberfläche tröpfeln und mit der Hand einrühren. 15 Minuten lang nur das Bad genießen – und keine Seife verwenden, um die Wirkung nicht zu beeinträchtigen.

SICHERHEIT IM BADEZIMMER

□ Das Badewasser sollte immer angenehm warm, aber nicht zu heiß sein. Ein Baby kann seine Körpertemperatur noch nicht regeln.

□ Kaufen Sie eine rutschfeste Matte. Duschen oder baden Sie nicht, wenn Sie allein im Haus sind – Sie entspannen sich besser, wenn Sie wissen, dass im Notfall jemand da ist.

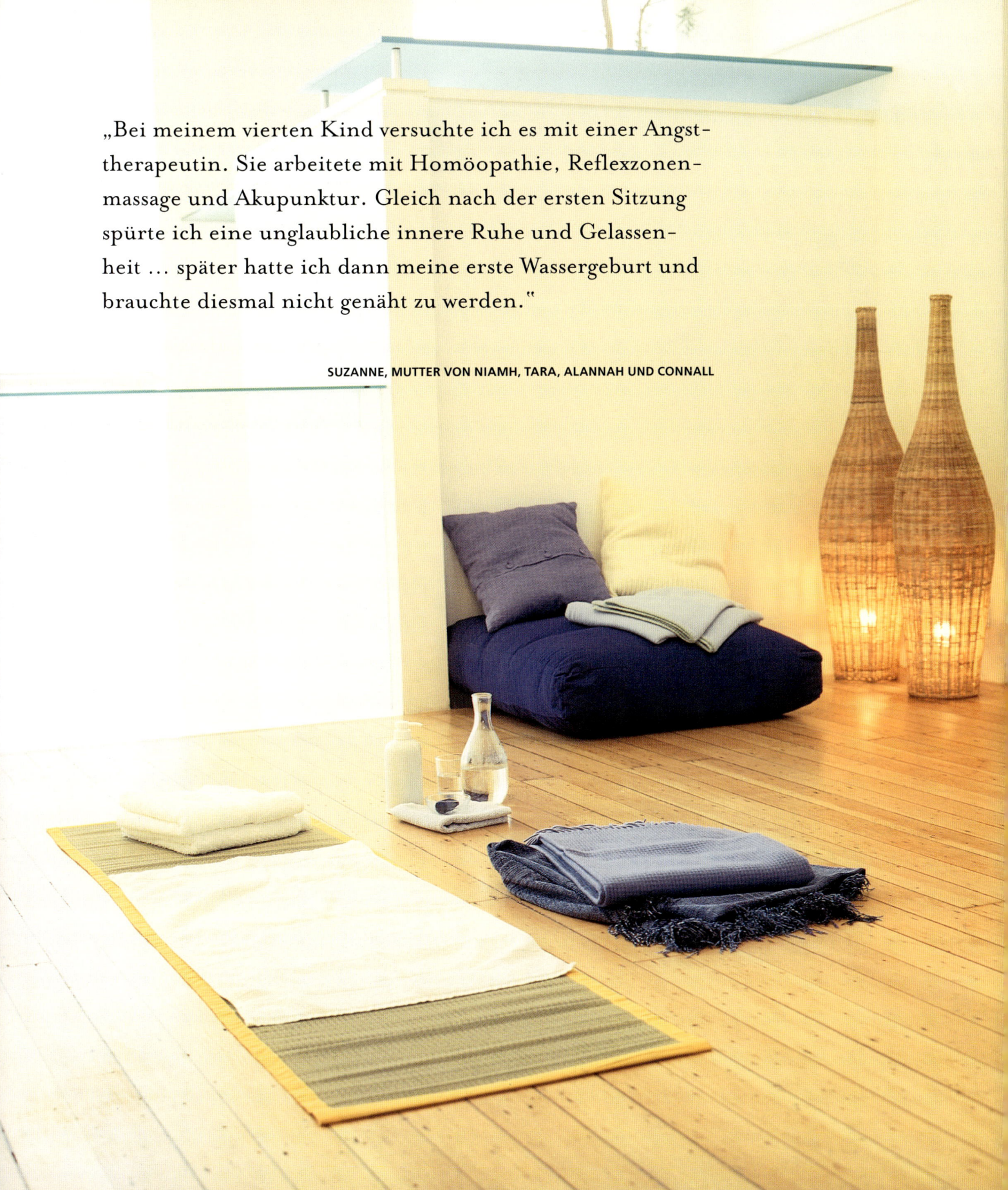

„Bei meinem vierten Kind versuchte ich es mit einer Angst-
therapeutin. Sie arbeitete mit Homöopathie, Reflexzonenmassage und Akupunktur. Gleich nach der ersten Sitzung
spürte ich eine unglaubliche innere Ruhe und Gelassenheit … später hatte ich dann meine erste Wassergeburt und
brauchte diesmal nicht genäht zu werden."

SUZANNE, MUTTER VON NIAMH, TARA, ALANNAH UND CONNALL

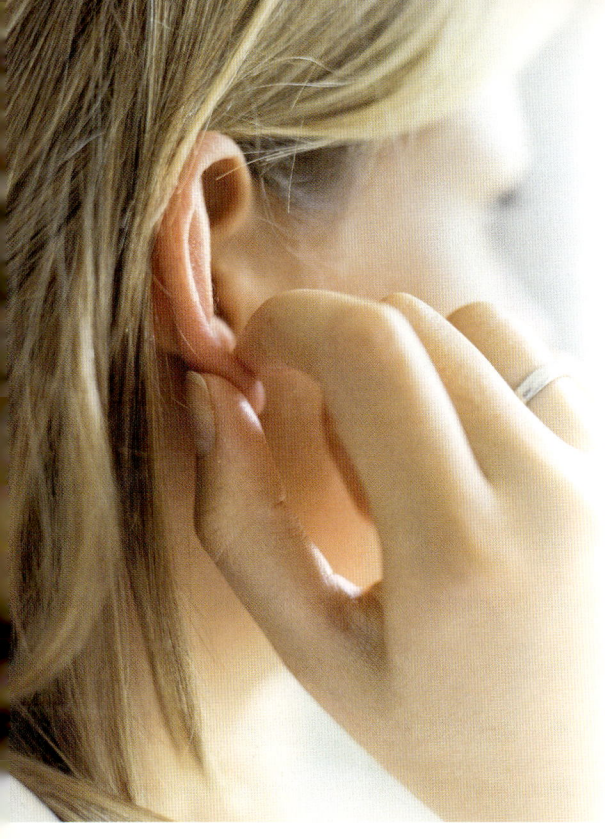

Nutzen Sie trotz aller Hektik im Tagesablauf jede Gelegenheit zur Entspannung – schon 5 bis 10 Minuten reichen aus, um wieder zur Ruhe zu kommen.

I Diese Shiatsu-Massage stimuliert den Geist auf sanfte Weise: Mischen Sie sich eine der Aromatherapie-Mischungen von Seite 61 und verreiben Sie das Öl zwischen den Handflächen. Über Nase und Mund legen und den Duft tief einatmen. Anschließend mit den Fingern festen Druck auf die Ohrläppchen ausüben, am unteren Teil beginnend. Wiederholen und zum Schluss mit den Fingerspitzen unter sanftem Druck die Brauen entlang über die Schläfen bis zum Nacken wandern.

ZEHN WEGE ZUR... *Entspannung*

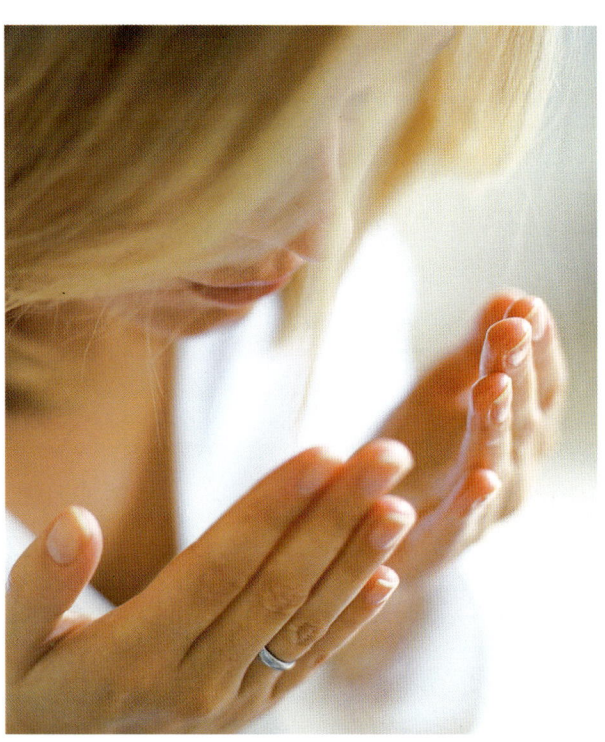

2 3 oder 5 Tropfen Lavendel-, Rosen- oder Geraniumöl auf ein Tüchlein geben, dieses in den BH schieben und bei Anspannung tief einatmen.

3 Mit bewusster Tiefenatmung können Sie sich innerlich jederzeit zur Ruhe bringen: Setzen Sie sich gerade auf einen bequemen Stuhl und legen Sie die Hände auf den Bauch. Tief einatmen, bis 2 zählen und dann in gleichem Tempo auf 6 ausatmen. Dem Heben und Senken der Hände nachspüren. 12-mal wiederholen.

4 Auch Farben können sehr entspannend sein. Schließen Sie die Augen und stellen Sie sich Ihren ganzen Körper von einem wundervollen blauen Licht umgeben oder in azurblaues Wasser getaucht vor. Farbtherapeuten raten sogar, in blauer Nachtwäsche und blauer Bettwäsche zu schlafen und nachts eine schummrige bläuliche Birne brennen zu lassen.

5 Verwöhnen Sie sich mit einer sanften Rücken-massage. Zwei Igelbälle mit 5 cm Abstand in eine Socke stopfen und das Ende mit einem Gummi zubinden. Rück-lings auf den Boden legen und jeweils einen Ball rechts und links von der Wirbelsäule platzieren. Sanft auf und ab rollen – vor allem über die schmerzenden Bereiche.

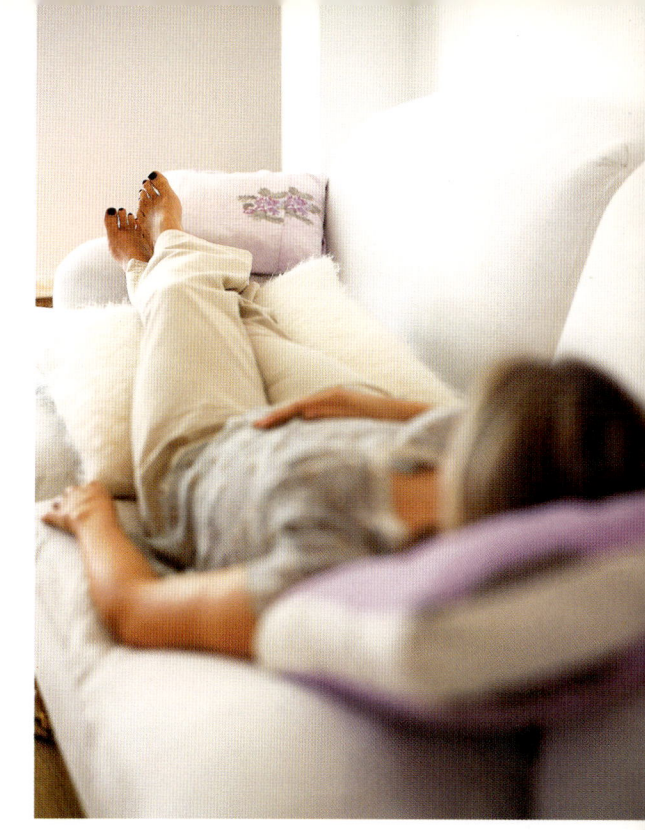

6 Auch Augenübungen helfen, Spannungen abzubauen: Schauen Sie geradeaus und legen Sie die Zeigefinger längs unter die Augenbrauen. Brauen leicht hochschieben und dabei gegen den Knochen pressen. Augenlider sehr langsam schließen und die Zugspan-nung von den Brauen bis zu den Wimpern spüren. Au-gen fest zudrücken. So halten und bis 5 zählen. Entspan-nen und auf 5 lockern. Augen öffnen und entspannen.

7 Hinlegen, zur Rückenentlastung ein Kissen un-ter die Knie schieben und etwas Entspannungsmusik an-stellen. Nehmen Sie sich vor, diese Musik auch während der Geburt zu hören, wenn das möglich ist.

8 Genießen Sie ein Bad mit jeweils 3 Tropfen Mandarin- und Rosenöl. Geben Sie das Öl in das einge-laufene Wasser und verteilen Sie es mit der Hand.

9 Auch eine Fußmassage kann oft Wunder wir-ken. Stellen Sie die Füße hoch und bitten Sie Ihren Partner, etwas Öl zwischen den Händen zu verreiben und dann eine Hand flach auf eine Sohle und die andere flach auf den Rist zu legen und jeden Fuß in sanften krei-senden Bewegungen zu massieren. Dann beide Daumen gegen die Sohlen drücken und mit Druck von der Ferse bis zu den Zehen streichen. Jeden einzelnen davon behutsam kneten und ziehen. Super entspannend!

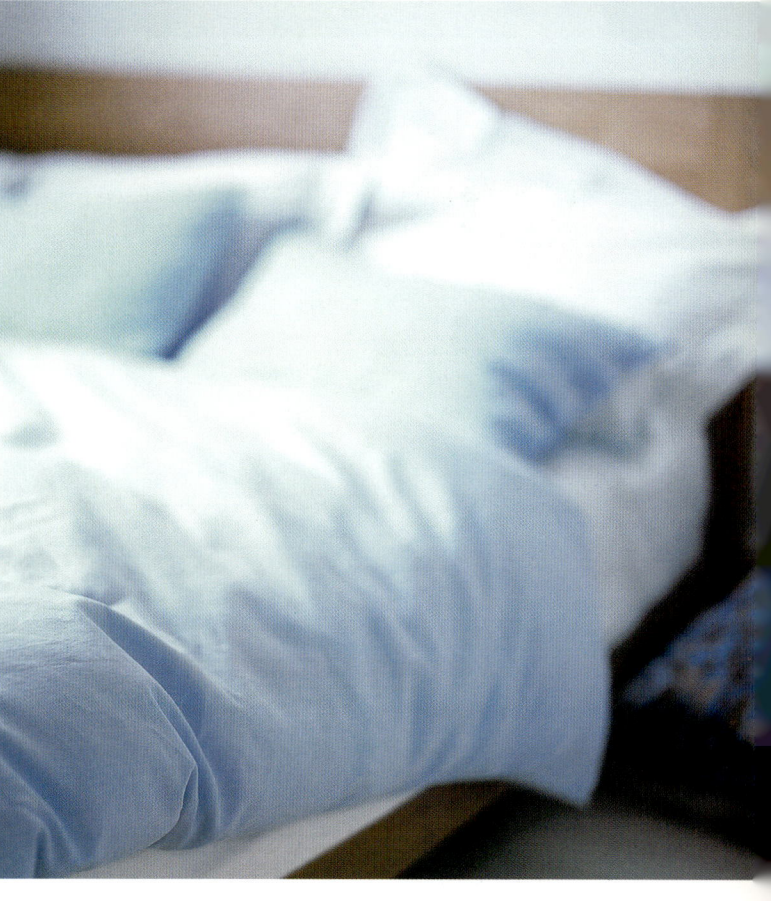

10 Versuchen Sie 5 bis 10 Minuten völlig ab-zuschalten. Schultern sinken lassen und die Hände in den Schoß legen, mit den Handflächen nach oben. Konzen-trieren Sie sich auf eine Hand und stellen Sie sich vor, wie sie immer wärmer wird.

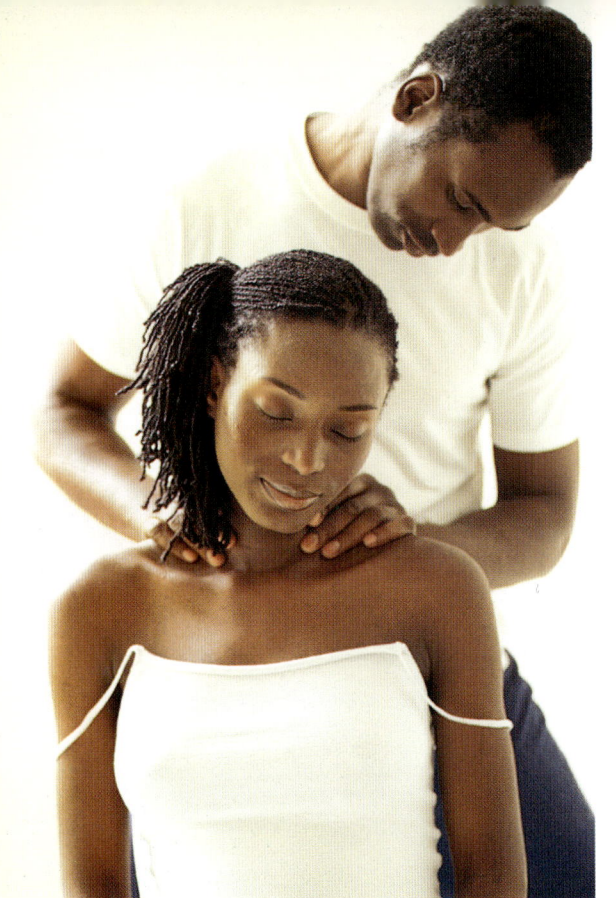

„Folgen Sie Ihrer inneren Stimme. Wenn Sie glauben, dass Sie die Schmerzen nicht aushalten können, lassen Sie eine Epiduralanästhesie machen. Verlassen Sie sich auf Ihren Instinkt und tun Sie das, was Sie für richtig halten – dann wird die Geburt für Sie glücklicher verlaufen und Sie werden eine schöne Erinnerung daran haben."

CORINNA, MUTTER VON KATIE UND CHARLOTTE

Endspurt zur Entbindung

Gegen Ende des 3. Trimesters sollten Sie noch ein paar der nachfolgenden Last-Minute-Techniken ausprobieren. Sie fördern die Einleitung der Wehen und tragen dazu bei, dass Sie die Geburt entspannter und aktiver erleben.

TIPPS FÜR EINE STRESSFREIE GEBURT

Von Leslie Spires, Leitende Hebamme am Queen Charlotte's & Chelsea Hospital in London, stammen folgende Tipps, damit die Geburt zu einem Ereignis wird, an das Sie sich später immer wieder gerne zurückerinnern:

□ Bereiten Sie sich auf das Ereignis vor. Wissen gibt Zuversicht und die nötige Gelassenheit für den Fall, dass etwas anders verläuft als erwartet.

□ Vertrauen Sie auf sich selbst. Wenn eine Frau an sich glaubt, wird sie die Geburt als ein glückliches Erlebnis empfinden, selbst wenn ein Kaiserschnitt notwendig werden sollte. Eine positive Einstellung zur Geburt bedeutet auch eine positive Einstellung zum Muttersein.

□ Suchen Sie seelische Unterstützung. Unterschätzen Sie nicht das Bedürfnis, bei der Entbindung den richtigen Menschen an der Seite zu haben.

□ Wählen Sie den Geburtsort aus. Entscheiden Sie sich, ob Sie Ihr Kind zu Hause, in einem Geburtshaus oder in einer Klinik zur Welt bringen wollen und treffen Sie rechtzeitig alle erforderlichen Vorkehrungen. Auch wenn dann auf einmal alles ganz anders abläuft als geplant – es lohnt sich, vorher zu überlegen, wie Sie Ihr Kind am liebsten zur Welt bringen möchten.

WEHEN EINLEITEN

Wenn der Geburtstermin vor der Tür steht oder sogar schon erreicht ist, sollten Sie das Einsetzen der Wehen mit natürlichen Methoden auf sanfte Weise fördern.

□ Frischer Himbeerblättertee in den letzten vier Schwangerschaftswochen soll später die Gebärmutterkontraktionen fördern und den Geburtsverlauf erleichtern.

□ Auch das Massieren der Brustwarzen mit Creme oder Öl kann Wehen auslösen – ebenso wie Sex: Die in der Samenflüssigkeit enthaltenen Prostaglandine helfen, den Muttermund zu erweitern. Nach der 40. Woche werden Prostaglandine oft zur Geburtseinleitung eingesetzt.

□ Durch Stimulierung bestimmter Fußbereiche kann auch ein Reflexzonenmasseur die Wehen auslösen.

□ Ein wohltuendes, einschläferndes Vollbad gilt immer noch als eines der sichersten und natürlichsten Mittel zur Schmerzlinderung in den ersten Geburtsphasen. Gebärwannen werden zunehmend als krampf- und schmerzlösende Möglichkeit genutzt – und die meisten Frauen empfinden die wohlige Wärme und den Auftrieb des Wassers als sehr angenehm. In den letzten Schwangerschaftswochen sollten Sie kleinere Beschwerden und Verspannungen daheim in Ihrer Badewanne so „behandeln".

□ Fügen Sie Ihrem Badewasser während der letzten Tage vor der Geburt 5 Tropfen essenzielles Muskatellersalbeiöl zu – es stimuliert die Gebärmuttermuskeln.

□ Bitten Sie Ihren Partner um eine streichelnde Rückenmassage – ohne große Druckausübung. Sitzen Sie dazu rittlings auf einem Stuhl oder legen Sie sich auf eine Seite, gestützt von Kissen.

ZUSÄTZLICHE SCHMERZLINDERUNG

Für die verschiedenen Geburtsphasen gibt es auch homöopathische Schmerzmittel. Caulophyllum hilft bei Erschöpfung; Gelsemium bei Schwäche und Pulsatilla soll bei einer Steißgeburt gute Dienste leisten (wenn das Baby mit den Füßen voran liegt). Fragen Sie Ihren Homöopathen nach Potenz und Dosierung. Auch mit Akupunktur und Shiatsu lassen sich Schmerzen wirksam lindern. Vereinbaren Sie mit Ihrem Heilpraktiker, dass er Sie in die Klinik begleitet.

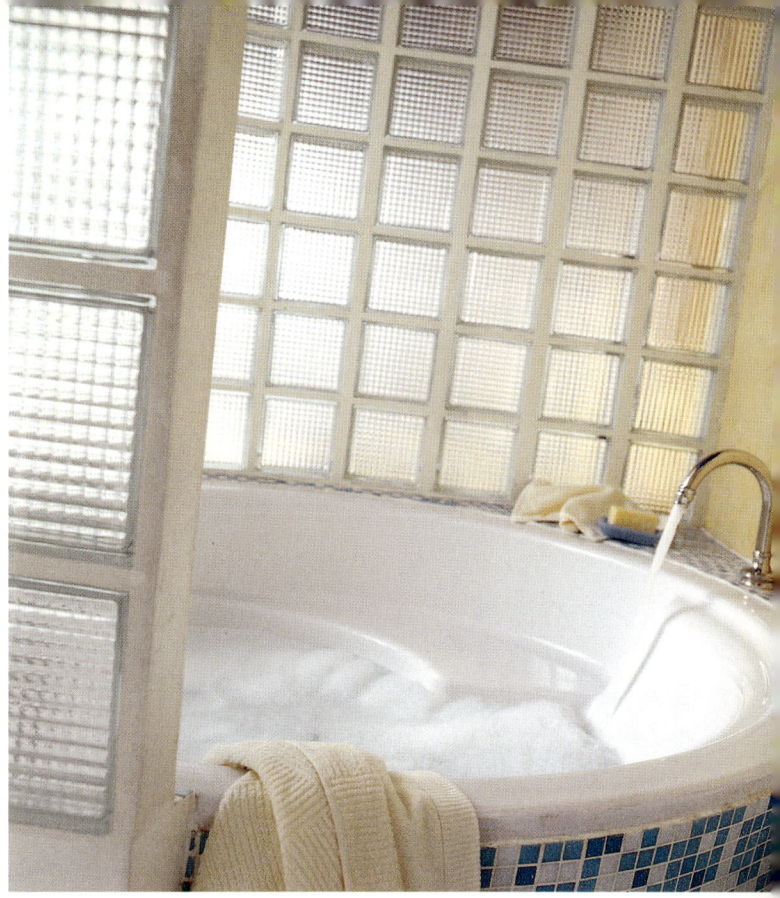

„Ich habe meine drei Schwangerschaften fast nur in der Badewanne verbracht – es war herrlich, wenn das warme Wasser um meinen immer größer werdenden Bauch schwappte. Und ich merkte verblüfft und voller Liebe, wie das Baby seine Gliedmaßen streckte, als wollte es schwimmen."

JO, MUTTER VON OLIVIA, WILLIAM UND PHOEBE

Heutzutage dürfen frisch gebackene **Mütter** schon sehr bald die **Klinik** wieder verlassen – manchmal schon sechs Stunden nach der **Entbindung**. Wenn möglich, sollten Sie dort aber wenigstens eine Nacht in **Ruhe** verbringen

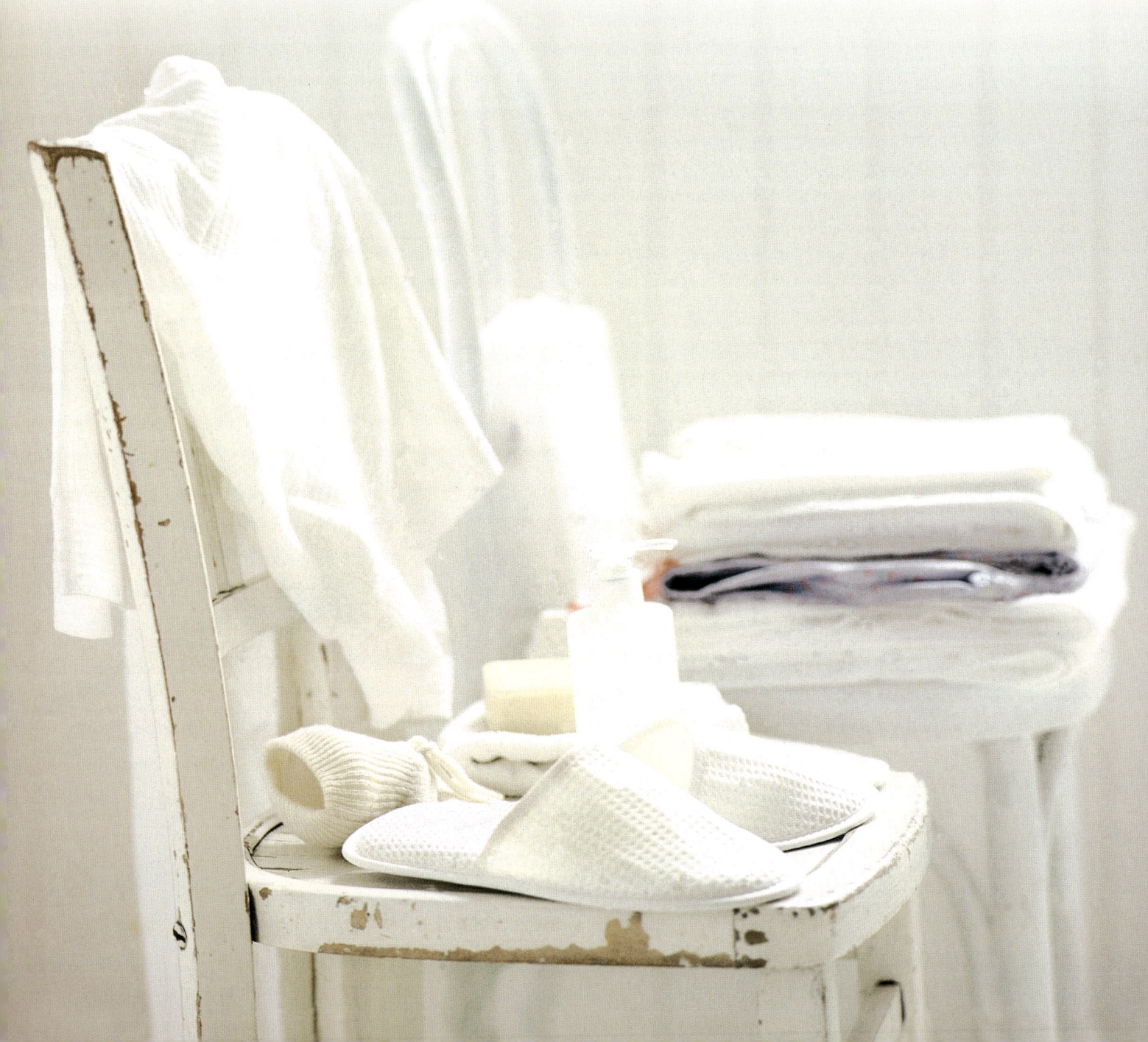

Alles bereit?

Bald ist es soweit – und wenn Sie keine Hausgeburt planen, ist es nun an der Zeit, sich ein paar Gedanken darüber zu machen, was Sie für sich und Ihr Kind für die Zeit in der Klinik einpacken sollten.

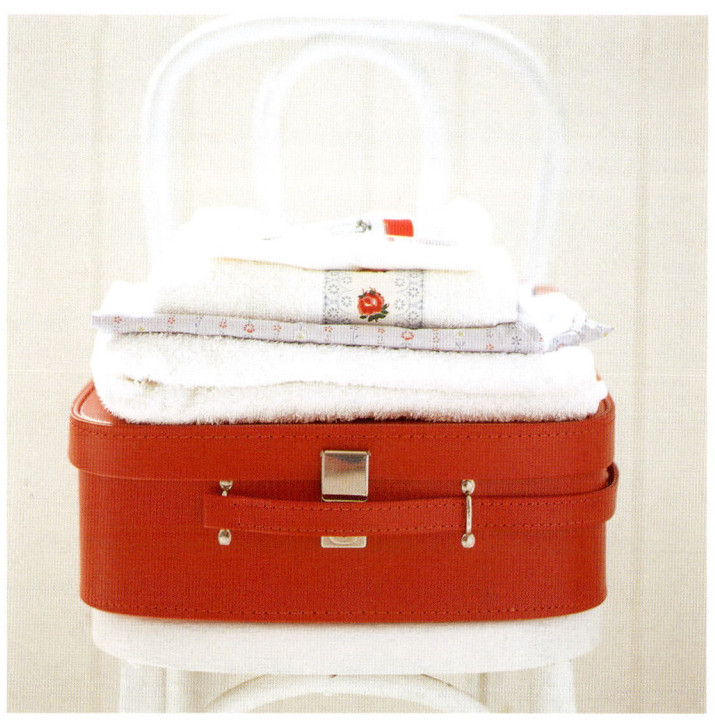

DAS BRAUCHEN SIE IN DER KLINIK

Obwohl junge Mütter nach der Entbindung die Klinik gerne so rasch wie möglich wieder verlassen (natürlich nur, wenn keine Komplikationen auftreten), würde ich jeder Frau raten, mindestens eine Nacht dort zu bleiben. Sie sind dann rundum versorgt und können zur Ruhe kommen. Nach einem Kaiserschnitt müssen Sie ohnehin noch bis zu 6 Tage in der Klinik verbringen.

Ihre Hebamme wird Ihnen wahrscheinlich eine Liste von Dingen aushändigen, die Sie unbedingt in die Klinik mitbringen sollen. Hier noch eine Ergänzung von erfahrenen Müttern:

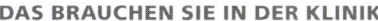

□ Ein leichtes Nachthemd (kein schweres Frottee, das an den empfindlichen Brustwarzen reibt).

□ Eine leichte, vorne zu öffnende Bluse.

□ Elastische Hosen (Leggins), die nirgends einschneiden.

□ Weiche Monatsbinden.

□ Kulturbeutel mit Zahnputzzeug und Seife.

□ Hausschuhe, in die Sie ohne Bücken hineinschlüpfen können.

□ Essenzielles Lavendelöl – 6 Tropfen im Badewasser lindern und unterstützen die Heilung, wenn Sie genäht wurden.

□ Zerstäuber mit Wasser zum Erfrischen.

□ Frotteelappen oder weicher Schwamm zum Abtupfen.

□ Wasserflaschen oder kleine Fruchtsaftkartons und Trinkhalme.

□ Massageroller für den Rücken.

□ Entspannungsmusik, Gameboy, Bücher, Kreuzworträtsel.

□ Nüsse, Obst etc. als Energiespender.

□ Kamera, Kleingeld und eine Liste mit wichtigen Telefonnummern.

Für das Baby

□ Neugeborenen-Windeln.

□ Babyschlafanzug, Babyhandschuhe, Jäckchen, Pulli, Mützchen.

□ Atmungsaktive Decke.

□ Lätzchen aus Musselinstoff.

□ Babytrage für den Heimweg.

113

> „Ich erinnere mich noch gut daran, dass ich mir vor der Geburt meiner ersten Tochter überhaupt keine Gedanken gemacht habe – aber als sie ein Teenager war, habe ich ständig schlaflose Nächte verbracht."

JO, MUTTER VON OLIVIA, WILLIAM UND PHOEBE

... auf einmal Mutter und Vater!

Bis hierher haben Sie beide es glücklich geschafft – nun liegt ein weiter Weg vor Ihnen, der Ihre Partnerschaft auf eine große Probe stellen wird. Ein kleines Wesen braucht Sie jetzt beide und verlangt ununterbrochen nach Fürsorge, Sicherheit und viel Liebe.

ENTSPANNUNG UND VORBEREITUNG

DAS LEBEN NOCH MAL NEU ERLERNEN

Jim und ich wussten, wann wir ein Kind wollten. In unserer Partnerschaft lief alles prima, aber irgendetwas fehlte. Und dann trat auf einmal dieses kleine Wesen in unser Leben, das alles von Grund auf neu lernen musste und alles um sich herum mit einer geradezu entwaffnenden Offenheit und Intensität in sich aufnahm – und mit einer Begeisterung, die man am liebsten für alle Zeiten konserviert hätte.

Alle Eltern machen diesen Prozess in gewisser Weise selbst noch einmal mit: Sie empfinden eine unbändige Freude an einfachsten Spielchen oder entdecken die Natur aufs Neue, wenn ihr Kind die Nase in eine Blüte steckt. Ein strahlendes Lächeln, Ärmchen, die sich einem zum ersten Mal um den Hals schlingen, bedingungslose Kinderliebe. Es gibt nichts Schöneres und Erfüllenderes als ein Kind, aber es ist auch eine enorme Herausforderung.

SCHLAFDEFIZIT

In der ersten Zeit sind Sie ständig müde und geschafft; daran geht kein Weg vorbei. Schlafentzug kann ungeheuer an den Kräften zehren. Bei manchem mag es glimpflich abgehen, aber darauf verlassen sollten Sie sich nicht. Der Mann leidet genau so darunter: Er bekommt nachts ebenfalls kaum ein Auge zu und muss am nächsten Tag früh zur Arbeit und immer fürsorglich lächeln, während sich alle besorgt nur danach erkundigen, wie es Ihnen geht. Da kann leicht Groll aufkommen. Deswegen ist es jetzt so wichtig, dass Sie beide offen miteinander sprechen und die Freude an Ihrem Kind ebenso teilen wie die damit verbundenen Pflichten. Gemeinsamkeit ist jetzt das Schlüsselwort.

VERÄNDERTE PAARBEZIEHUNG

Zumindest anfangs werden Sie eine fast ausschließliche Beziehung zu Ihrem Baby entwickeln, einfach weil Sie seine Hauptbezugsperson und Ernährerin sind. Als junger Vater fühlt man sich da leicht ausgegrenzt, bemerkt vielleicht auch ganz neue Seiten an seiner Partnerin. Dabei können Spannungen aufkommen, die Ihnen beiden in dieser emotionalen Phase sehr zu schaffen machen.

Das Baby steht natürlich an allererster Stelle, aber Sie sollten trotz allem weder sich selbst noch Ihre Paarbeziehung gänzlich hintanstellen. Lassen Sie Ihren Partner nicht außen vor. Stärken Sie Ihre Partnerschaft, indem Sie ganz bewusst Zeit für sich beide einplanen.

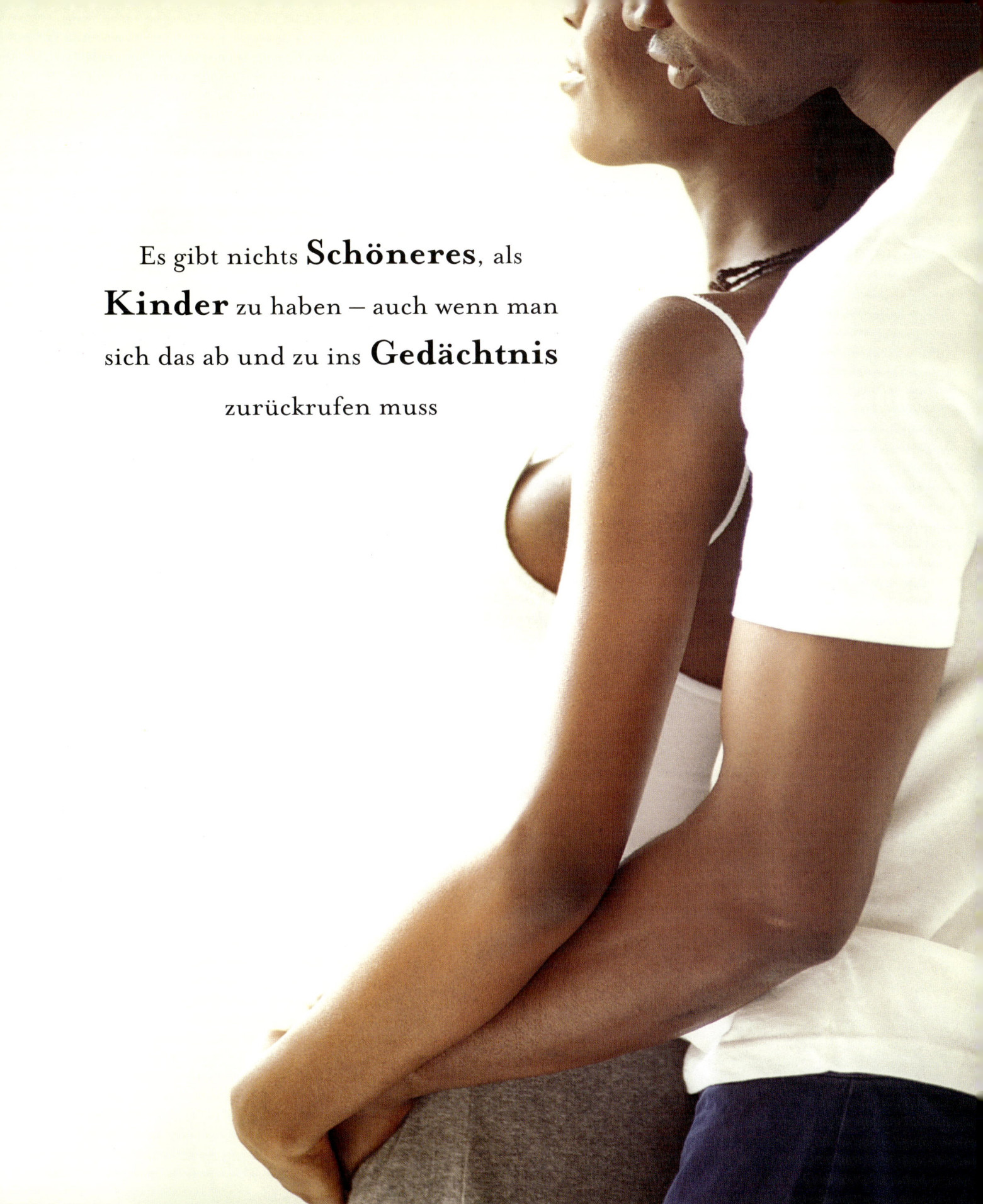

Es gibt nichts **Schöneres**, als **Kinder** zu haben — auch wenn man sich das ab und zu ins **Gedächtnis** zurückrufen muss

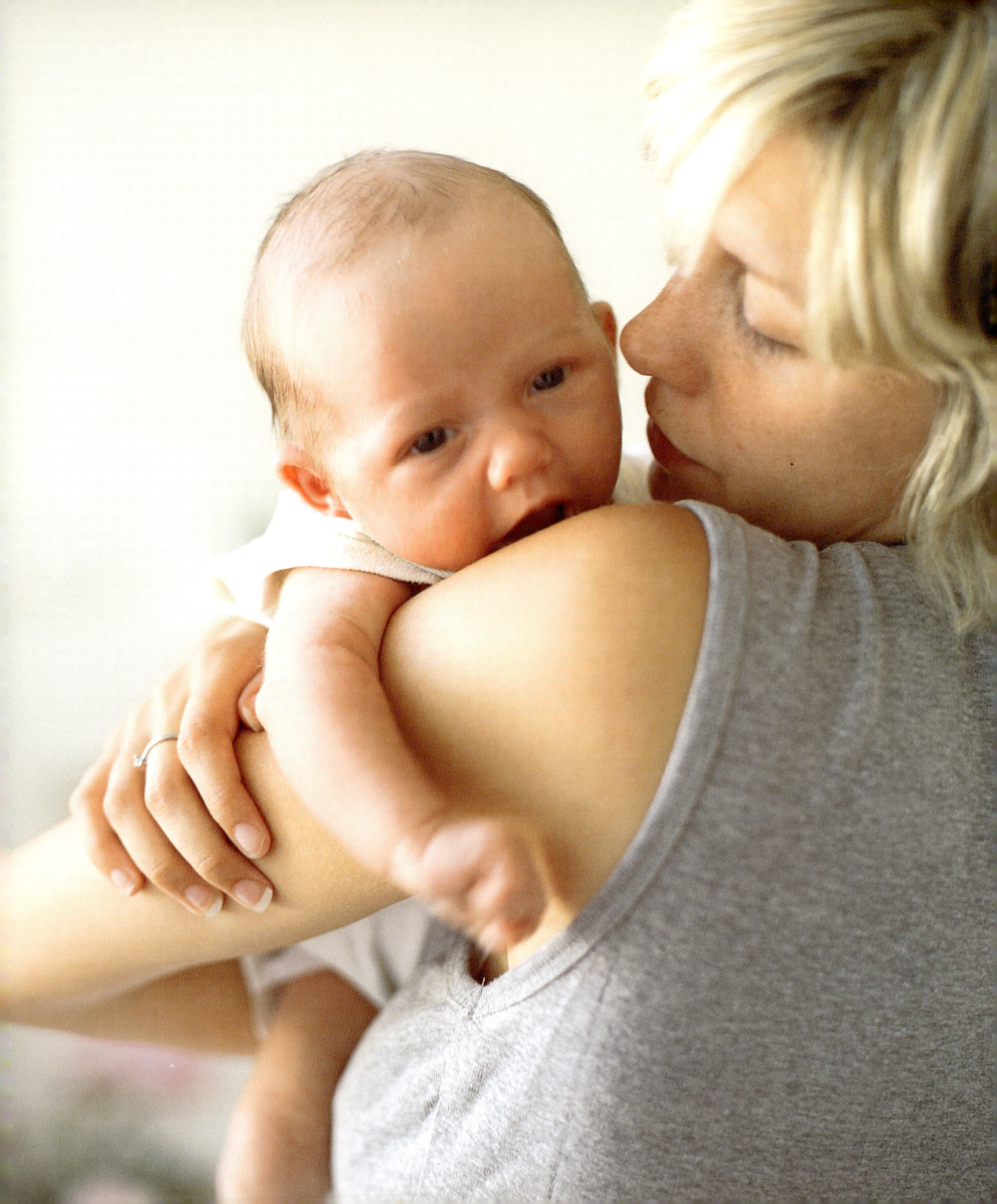

Die Geburt und die Zeit danach

Das große Ereignis steht unmittelbar bevor – das, wofür Ihr Körper schon immer bestimmt war. Vielleicht haben Sie ein wenig Angst davor, aber vertrauen Sie Ihrem Körper, er weiß, was zu tun ist. Geben Sie sich dem Geschehen einfach hin und bleiben Sie vor allem entspannt.

Der Geburtsvorgang

Auf einmal wird Ihnen sehr bewusst werden, wofür all diese Atem- und Entspannungstechniken gut waren. Ihr Körper ist von Natur aus mit allem ausgestattet, was für die Geburt nötig ist – und je besser Geist und Körper im Einklang sind, um so positiver wird sie verlaufen.

DIE GEBURTSPHASEN

Eine Geburt verläuft in 3 Phasen, durch die Ihre Hebamme Sie begleiten wird. Die 1. Phase dauert mit 2 bis 12 Stunden am längsten.

Die 1. Phase (Eröffnungsphase)

Die Gebärmutter kontrahiert in mehr oder weniger regelmäßigen Abständen, bis der Muttermund etwa 10 cm weit geöffnet ist und der Kopf des Babys ungefähr hindurchpasst. Diese Phase endet meist mit kurzen, aber heftigen Wehen, wobei sich der Muttermund maximal weitet.

Ihre Hebamme wird Ihnen jetzt empfehlen, flacher zu atmen oder zu stöhnen und es kann gut sein, dass Sie jetzt die Welt verfluchen, jammern, schimpfen und sich völlig erledigt fühlen.

Die 2. Phase (Austreibungsphase)

Der eigentliche Geburtsvorgang verläuft wesentlich rascher, dafür aber intensiver als die 1. Phase. Der Muttermund ist nun vollständig geöffnet und das Baby wird durch Muttermund, Becken und Vagina nach außen gepresst.

Die 3. Phase (Nachgeburtsphase)

Kurz nach der Geburt des Kindes zieht sich die Gebärmutter nochmals zusammen und stößt die Plazenta aus. Um Komplikationen zu vermeiden, müssen die Hebamme oder der Arzt überprüfen, ob sie vollständig ist.

HABE ICH SCHON WEHEN?

Für die Wehen gibt es mehrere Anzeichen:

□ Regelmäßige Kontraktionen. Bevor es richtig losgeht, kommen und gehen diese manchmal einen ganzen Tag lang in unterschiedlicher Intensität.

□ Abgang des Schleimpfropfens, der bisher schützend vor dem Muttermund lag. Er kann mit Blut vermischt sein und löst sich während der 1. Phase oder einige Tage vor den Wehen.

□ Blasensprung – der Abgang des hellen Fruchtwassers erfolgt entweder als warmes Rinnsal oder schwallartig. Manche Frauen nehmen sogar das leichte Platzen wahr. Der Hauptanteil des Fruchtwassers befindet sich vor dem Muttermund, der Rest im oberen Bereich der Gebär-

Für manche Frauen sind Wehenschmerzen nicht viel schlimmer als Rückenschmerzen, manche verspüren sogar nur leichte Menstruationskrämpfe, aber einige auch heftigste Kontraktionen

> „Ganz wichtig ist, dass sich die Gebärende entspannen kann, sonst bauen sich innerlich Ängste auf, die die Muskelkontraktionen blockieren. Dann sind Schmerzmittel erforderlich und oftmals noch weitere Eingriffe."

LESLIE SPIRES, HEBAMME AM GEBURTSZENTRUM DES QUEEN CHARLOTTE'S AND CHELSEA HOSPITALS, LONDON

mutter. Geht nur die kleinere Menge ab, steht die Geburt meist nicht unmittelbar bevor – informieren Sie aber auf jeden Fall Ihren Arzt oder Ihre Hebamme, da ab jetzt ein Infektionsrisiko besteht.

WIE FÜHLEN SICH WEHEN AN?

Jeder empfindet Schmerzen unterschiedlich. Für manche Frauen sind die ersten Wehen nicht schlimmer als leichte Monatskrämpfe, andere leiden von Anfang an unter heftigen Kontraktionen.

Für viele Frauen beginnen die Wehen mit sanften Kontraktionen von jeweils 20 bis 30 Sekunden Dauer, die in Abständen von 10 bis 20 Minuten einsetzen. Sie nehmen allmählich an Dauer und Stärke zu, bis sie schließlich alle 2 bis 3 Minuten kommen und bis zu 1 Minute anhalten, mit einem deutlich spürbaren Höhepunkt. Das sind dann die eigentlichen Wehen. Bei manchen Frauen müssen die Wehen künstlich eingeleitet werden (meist in Form einer Oxytoxin-Infusion), bei anderen setzen sie rasch und heftig ein. Jede Variante ist normal.

In die Klinik sollten Sie erst dann fahren, wenn die Wehenpausen nur noch 5 Minuten dauern. Wenn Sie es aushalten, können Sie den größten Teil der Atem- und Entspannungsübungen in Ihren eigenen vier Wänden durchführen.

Nicht vergessen: Verspannungen können die natürlichen Abläufe in Ihrem Körper behindern. Also immer schön entspannen – z. B. in der Badewanne und mit dem beruhigenden Duft von Lavendel, Geranium, Rose oder Neroli.

AB WANN MUSS ICH PRESSEN?

Ihre Hebamme wird Ihnen bei der Atemkontrolle helfen und Ihnen sagen, wann Sie pressen sollen, um dem Baby seinen Weg ins Freie zu erleichtern. Die 2. Phase dauert zwischen 20 Minuten und 1 Stunde und umfasst 10 bis 15 kraftvolle Wehen. Der Drang, das Baby hinauszupressen, fühlt sich ähnlich an wie beim Stuhlgang.

Wenn Sie eine Periduralanästhesie (PDA) bekommen haben (betäubt Beine und Beckenbereich), brauchen Sie nur dann zu pressen, wenn man es Ihnen sagt.

Versuchen Sie nicht den Atem anzuhalten, weil das schnell zur Erschöpfung führt. Innere Anspannung wirkt dem natürlichen Presstrieb entgegen, schalten Sie Ihren Kopf aus und vertrauen Sie auf Ihren Körper.

WERDE ICH DIE SCHMERZEN AUSHALTEN?

Geburtsschmerzen sollte man weder unter- noch überschätzen. Vielleicht brauchen Sie Schmerzmittel, vielleicht überstehen Sie die Geburt aber auch weitaus besser als erwartet. Im Gegensatz zu den Schmerzen einer Verletzung sind Geburtsschmerzen gewissermaßen positive Schmerzen, sie tun zwar weh, aber gleichzeitig wird dabei etwas ungeheuer Großartiges geleistet. Sehen Sie sie als eine Herausforderung an und nicht als etwas, wovor man Angst haben oder wobei man heldenhaft die Zähne zusammenbeißen muss.

Heutzutage gibt es kaum mehr Hebammen, die in weißer Schwesterntracht gestrenge Anweisungen geben, wie das früher auf Entbindungsstationen oft die Regel war. Eine Geburt wird zunehmend als das betrachtet, was sie im Grunde ist – der natürlichste Vorgang der Welt.

Geburtsvorbereitung

Sich auf die Wehen und die Geburt gut vorzubereiten ist das A und O eines natürlichen und problemlosen Ablaufs. Wenn Sie darüber Bescheid wissen, was alles eintreten wird, was passieren kann und wie Sie am besten darauf reagieren, werden Sie wesentlich entspannter den Termin auf sich zukommen lassen.

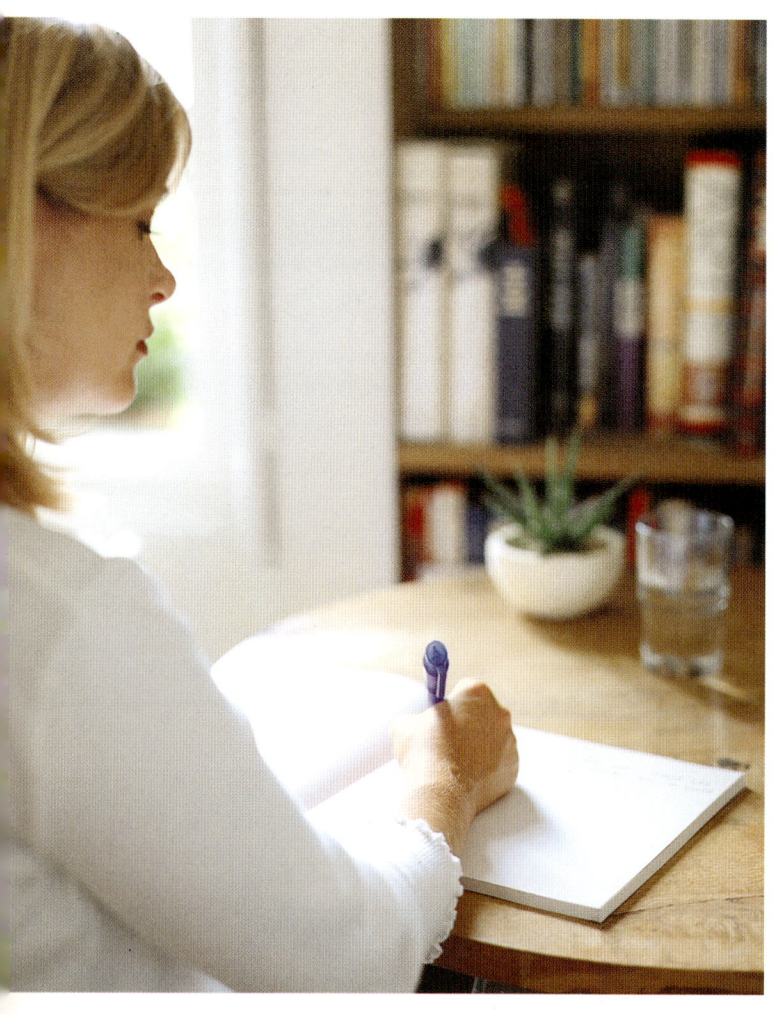

AKTIVE GEBURT

Wenn Sie Ihr Kind so natürlich wie möglich zur Welt bringen möchten, keine Komplikationen vorliegen und die Geburt nicht künstlich eingeleitet werden muss, sind kaum Eingriffe von außen erforderlich. Der Gebärenden steht nur die Hebamme zur Seite, ansonsten läuft die Geburt ganz instinktiv ab. Befindet sich das Geburtszimmer in einer Klinik, haben Sie zusätzlich die Sicherheit, dass im Notfall medizinische Hilfe sofort verfügbar ist.

Die Wehentätigkeit ist körperlich anstrengend. Wer innerlich angespannt und verkrampft ist, tut sich damit um so schwerer, weil dann noch andere Körpermuskeln mitkontrahieren. Wenn Sie entspannt sind, erfüllen die Wehen ihre Funktion weitaus effektiver und die körpereigenen schmerzlindernden Hormone können ungehindert fließen.

Hebammen berichten oft von Frauen, deren Wehentätigkeit in dem Moment ins Stocken gerät, in dem ihr Partner den Raum verlässt. Bei Unbehagen schaltet der Körper gewissermaßen ab, ein Schutzmechanismus. Sobald der Partner zurückkommt, geht es weiter – wieder ein Beweis dafür, wie wichtig es ist, sich entspannt zu fühlen, damit alles seinen natürlichen Lauf nehmen kann.

DER GEBURTSPLAN

In Ihrem Geburtsplan legen Sie genau fest, wie die Geburt stattfinden soll. Lassen Sie sich dabei von Ihrer Hebamme beraten. Seien Sie offen und realistisch, aber betonen Sie ausdrücklich, was Ihnen persönlich wichtig ist – vielleicht haben Sie bestimmte Vorstellungen, was die medizinische Überwachung betrifft, wünschen sich eine Wassergeburt oder möchten sicher sein, dass man Ihnen Ihr Baby sofort nach der Geburt auf den Bauch legt.

SCHMERZMITTEL ODER NICHT?

Eine aktive Geburt, bei der der Körper eigenständig und instinktiv bei voller Bewegungsfreiheit und ohne medizinische Überwachungsapparate agiert, gilt als positivster Lebenseintritt für das Kind. Damit sind nun einmal Schmerzen verbunden – für die einen mehr, für die anderen weniger, aber diese können auch die nötige Kraft verleihen, aktiv zur Geburt beizutragen.

Wehenschmerzen gehören zu den Erfahrungen, die man im Nachhinein eigentlich nicht missen möchte. Wichtig ist jedoch, dass Sie in jedem Augenblick das Gefühl haben, dass Sie es packen. Und auch, wenn Sie die Schmerzen lindern lassen, ob mit Gas, Pethidin oder einer Periduralanästhesie, dann ist es trotzdem eine positive, weil selbst bestimmte Geburt.

Jede Geburt ist ein unbeschreibliches Ereignis, ob mit oder ohne Schmerzmittel. Wenn Sie Ihr Baby nach einer nahezu schmerzfreien Geburt auf dem Bauch spüren (oder unmittelbar nach einem Kaiserschnitt in den Armen halten) und es gleich darauf erstmals an Ihrer Brust nuckelt, ist die Geburt rundum glücklich und gelungen. Schmerzmittel ja oder nein – diese Entscheidung liegt ganz bei Ihnen.

ENTSPANNEN UND TIEF DURCHATMEN

Jetzt ist die Stunde Ihres Geburtsbegleiters gekommen. Während Sie in den Wehen liegen, brauchen Sie jemanden, der Ruhe ausstrahlt, nur für Sie da ist und Sie ans richtige Atmen erinnert.

Tiefenatmung ist eine bewährte Entspannungstechnik und vermag Verkrampfungen zu lösen, die den Geburtsverlauf ins Stocken bringen können.

Lassen Sie die Schultern fallen, öffnen Sie die Hände und lockern Sie Mund und Unterkiefer. Dann ganz langsam ausatmen, kurz innehalten und langsam wieder einatmen. Wählen Sie eine der auf den Seiten 124 und 125 beschriebenen Positionen, wenn Sie sich ein bisschen entspannen müssen oder Sie nicht gerade in einer Wehe sind.

Holen Sie vor jeder Wehe tief Luft und atmen Sie am Höhepunkt langsam aus. Bei Nachlassen der Schmerzen wieder langsam einatmen. (Dies gilt übrigens für jede körperliche Anstrengung: Beim Anspannen wird ausgeatmet und beim Entspannen eingeatmet). Zwischen den Wehen atmen Sie ganz tief und langsam. Dauern die Wehen länger, können Sie den Höhepunkt mit einigen kürzeren, flacheren Atemzügen überwinden.

Was kann Ihr Partner noch tun?

☐ Er kann Ihnen Mut zusprechen. Ein „Du machst das prima!" hilft ungemein, wenn Sie gerade mitten in einer Wehe sind.

☐ Er kann Ihre Hand halten.

☐ Er kann Sie massieren und beruhigen.

☐ Er kann Ihnen Gutes tun – mit einem kühlen Tuch zum Abtupfen, einem Eisbeutel oder einem Schluck Wasser oder Saft.

Eine **Massage** im unteren Rückenbereich der Mutter sorgt auf **natürliche** Weise und sehr effektiv für **Schmerzlinderung**

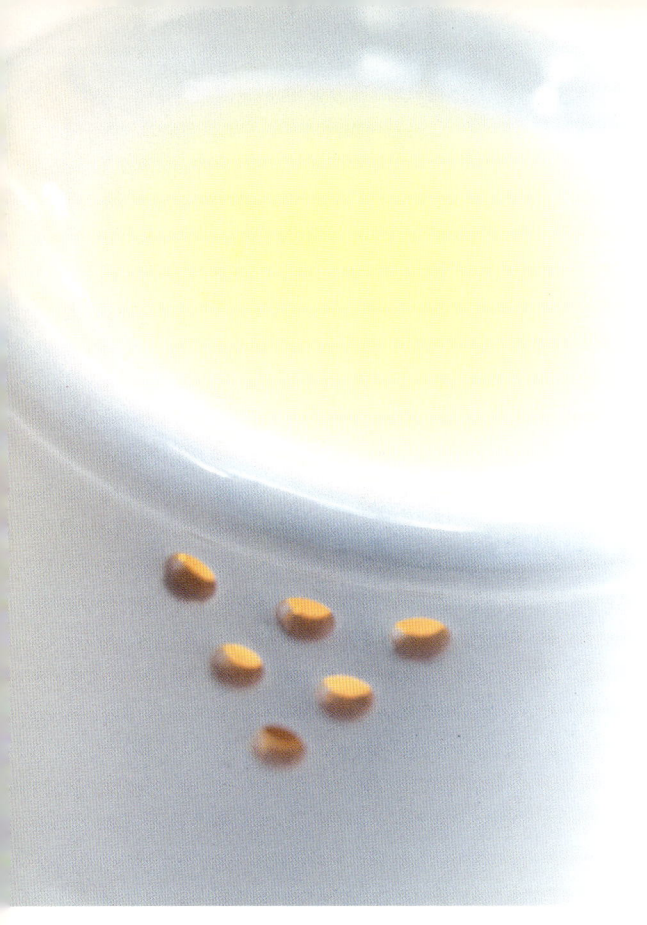

Es gibt zahlreiche Methoden, um die Wehen leichter zu überstehen. Kräuterextrakte, homöopathische Mittel, Massagen und Aromatherapie können die Schmerzen lindern. Auch wenn nicht alle Mittel bei allen Frauen gleichermaßen anschlagen – es lohnt sich, andere Mütter nach ihren Erfahrungen zu fragen.

ZEHN WEGE... *Wehen zu lindern*

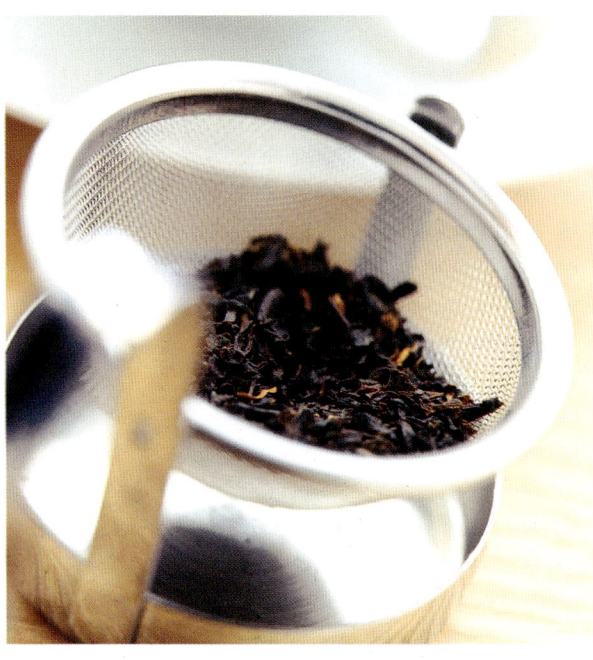

1 Himbeerblättertee in den letzten 6 Schwangerschaftswochen kräftigt die Gebärmutter und macht die Schleimhäute weich – das erleichtert später die Ausdehnung des Muttermundes.

2 Kräutertinkturen aus Traubensilberkerze, Frauenwurzel oder Beifuß sollen dazu beitragen, dass die Kontraktionen kraftvoll und regelmäßiger kommen. Wenden Sie sich an einen erfahrenen Kräuterexperten.

3 Bachblüten-Rescue-Tropfen während der Wehen geben Ihnen das Gefühl, die Dinge in den Griff zu bekommen.

4 Ist der Geburtstermin verstrichen, können Sie die Wehentätigkeit anregen, indem Sie Muskatellersalbei ins Badewasser geben. Dieses Aromaöl ist für Schwangere bis kurz vor der Entbindung sonst tabu!

5 Homöopathische Mittel helfen in verschiedenen Geburtsphasen. Pulsatilla C30 hilft bei schwachen Wehen, Caulophyllum C30 bei Schmerzen. Heilpraktiker geben auch Caulophyllum C60.

6 Wenn Ihnen alles über den Kopf wächst, ziehen Sie sich einfach ins Badezimmer zurück. Nehmen Sie Musik, Aromaöle und andere schöne Dinge mit – falls sich alles etwas länger hinziehen sollte als erwartet.

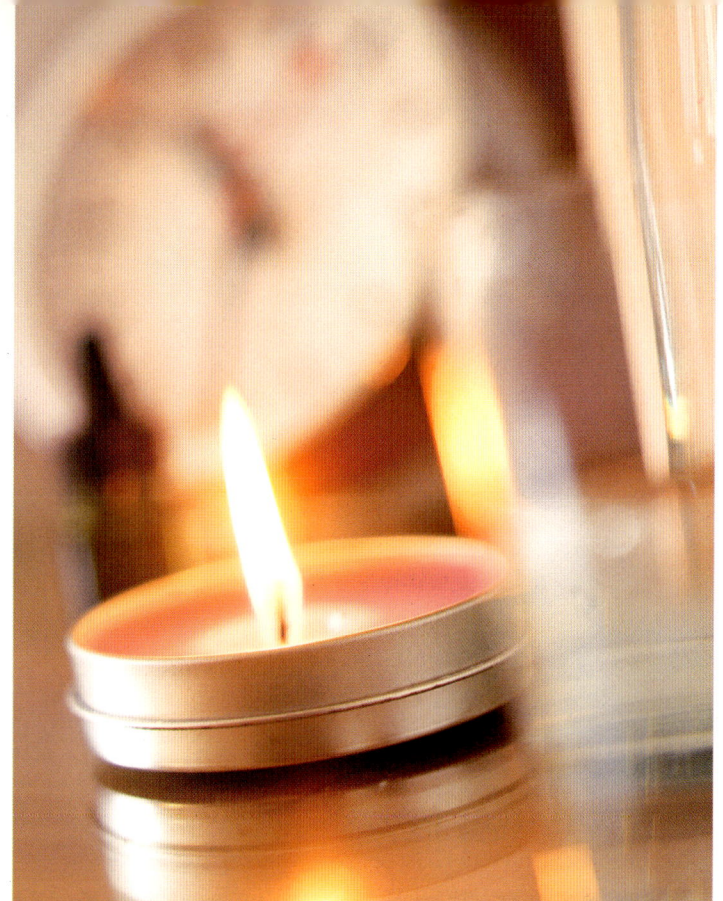

7 Hören Sie entspannende Musik beim Schein einer beruhigenden Duftkerze. Ich habe meine Tochter zu den Klängen von Temple of the Forest von David Naegle – zwitschernde Paradiesvögel und rauschende Wasserfälle – zur Welt gebracht. Die Musik habe ich auch in den ersten 6 Monaten im Kinderzimmer spielen lassen. Heute ist meine Tochter 8 und bleibt immer noch stehen und lauscht, wenn sie das Stück irgendwo hört.

8 Stellen Sie in Ihrem Zimmer oder im Geburtsraum eine Duftlampe mit Lavendelöl auf; das Aroma wirkt entspannend und ausgleichend und vertreibt Unruhe oder Angst vor Schmerzen.

9 Bitten Sie Ihren Partner um eine entspannende Rücken- und Schultermassage. Bereiten Sie die entspannende Mischung von Seite 61 zu und verwenden Sie diese während der Wehen. Reiben Sie sie auf die Stirnmitte und den Nacken, das sind zwei ayurvedische Vitalpunkte („Marma"), die den Schlaf und die Tiefenentspannung fördern.

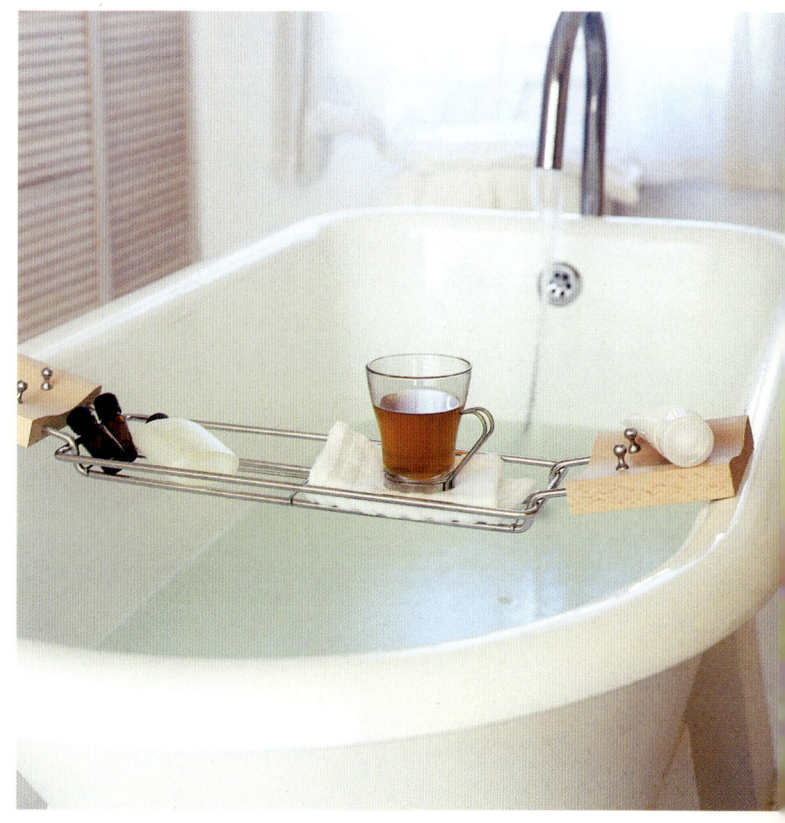

IO Versuchen Sie es mit einem TENS-Gerät (Transkutane elektrische Nervenstimulation). Es blockiert die Schmerzsignale zum Gehirn. Der Wehenschmerz bleibt zwar spürbar, aber das Kribbeln am Rücken lenkt wunderbar ab.

Bequeme Geburtspositionen

Es gibt eine Reihe von Positionen, die Ihnen die verschiedenen Stadien der Wehentätigkeit erleichtern. Probieren Sie sie am besten schon vorher aus!

SCHMERZLINDERUNG ZU BEGINN

In diesem Wehenstadium sollten Sie sich möglichst entspannen und verschiedene Stellungen ausprobieren, in denen Sie sich instinktiv wohl fühlen. Zwischen den Wehen tut es gut, sich etwas zu bewegen – in aufrechter Haltung wird das Tiefergehen des Kindes durch die Schwerkraft begünstigt. Sobald die Kontraktionen wieder einsetzen, nehmen Sie eine für Sie bequeme Position ein und atmen Sie in aller Ruhe in die Wehen.

Vielen Frauen hilft es, sich während der Wehen die Reise des Babys aus dem Bauch durch den Geburtskanal bildlich vorzustellen.

AUFSTEHEN UND UMHERGEHEN

Falls Sie an einen CTG (Herzton-Wehenschreiber) angeschlossen sind, ist Ihre Bewegungsfreiheit natürlich eingeschränkt.

Erkundigen Sie sich schon im Voraus, wie die Geburtsüberwachung in Ihrer Klinik gehandhabt wird, denn dies kann Ihren Geburtsplan beeinflussen. In manchen Kliniken gehört ein Dauer-CTG zu den Routinemaßnahmen.

Im Allgemeinen ist diese Maßnahme nicht notwendig, solange es dem Baby gut geht. Wurde die Geburt allerdings künstlich eingeleitet oder besteht ein Komplikationsrisiko, ist eine dauernde Überwachung während der Geburt unumgänglich.

STEHEN

Aufrecht stehen und sich nach vorne an eine Wand oder den Partner lehnen kann die Wehen stimulieren und die Abwärtsbewegung des Kindes beschleunigen. Kleine kreisende oder seitliche Beckenbewegungen helfen gegen Schmerzen. Wenn Sie vor einer Wand stehen, bitten Sie Ihren Partner, Sie im unteren Rückenbereich zu massieren – auch das wirkt schmerzlindernd.

SCHAUKELN

Im Vierfüßlerstand das Becken vor und zurück bewegen schafft einen Rhythmus, der die Wehenschmerzen erträglicher macht. Bei sehr starken Schmerzen können Sie sich auch nach vorne knien, mit dem Po nach oben und dem Kopf auf dem Boden.

KNIEN

Sehr bequem ist es auch, wenn Sie sich hinknien und den Bauch mit einem Sitzsack, einem Geburtsball oder mehreren Kissen abstützen. Diese Position empfiehlt sich, um sich zwischen schwachen Wehen zu erholen.

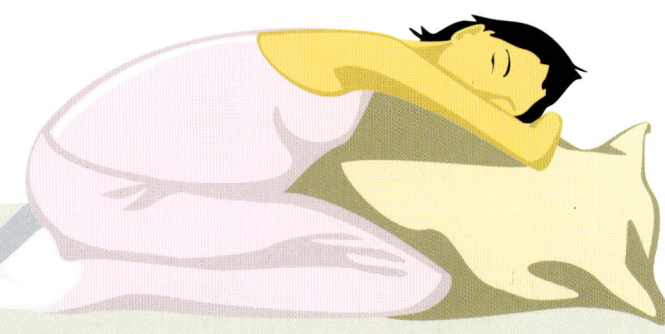

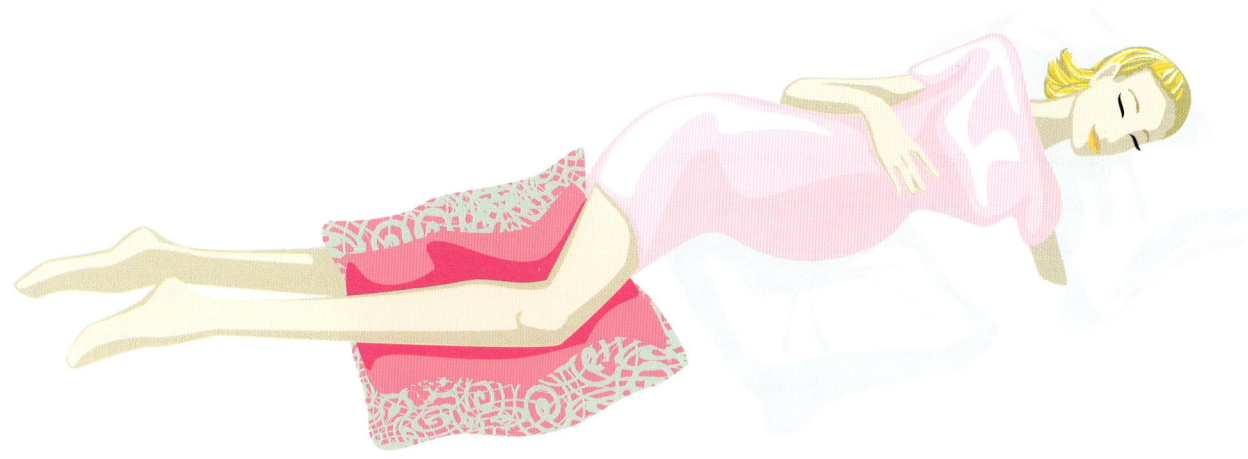

LIEGEN

Bequeme Lage bei Erschöpfung: Legen Sie sich auf die Seite, den Bauch mit Kissen abgestützt, ein Bein angehoben auf einem Kissen.

DER WEG HINAUS

Ärzte und Hebammen raten Gebärenden von der Rückenlage ab. Am günstigsten ist es, sich vorzulehnen oder auf alle viere zu gehen ... das verringert das Risiko eines Dammrisses. Nur wenige Frauen bringen ihr Kind problemlos im Liegen zur Welt.

Aufrecht stehen oder gegen die Wand lehnen

In dieser Gebärhaltung tun Sie sich mit dem Pressen leichter. Gegen die Rückenlage spricht ein einfaches Argument: Sie pressen gegen die Schwerkraft und in die falsche Richtung – und vergeuden unnötig Kraft .

Hocken oder auf allen vieren knien

Auch diese Gebärhaltungen können die Austreibungsphase dank der Schwerkraft positiv beeinflussen. In der Hocke wird das Becken optimal geweitet und der Druck ist geringer. Stützen Sie sich auf den Arm Ihres Partners oder links auf seinen und rechts auf den Arm Ihrer Hebamme und stellen Sie die Füße hüftweit auseinander. Mit jeder Wehe beugen Sie die Knie und öffnen das Becken.

Sitzen

Sitzen ist ebenfalls eine verbreitete Gebärhaltung. Üben Sie aufrecht zu sitzen, im Rücken einen Berg Kissen und die Beine gespreizt und angebeugt, den Kopf auf die Brust gesenkt.

Kommt Ihr **Kind** gleich nach der Geburt auf Ihren **Bauch**, spürt es die **Wärme** Ihres Körpers und Ihren vertrauten **Herzschlag** – beides kennt es seit **neun Monaten**

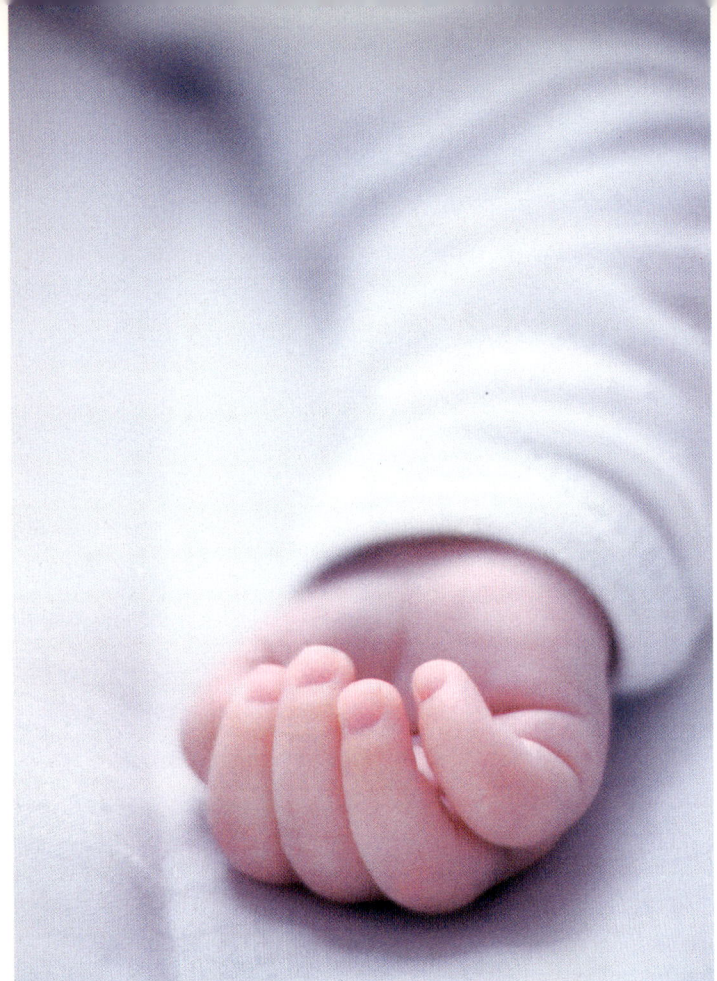

„Meine Lavendelbäder haben mich stark gemacht. Bei mir hat Lavendel in jeder Schwangerschaft, bei jeder Geburt und auch unmittelbar danach eine wichtige Rolle gespielt. Ich verbinde diesen Duft immer mit der Ruhe und Behaglichkeit bei mir zu Hause — und wann immer ich ihn rieche, steigen sofort Erinnerungen an die Geburten meiner Kinder in mir hoch."

LIZ, MUTTER VON LILY, GUY, GABRIELLE UND CHRISTIAN

Ihr großer Moment

Es kommt! Die Hebamme kann bereits den Scheitel Ihres Babys sehen und berühren. Es schiebt sich durch den Geburtskanal ins Freie – ein neuer Erdenbürger ist auf dem Weg!

DIE GEBURT IHRES BABYS

Die Hebamme und eventuell anwesende medizinische Fachkräfte bereiten sich auf die Geburt vor, indem sie sich Handschuhe anziehen, sterile Instrumente bereitlegen und den Dammbereich sowie die Innenseiten Ihrer Oberschenkel sorgfältig mit einer antiseptischen Flüssigkeit abwaschen.

Ihre Hebamme wird Ihnen jetzt empfehlen zu pressen. Vertrauen Sie Ihrem Körpergefühl, sich selbst und den erfahrenen Menschen um Sie herum. Nach dem Durchtritt des Kopfes wird die Hebamme Sie etwas bremsen; dann pressen Sie noch ein letztes Mal, damit der restliche Körper herausgleiten kann.

Damit Sie sofort Kontakt mit Ihrem Baby aufnehmen, wird es Ihnen auf den Bauch gelegt. Es ist mit Resten der weißlichen Käseschmiere (Vernix) bedeckt, die die Haut des Babys im Fruchtwasser geschützt hat, und die Äuglein könnten noch etwas verschwollen sein. Die Ärzte werden das Kind gleich wiegen und untersuchen wollen – aber versuchen Sie, diese ersten Momente zu genießen.

WENN SIE HILFE BRAUCHEN

Mit einem Dammschnitt kann die Scheidenöffnung vergrößert werden, damit der Kopf des Kindes besser hindurchpasst. Er wird unter örtlicher Betäubung durchgeführt und später mit wenigen Stichen vernäht. Ein Dammschnitt sollte nicht routinemäßig durchgeführt und vorher immer erläutert werden. Wird auf den Schnitt verzichtet, kann es allerdings vorkommen, dass der Damm bei der Austreibung etwas einreißt. Zwischen diesen Alternativen liegt oft nur ein schmaler Grat – lassen Sie sich von Ihrer Hebamme beraten.

Ist die Gebärende sehr geschwächt und unfähig zu pressen (oft nach einer Periduralanästhesie), wird das Kind mit einer Saugglocke oder einer Zange aus dem Geburtskanal geholt. Dadurch kann der Kopf etwas verformt sein oder ein Hämatom aufweisen, aber nur einige Tage lang. War der Kopf bei der Geburt sehr starkem Druck ausgesetzt, wäre eine kraniale Osteopathiebehandlung durch einen qualifizierten Heilkundigen zu erwägen.

Liegt das Kind in Steißlage in der Gebärmutter (mit Po oder Füßen voran), muss es per Kaiserschnitt zur Welt gebracht werden, manchmal auch mithilfe einer Geburtszange. Bei einem Kaiserschnitt wird die Geburt durch einen Bauchschnitt ermöglicht. Dieser Eingriff wird entweder von vornherein geplant oder erfolgt als Notfallmaßnahme bei Komplikationen. Wenn Sie einen Kaiserschnitt brauchen, versuchen Sie es positiv zu sehen – nicht als eine Operation, sondern als die einzig sichere Möglichkeit, Ihr Kind gesund auf die Welt zu bringen.

TOTGEBURT

Nichts und niemand kann Sie auf den Verlust des lang erwarteten Babys vorbereiten. Jede Frau reagiert auf ein solches Schicksal auf ihre eigene Weise – offene Gespräche mit dem Partner, mit engen Freunden oder einem Therapeuten helfen dabei, über diesen Verlust hinwegzukommen. Versuchen Sie unbedingt, Ihr Baby noch zu sehen und zu halten. Solche Erinnerungen sind ungeheuer wichtig.

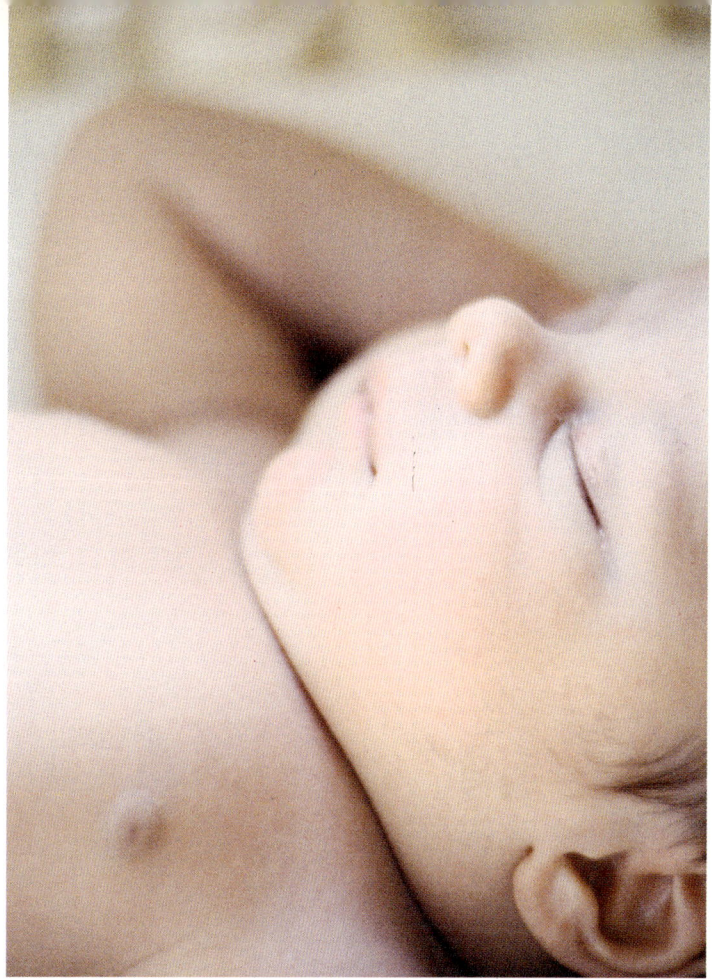

„Während der Geburt haben mir die Wehen furchtbar zugesetzt. Ich bekam Lachgas und Sauerstoff, aber nichts half so richtig. Und dann war mir auf einmal so, als würde ich eine Schmerzschwelle überschreiten. Es war unglaublich. Ich schien irgendwie über allem zu schweben – und keine 20 Minuten später hielt ich meinen Sohn in den Armen. Dieses Erlebnis werde ich nie vergessen."

SUZANNE, MUTTER VON NIAMH, TARA, ALANNAH UND CONNAL

IHR GROSSER MOMENT

Meersalz ist ein wunderbarer Zusatz für ein **Bad** nach der Geburt – es **lindert** Schmerzen und fördert die **Heilung** von **Wunden** und Druckstellen. Einfach ein Kilogramm im **Wasser** auflösen und 20 Minuten lang **genießen**

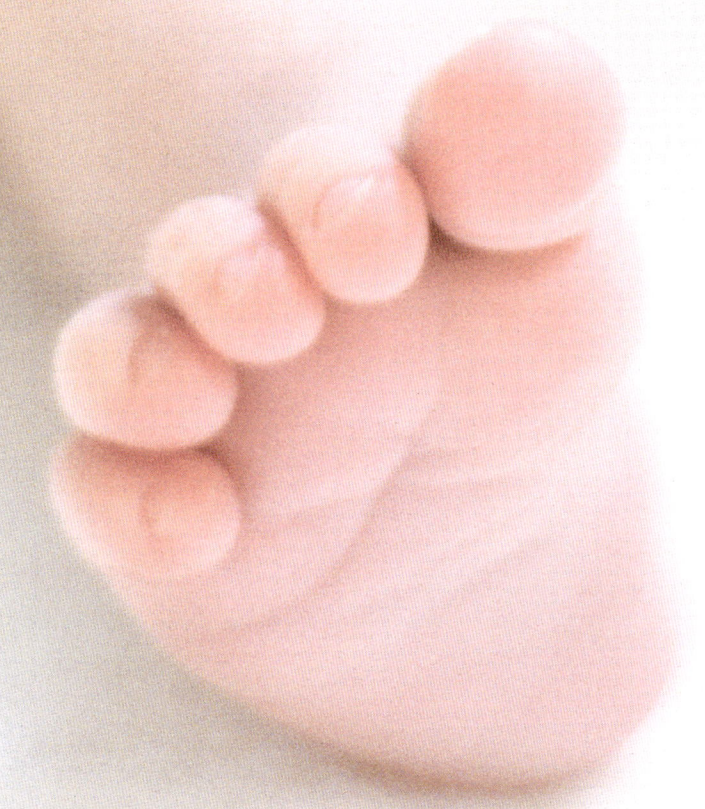

> „Tragen Sie in den ersten drei Wochen nur Hausanzüge oder schicke Pyjamas. Sie haben gerade eine aufwühlende Erfahrung durchlebt, die Ihnen große körperliche und psychische Anstrengung abgefordert hat. Jedem Besucher signalisiert der Hausanzug, dass Sie noch erholungsbedürftig sind."

LIZ, MUTTER VON LILY, GUY, GABRIELLE UND CHRISTIAN

Nach der Geburt

Lassen Sie jetzt nicht nach, sich zu hegen und zu pflegen. Es gibt viele Möglichkeiten, wie Sie jetzt Ihrem eigenen Körper und auch Ihrem Kind Gutes tun können.

ERHOLUNG NACH DER GEBURT

Geben Sie sich reichlich Erholungszeit. Viele Mütter wollen gleich wieder zur Tagesordnung übergehen, aber die ersten Tage sollten Sie sich und Ihrem Baby viel Ruhe gönnen. Denken Sie an die Worte: „Man ist als Mutter immer nur so gut, wie man zu sich selbst ist."

In vielen Ländern Afrikas übernimmt in dieser ersten Zeit die Familie alle Aufgaben – die junge Mutter darf keinen Finger rühren; sie liegt nur im Bett und kümmert sich um sich und ihr Baby. In unserer westlichen Zivilisation mit ihren vielen täglichen Anforderungen ist das anders, aber lassen Sie sich trotzdem nicht unter Druck setzen. Vergessen Sie Waschmaschine und Staubsauger, lassen Sie das Büro Büro sein und nehmen Sie in den ersten vier Wochen jede angebotene Hilfe an.

Um die Wundheilung zu beschleunigen und Infektionen im Beckenbereich zu verhindern, empfehlen sich Bäder mit jeweils 5 Tropfen eines Antiseptikums sowie Lavendelöl. In ein Handtuch gewickelte Eiswürfel gegen die Dammnaht gehalten wirken lindernd, ebenso homöopathische Arnikatabletten 30C und Arnikacreme – die aber nie direkt in die Wunde gelangen darf.

Frauen mit wunden, aufgesprungenen Brustwarzen sollten eine Kräutertinktur aus Johanniskraut und Calendula (Ringelblume) ausprobieren. Diese wird abwechselnd mit Calendulacreme oder einer Kamillensalbe zwischen dem Stillen angewandt, aber nicht länger als 3 bis 4 Tage, sonst „weichen" die Brustwarzen auf. Wischen Sie die Brust vor dem Stillen gut ab, da einige Präparate Spuren von Erdnussöl enthalten – das kann bei empfindlichen Babys eine Nussallergie auslösen.

Kraniale Osteopathie hilft, den Körper wieder ins Gleichgewicht zu bringen und Stress und Spannungen zu vertreiben. Dabei werden die Schädelknochen leicht massiert und dadurch das Nervensystem gestärkt. Das Verfahren ist so sanft, dass es auch bei Babys anwendbar ist, meist bei Koliken.

Geben Sie 3 Tropfen Römische Kamille in die Wanne und genießen Sie ein Bad zusammen mit Ihrem Baby. Manche Kinderärzte raten Müttern, in der Stillzeit auf Parfüm zu verzichten, da es den feinen Geruchssinn des Kindes irritieren könnte, aber ein paar Tropfen im Badewasser wirken oft besänftigend auf ein unruhiges Baby.

„Ich habe meinen Kleinen vier Wochen lang gestillt, aber er nahm kaum zu — ständig war er hungrig und schrie nach mehr. Irgendwann war ich total ausgelaugt und am Ende. Ich fing an, ihn dreimal pro Tag mit einem Milchpräparat zu füttern — und was soll ich sagen: Von einem Tag auf den anderen hatte ich das satte, zufriedene Kind, das ich mir immer gewünscht hatte."

SHARON, MUTTER VON HAMISH

Essen für zwei

Wahrscheinlich haben Sie sich schon viele Gedanken über die Ernährung Ihres Neugeborenen gemacht. Inzwischen sind sich alle Experten darüber einig, dass Muttermilch das Beste ist. Viele Frauen fühlen sich deswegen unter Druck gesetzt, aber die Entscheidung darüber, ob Sie stillen wollen oder nicht, liegt allein bei Ihnen.

VOR- UND NACHTEILE DES STILLENS

Die Muttermilch enthält besondere Nährstoffe, die das kindliche Immunsystem stärken. Möglicherweise schützt sie auch vor dem plötzlichen Kindstod. Beim Stillen entsteht ein inniger Haut-zu-Haut-Kontakt zwischen Mutter und Kind. Auch die Ausschüttung von Oxytoxin wird dabei stimuliert – dieses Hormon fördert das Zusammenziehen der Gebärmutter und könnte Ihnen helfen, rascher zu Ihrer Idealfigur zurückzukehren. Muttermilch ist kostenlos, jederzeit verfügbar und bei Bedarf abfüllbar.

Stillen kann die Mutter aber auch stressen – und damit das Kind ebenfalls. Die Brustwarzen werden manchmal wund und schmerzen. Und wenn Sie das Gefühl

haben, dass Sie zu wenig Milch produzieren, geraten Sie psychisch unter Druck, was die Milchproduktion noch mehr drosselt – ein Teufelskreis, der sich nur schwer durchbrechen lässt. Andererseits kann ein zu starker Milchfluss (unkontrolliertes Herausspritzen) sehr stören, wenn Sie mit Ihrem Baby eigentlich gerade kuscheln und schmusen wollten.

Was Ihr Kind aber am meisten braucht, ist eine glückliche Mutter. Stillen Sie nicht, wenn Sie sich dabei unbehaglich fühlen. Lassen Sie sich nicht von anderen moralisch erpressen. Stillen kann eine wunderbare Erfahrung sein, aber wenn es einfach nicht Ihre Sache ist, machen Sie sich kein schlechtes Gewissen deswegen.

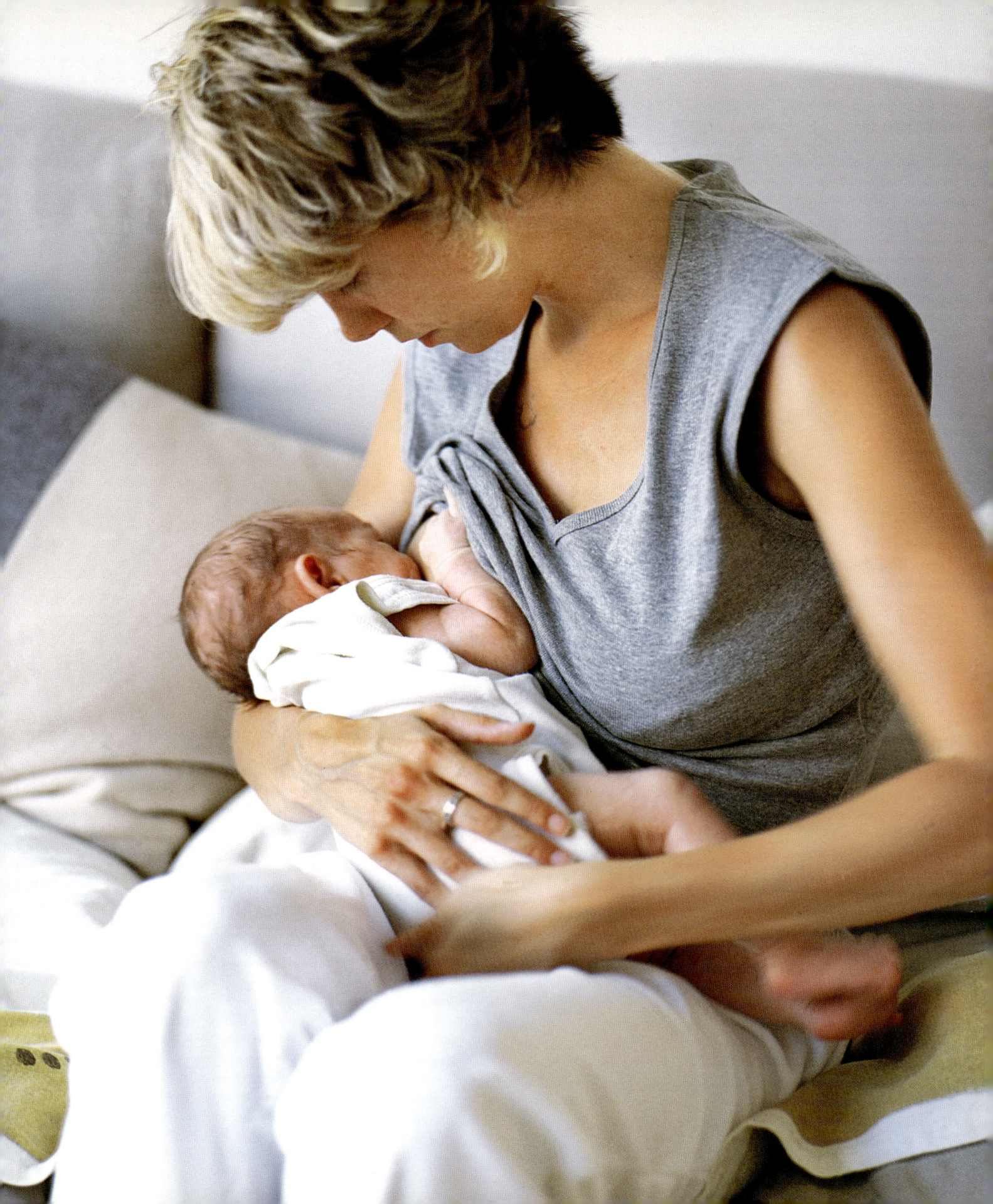

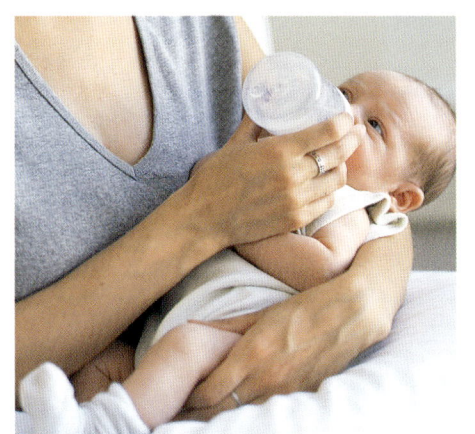

„Ich habe jedes meiner drei Kinder sechs Monate lang gestillt. Es gab viele Hochs und Tiefs — oft habe ich befürchtet, ich hätte etwas Falsches gegessen, wenn ein Kind immer wieder alles ausspuckte oder ein anderes ständig Koliken hatte. Aber ich würde es immer wieder so machen und mit jedem Kind wird es ja auch einfacher."

MARTHA, MUTTER VON HARRIET, CHARLOTTE UND TILDA

TIPPS FÜRS STILLEN

□ Bei Milchstau tupfen Sie die Brüste mit Frotteetüchern ab (abwechselnd in heißes und kaltes Wasser tauchen; eventuell Lavendelöl zufügen), um die Beschwerden zu lindern. Die schnellste Lösung: Legen Sie Ihr Kind an. Regelmäßiges Stillen kann verstopfte Milchgänge verhindern. Überschüssige Milch abpumpen und die Brüste in einem warmen Bad sanft massieren.

□ Eine bequeme Haltung ist beim Stillen ganz wichtig. Den Rücken immer gut abstützen und ein Kissen auf den Schoß legen, um das Baby auf Brusthöhe zu bringen. Drehen Sie es so zu sich, dass es Bauch an Bauch mit Ihnen liegt und nehmen Sie sein Köpfchen in Ihre Armbeuge. Ein gewickeltes Baby fühlt sich wohler und lässt sich beim Brustwechsel leichter handhaben. Drücken Sie den dunklen Warzenhof samt Brustwarze leicht zusammen, bis er in den Mund des Babys passt und schieben Sie ihn dann ganz hinein. Wenn Ihr Baby nur die Brustwarze zu fassen bekommt, tut es sofort weh. Fassen Sie mit Daumen und Zeigefinger der anderen Hand unter die Brust und heben Sie sie etwas an, dann lässt sich die Warze exakter in den Mund führen. Wenn Sie diese Anlegetechnik beherrschen, können Sie Ihr Baby auch stillen, wenn Sie auf der Seite liegen (nützlich nachts im Bett!) oder es nur unter einem Arm festhalten.

□ Wenn die Brustwarzen sehr wund sind, pumpen Sie die Milch einige Tage ab, damit sie sich erholen und heilen können. Kamille in hoher Verdünnung kann bei schmerzenden Brustwarzen Linderung bringen. Entweder ins Wasser geben und die Brüste darin baden oder ein paar Tropfen mit einem Trägeröl mischen und auftragen oder mit Kamillensalbe eincremen.

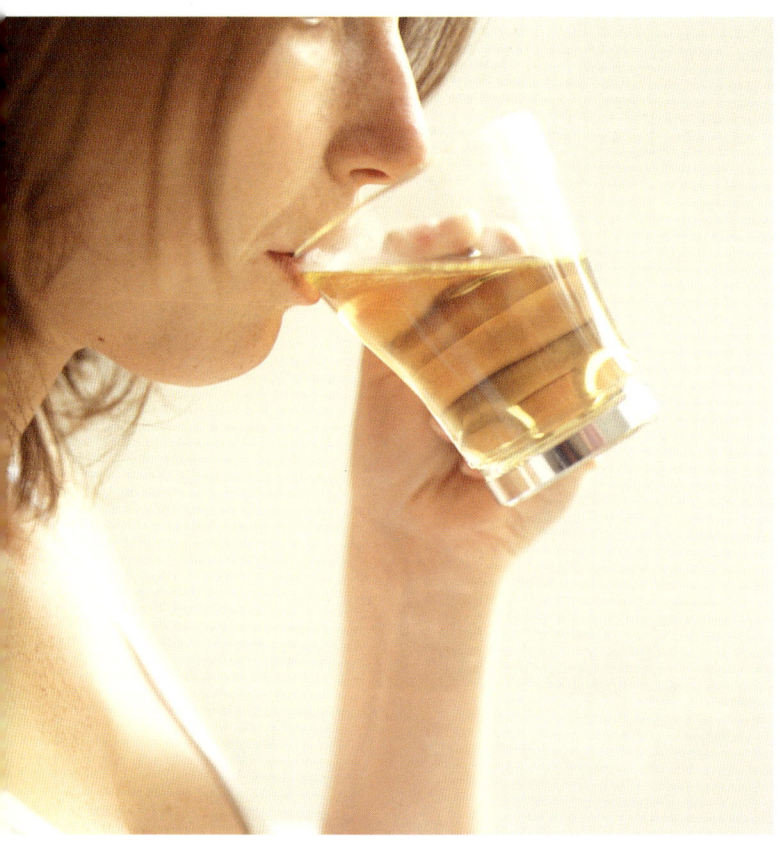
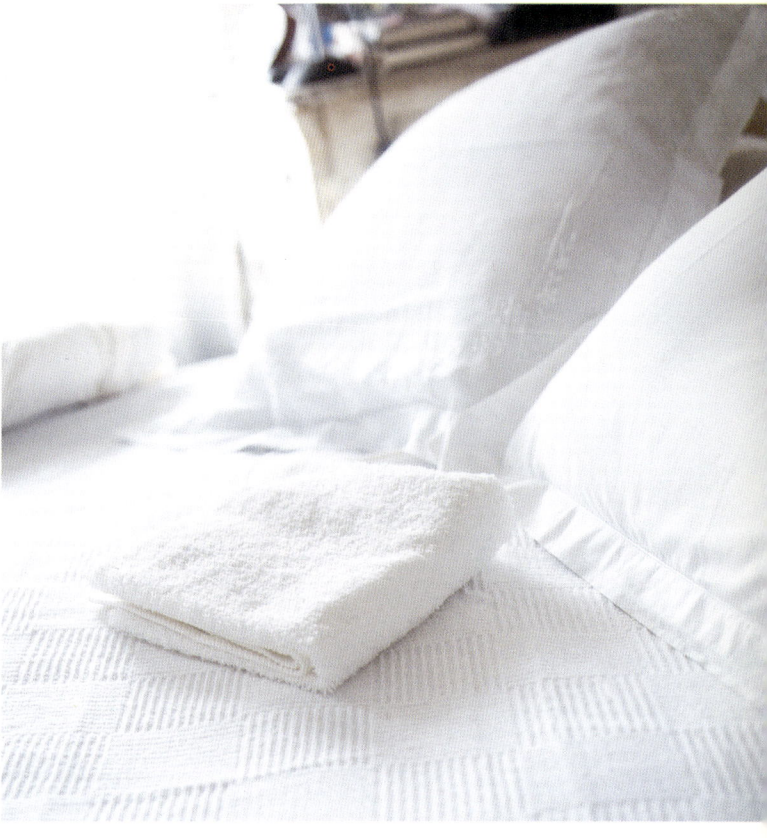

□ Essenzielles Fenchelöl kann die milchtreibenden Hormone stimulieren, wenn Sie ein paar Tropfen ins Badewasser geben oder mit einem Zerstäuber verteilen. Fencheltee fördert die Milchbildung und den Milchfluss.

□ Unterstützen Sie die Milchbildung, indem Sie viel ruhen, ausgewogen essen und viel trinken. Trinken Sie jedesmal ein Glas Wasser, wenn Sie stillen.

□ Legen Sie sich gesunde Snacks bereit, die Sie leicht mit einer Hand essen können, während Sie Ihr Baby wiegen, umdrehen, stillen oder streicheln – z. B. Pittabrot, Rohkoststreifen mit Dips, Quiche-Stücke oder kleine belegte Brötchen. Bitten Sie Ihren Partner, Ihnen einen kleinen Imbiss und einen Fruchtsaft (Seite 66) herzurichten.

□ Wenn Ihr Baby unter Koliken leidet, geben Sie ihm 5 ml Kamillentee. Das entspannt den Verdauungstrakt. Besonders an heißen Tagen haben Sie vielleicht das Gefühl, dass Ihre Milch zu dick ist, um seinen Durst zu löschen. Um das zu testen, berühren Sie die Scheitelfontanelle Ihres Babys – wenn sie etwas eingedellt ist, kann eine leichte Austrocknung vorliegen. Mit einem Teelöffel abgekochtem, erkaltetem Wasser lässt sich das oft ausgleichen und Ihr Baby fühlt sich sichtlich wohler. Stillexperten meinen allerdings, dass die Muttermilch dem Baby alles gibt, was es braucht.

□ Beim Stillen verlieren Sie nicht automatisch an Gewicht. Es sorgt zwar dafür, dass sich die Gebärmutter wieder zusammenzieht, aber wenn es Sie nach Süßigkeiten gelüstet, nehmen Sie eher zu. Ernähren Sie sich ausgewogen – und machen Sie in der Stillzeit keine Diät! Sie beide brauchen jetzt viel Kraft und Energie.

□ Wenn Sie sich Sorgen machen, dass Sie zu wenig Milch bilden, versuchen Sie es mit dem homöopathischen Präparat Ignatia C30.

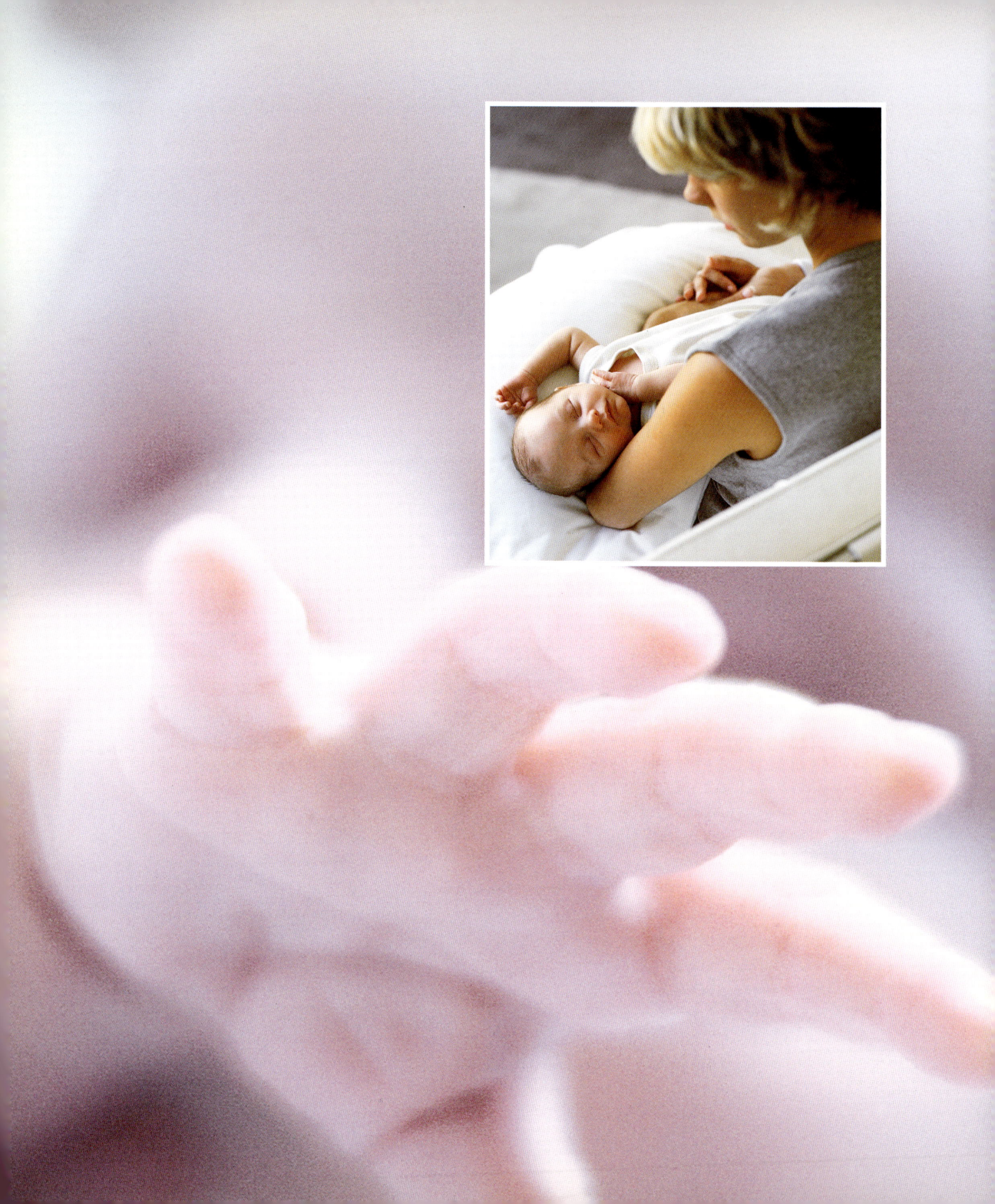

Wie geht es Ihnen?

Sind Sie vor Glück total durcheinander? Ganz verzaubert und voller Liebe für dieses winzige Wesen, das Sie soeben zur Welt gebracht haben? Genießen Sie diese wertvollen ersten Augenblicke. Sie werden Ihnen helfen, die nächsten Monate gut zu überstehen.

WECHSELBAD DER GEFÜHLE

Die Pflege eines Neugeborenen ist wundervoll und anstrengend zugleich. Schlafmangel, Ängste und die hormonellen Veränderungen nach der Geburt – all das sorgt dafür, dass Sie sich oft wie gerädert fühlen und die Tränen leicht fließen. Viele junge Mütter machen in den ersten beiden Wochen nach der Geburt abrupte Stimmungswechsel durch, den so genannten Baby Blues.

Eine echte postnatale Depression ist allerdings weitaus ernster – auch sie wird durch die hormonelle Umstellung und Erschöpfung ausgelöst, hat aber oft tiefer greifende Ursachen, etwa extremen emotionalen Druck oder Geldsorgen. Wenn Sie über einen längeren Zeitraum mutlos, reizbar und ängstlich sind und Ihr Baby deswegen zu vernachlässigen drohen, suchen Sie einen Arzt auf. Viele Ärzte diagnostizieren allerdings allzu rasch eine Depression, obwohl es sich „nur" um einen vorübergehenden Ausnahmezustand handelt. Sprechen Sie stets auch mit Menschen, die Ihnen nahe stehen und Sie gut kennen. Sie können Ihnen helfen, Ihre Gefühlslage realistisch einzuschätzen.

HILFE BEI HORMONELLEN PROBLEMEN

Bei niedergeschlagener Stimmung gleich welcher Ausprägung können folgende Mittel helfen:
□ Die Aromaöle Jasmin und Muskatellersalbei wirken stimmungsaufhellend und entspannend. Sie können wahlweise 6 Tropfen von einem dieser Öle in das warme Badewasser geben, im Zimmer versprühen oder 3 Tropfen auf ein Tüchlein träufeln und tagsüber ab und zu daran schnuppern.

□ Die kraniale Osteopathie kann geburtsbedingte Verspannungen lösen, die die Stimmung negativ beeinflussen.
□ Nahrungsmittel mit hohem Magnesium-, Zink- und Vitamin-B_2- und -B_6-Gehalt unterstützen die hormonelle Umstellung, während Vollkornbrot und Proteine zur Aufrechterhaltung des Blutzuckerspiegels beitragen und damit Stimmungsschwankungen verhindern.
□ Versuchen Sie es mit Visualisierung. Stellen Sie sich ganz intensiv eine wunderschöne Situation vor – das kann auch etwas ganz Schlichtes sein, z. B. Ihr zufrieden nuckelndes Baby. Bei einer Studie produzierten über 60 Prozent junger Mütter mehr Milch, nachdem sie eine 20-minütige Entspannungskassette gehört hatten.

SEXUELLE BEDÜRFNISSE

Ist es nicht seltsam, dass Neugeborene oft gerade dann zu quäken und zu strampeln anfangen, wenn Ihr Partner im Bett zärtlich den Arm um Sie legt …? Fast die Hälfte aller Mütter haben nach der Geburt ihres ersten Kindes zwischen 6 Monaten und 1 Jahr kaum Bedürfnis nach Sex.

Heutzutage, wo die Pflege des Babys an erster Stelle steht und die Frauen ermutigt werden, möglichst lange zu stillen, rückt das Sexualleben nach der Geburt eine Zeit lang in den Hintergrund. Erotik und Mütterlichkeit sind oft nicht recht vereinbar und wunde Brüste und Schlafmangel wecken nicht gerade die Lust auf Sex. Aber lassen Sie das beste Entspannungsmittel, das die Natur zu bieten hat, nicht ganz außer Acht. Sie und Ihr

Partner müssen sich jetzt ein wenig mehr bemühen, zueinander zu kommen. Planen Sie z. B. einen Abend nur für Sie beide und überlassen Sie Ihr Baby für ein paar Stunden einer Person, der Sie vertrauen. Seien Sie zärtlich miteinander, ohne dass es zwangsläufig zum Geschlechtsverkehr führt. Einige Frauen fürchten, dass Zärtlichkeit unweigerlich zum Sex führt und entziehen sich ihrem Partner ganz, was diesen wiederum verletzen kann. Reden Sie offen mit ihm darüber, wie Sie sich fühlen.

GRÜNDE FÜR SEXUELLE UNLUST (BITTE LESEN, PARTNER):

☐ Nach einem langen Tag, an dem uns das Baby voll beansprucht hat, sind wir einfach erschöpft – und Sex steht ganz hinten auf der Liste unserer Bedürfnisse.

☐ Beim Stillen werden Hormone freigesetzt, die lusteinschränkend wirken (z. B. Prolaktin).

☐ Frauen verbinden Sex mit Schwangerschaft – und danach steht den meisten Frauen im Moment nun gar nicht der Sinn.

DER KÖRPER BILDET SICH ZURÜCK

Kurz nach der Geburt sieht die Haut am Bauch zunächst weich und schlabberig aus. Das wird sich aber in den nächsten 2 Wochen zurückbilden und nach 6 Wochen dürften Sie Ihre ursprüngliche Figur fast wieder erreicht haben. Einige Privatkliniken bieten auch gleichzeitig mit einem Kaiserschnitt eine Bauchstraffung an.

SANFTES KÖRPERTRAINING

Die Übungen, die in den ersten Wochen in Frage kommen, betreffen den Beckenboden (Seite 68 bis 69) und den Bauch (es sei denn, Sie hatten einen Kaiserschnitt; dann müssen Sie es die ersten 6 Wochen sehr langsam angehen). Mit Fitnesstraining u.ä. sollten Sie allerdings warten, bis der Wochenfluss aufgehört hat, was bis zu 2 Wochen dauern kann.

Viele Übungen eignen sich auch für zu Hause – Stepper, Yoga, Pilates und Tai Chi tun Körper und Seele gut. Kaufen Sie sich eine weiche Bodenmatte und machen Sie „Guckguck-Situps" mit Ihrem Baby auf dem Schoß oder schieben Sie 20 Minuten lang in flottem Tempo den Kinderwagen durch den Park. Bei intensiveren Workouts ist zu bedenken, dass sich dabei Milchsäure bildet und die Muttermilch dadurch einen Geschmack annimmt, der dem Baby möglicherweise nicht behagt. Üben Sie also nicht unmittelbar vor dem Stillen.

VERDAUUNGSPROBLEME

Es kann sein, dass Sie erst Tage nach der Geburt wieder Stuhlgang haben. Das kann körperliche und psychische Gründe haben: Gerade diese Muskeln wurden stark strapaziert, um das Baby hinauszuschieben; zudem fühlt sich der ganze Bereich unten herum noch wund und empfindlich an. Essen Sie möglichst ballaststoffreich – Lakritze oder Dörrpflaumen wirken mild und auf natürliche Weise abführend. Im Idealfall haben Sie am 7. Tag wieder Stuhlgang.

Das Wasserlassen verläuft kurz nach der Geburt meist problemlos, vielleicht brennt es ein bisschen an der Stelle, wo Sie genäht wurden. Tut es sehr weh, setzen Sie sich zum Urinieren in eine wassergefüllte Wanne. Und vergessen Sie nicht, reichlich zu trinken – das verdünnt den Urin von innen.

Wenn Sie das Gefühl haben, Ihre **Libido** habe einen absoluten **Tiefpunkt** erreicht – versuchen Sie einen Abend allein mit Ihrem **Partner** einzuplanen

„Kurz nach der Geburt kam es mir vor, als würde mir mein Körper gar nicht mehr gehören. Tagelang konnte ich nicht richtig sitzen, aber ich musste mich ja voll um mein Baby kümmern. Aber schon bald hatte sich alles wieder normalisiert — na ja, jedenfalls so ziemlich."

HELEN, MUTTER VON CARRIE UND TOM

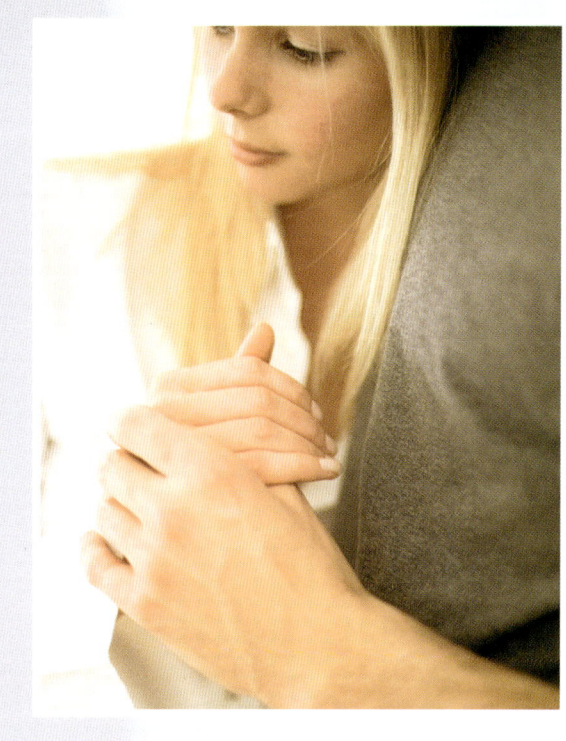

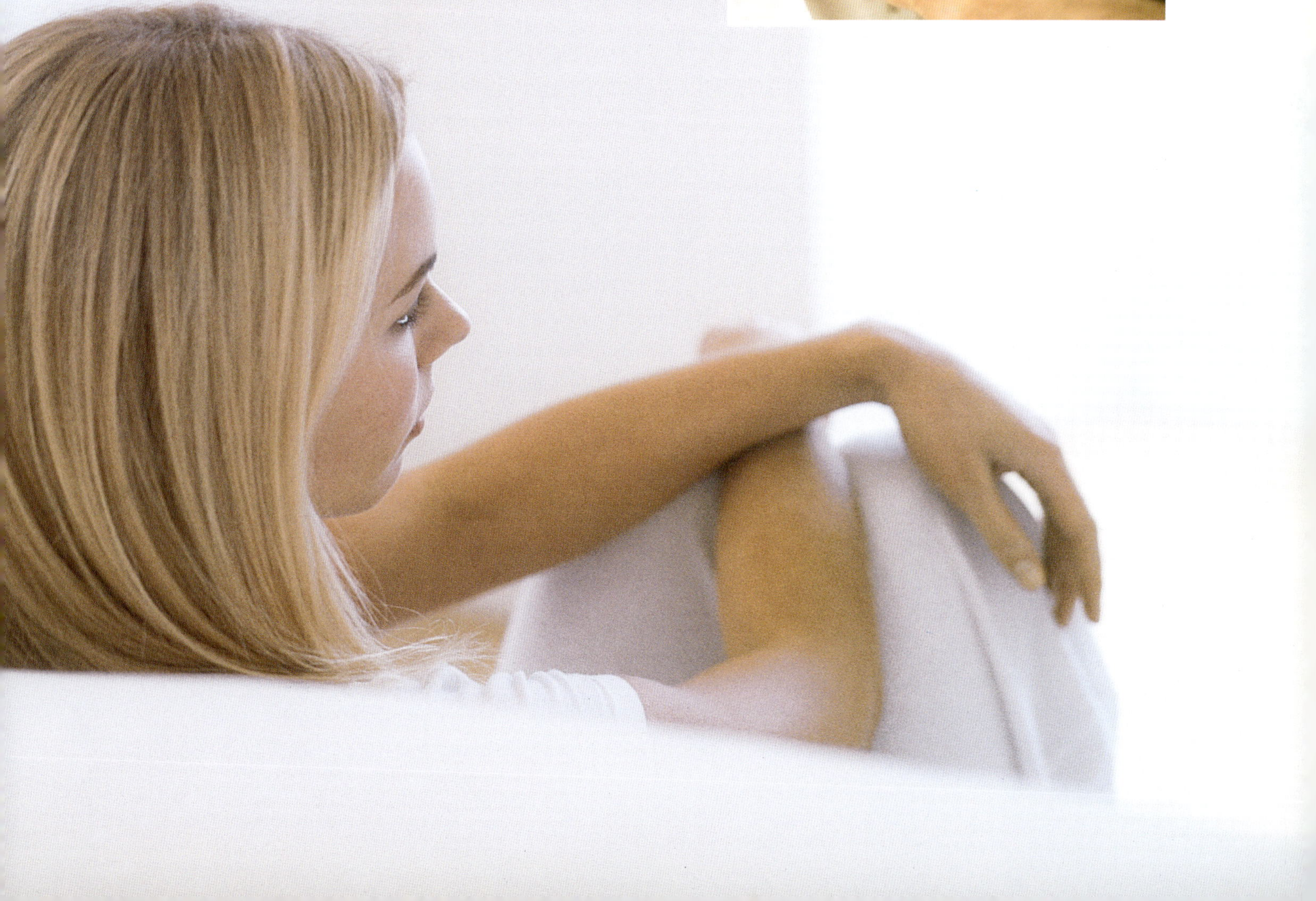

Vernachlässigen Sie sich nicht!

Das Muttersein wird Sie und Ihr bisheriges Leben auf vielfältige Weise ändern. Nicht nur, dass Sie jetzt viel weniger Zeit für sich selbst und Ihren Partner haben als früher – auf Ihnen lasten auch jede Menge neuer Aufgaben. Wichtig ist daher, dass Sie jetzt aktiv für Ihr Wohlbefinden und Ihre Gesundheit sorgen. Nehmen Sie sich bewusst Zeit für sich selbst und Ihre Bedürfnisse.

GUT AUSSEHEN

Gehen Sie zum Friseur, legen Sie sich einen neuen Schnitt zu, vielleicht sogar eine flotte Kurzhaarfrisur (ist oft weniger aufwändig). Sorgen Sie für eine positive Ausstrahlung.

Als Nächstes nehmen Sie sich Ihre Kleidung vor. Packen Sie die Umstandskleidung weg (Sie könnten sie ja eines Tages wieder benötigen ...) und schaffen Sie sich ein paar hübsche neue Sachen an – auch wenn Sie Ihre Figur vielleicht noch nicht ganz wieder zurückgewonnen haben. Suchen Sie sich einen Fitness-Club mit Babybetreuung, damit Sie sich hin und wieder ein paar Stunden um sich selbst kümmern können. Seien Sie ein bisschen egoistisch. Sie brauchen Selbstbestätigung!

SCHÖNHEITSRITUALE

Entdecken Sie ein paar Tricks, um bei Laune zu bleiben:
□ Geben Sie insgesamt 6 Tropfen der essenziellen Öle Geranium, Lavendel und Vetiver in einen Zerstäuber und besprühen Sie sich jedesmal, wenn Sie sich ausgelaugt fühlen. Es duftet himmlisch.
□ Verwöhnen Sie Ihren Körper mit einer Luxusbehandlung – z. B. einem Super-Peeling oder einer reichhaltigen Creme. Eine gute Feuchtigkeitscreme hält die Brust während des Stillens schön geschmeidig.
□ Auch Zehen und Finger nicht vergessen (Seite 56 bis 57). Die ersten paar Wochen werden Sie hauptsächlich daheim verbringen – gehen Sie so oft wie möglich barfuß. Wie wäre es mit rot lackierten Zehennägeln?

RUHE UND GELASSENHEIT

Mit Meditation können Sie sich in dieser emotional aufgeladenen Zeit innere Ruhe verschaffen. Warten Sie, bis Ihr Baby schläft und Sie eine halbe Stunde ungestört sind. Ziehen Sie die Vorhänge zu, setzen Sie sich bequem und entspannt hin, legen Sie die Hände in den Schoß, schließen Sie die Augen und atmen Sie tief durch.
□ Konzentrieren Sie sich auf den Atem, spüren Sie dem Auf und Ab der Bauchdecke nach und zählen Sie stumm 10 Atemzüge. Dann erneut beginnen, bis alle Sorgen und Gedanken von Ihnen abfallen.
□ Mit dem Zählen innehalten, aber das bewusste Ein- und Ausatmen weiterführen. Denken Sie an die Schönheit des Lebens – und wie Ihr Atem dem Rhythmus des Lebens entspricht, der Ebbe und Flut des Meeres und dem Kommen und Gehen der Dinge.
□ Beschließen Sie die Meditation mit einem ruhigen, friedlichen, gleichmäßigen Atmen, das Sie Ihrem Baby am liebsten mit auf seinen Lebensweg geben würden. Denken Sie an seine Zukunft und an Ihr gemeinsames Leben ganz fest als etwas Positives.
□ Meditieren Sie so oft es geht.

SIE UND IHR BABY

Jetzt ist für Sie die beste Zeit, wieder in Einklang mit sich selbst zu kommen und Ihrem Kind einen guten Start ins Leben zu ermöglichen:
□ Wenden Sie sich an einen erfahrenen Naturheilpraktiker. Reflexzonenmassage, Osteopathie, Akupunktur,

Aromatherapie und Homöopathie verhelfen oft zu mehr innerer Kraft und geistiger Stärke. Davon können Sie selbst und Ihr Kind profitieren.

□ Melden Sie sich für einen Baby-Massage- oder Baby-Yogakurs an. Eine Baby-Massage hilft bei Unruhe und fördert den Schlaf Ihres Kindes. Sie lernen dabei Ihr Kind in einer ruhigen Atmosphäre intensiv kennen und aktivieren seine Körperwahrnehmung. Und Sie kommen einmal aus dem Haus!

□ Tragen Sie stets etwas Rosmarinöl bei sich und inhalieren Sie davon 3-mal, wenn Sie das Gefühl haben, dass zu viel auf Sie einstürmt.

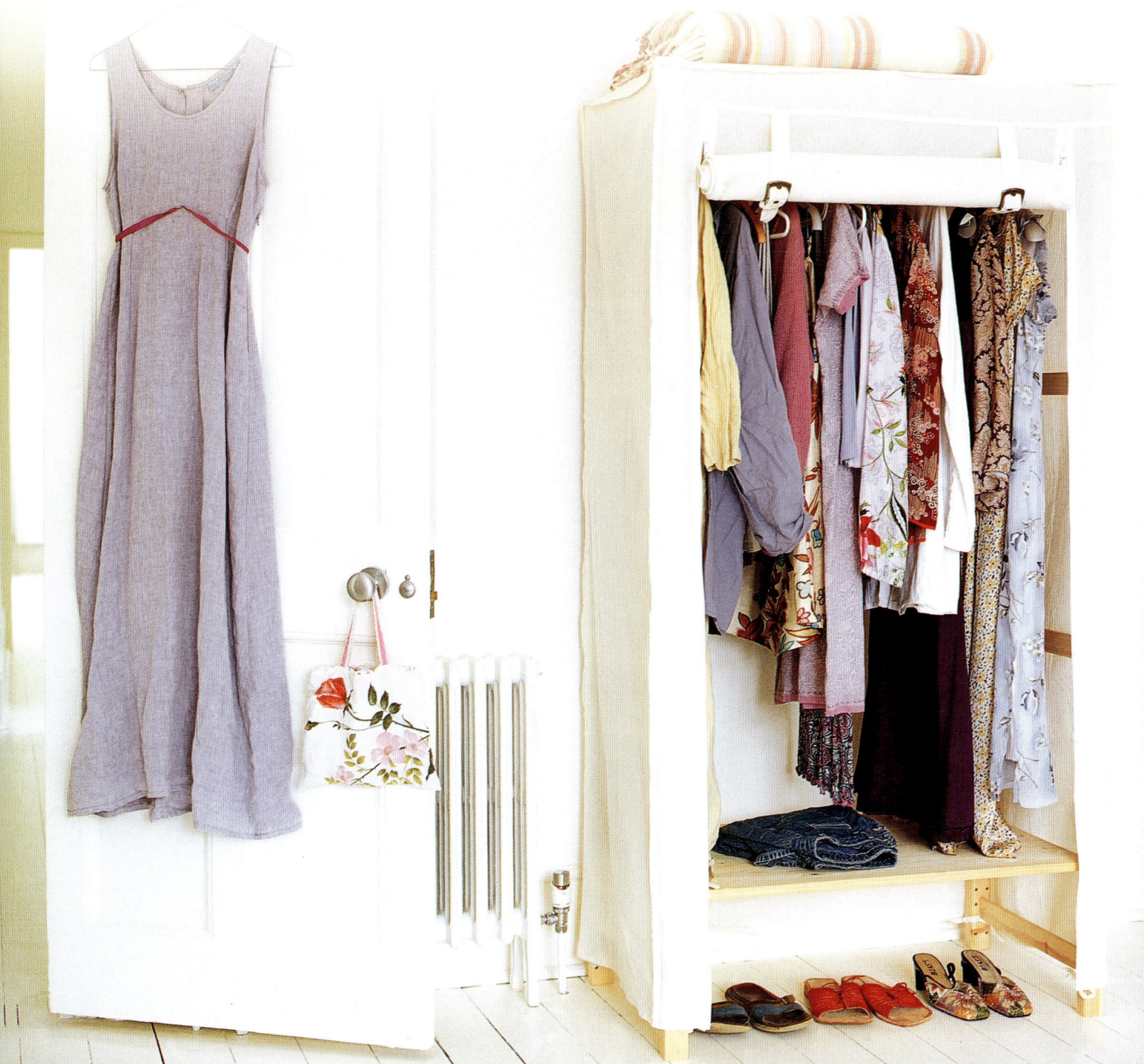

Nützliche Adressen

Deutschland

Institut für
Bach-Blütentherapie
Forschung und Lehre
Mechthild Scheffer
Postfach 20 25 51
D–20218 Hamburg
Telefon: 040/43 25 77 10

CF-Selbsthilfe Bundes-
verband e.V., Mukoviszidose
Meyerholz 3
D–28832 Achim
Telefon: 04202/822 80

Deutsche Gesellschaft für
Ganzheitsmedizin e. V.
Schulweg 1
D–29690 Grethem
Telefon: 05164/912 64

La Leche Liga Deutschland
Dannenkamp 25
D–32479 Hille
Telefon: 0571/489 46

Aktionskomitee Kind im
Krankenhaus (KIK)
Kirchstraße 34
D–61440 Oberursel
Telefon: 06172/30 36 00

Gesellschaft zur Förderung der
Ganzheitsmedizin e.V.
Volkartstraße 70b
D–80336 München
Telefon: 089/123 16 24

Beratungsstelle für
natürliche Geburt
und Elternsein e.V.
Häberlstr. 17
D–80337 München
Telefon: 089/55 06 78-0

Deutsche Akademie für
Akupunktur und
Aurikulomedizin e.V.
Oselstraße 25a
D–81245 München
Telefon 089/814 52 52

FORUM ESSENZIA e.V.
Gemeinnütziger Verein für
Förderung, Schutz und Ver-
breitung der Aromatherapie,
Aromapflege, Aromakultur
Meier-Helmbrecht-Straße 4
D–81377 München
Telefon: 089/714 53 91

Deutsche Gesellschaft für
Klassische Homöopathie e.V.
Saubsdorfer Straße 9
D–86807 Buchloe
Telefon: 08241/91 16 80

Berufsverband Deutscher
Yogalehrer e.V.
Geschäftsstelle
Heinrich-Grob-Straße 48
D–97250 Erlabrunn
Telefon: 09364/4797

Österreich

Institut für
Bach-Blütentherapie
Forschung und Lehre
Mechthild Scheffer
Börsegasse 10
A–1010 Wien
Telefon: 01/53 38 64 00

Österreichische Gesellschaft
für homöopathische Medizin
Mariahilfstraße 110
A–1070 Wien
Telefon: 01/526 75 75

YOGA Austria BYO
Berufsverband der
Yogalehrenden in Österreich
Liechtensteinstraße 39 Top I
A–1090 Wien
Telefon: 01/505 36 95

Österreichische Gesellschaft
für Akupunktur
Huglgasse 1–3
A–1150 Wien
Telefon: 01/981 04-57 58

Dachverband der
österreichischen Ärzte
für Ganzheitsmedizin
Diepoldplatz 10
A–1174 Wien
Telefon: 01/484 27 97

Verein Kinderbegleitung
Ungenach 51
A–4841 Ungenach
Telefon: 07672/84 84

La Leche Liga Österreich
Anna Pelikan
Rosengasse 4
A–7053 Hornstein
Telefon: 02689/24 16

Schweiz

Schweizer Yogaverband
Seilerstraße 24
CH–3011 Bern
Telefon: 031/382 18 10

Birvani AG
Schule für Naturheilkunde
Klingental 17
CH–4058 Basel
Telefon: 061/683 37 02

Schweizerische
Ärztegesellschaft für
Homöopahie (sahp)
Dorfhaldenstrasse 5
CH–6052 Hergiswil
Telefon: 0610/96 86

Institut für
Bach-Blütentherapie
Forschung und Lehre
Mechthild Scheffer
Mainaustr. 15
CH–8008 Zürich
Telefon: 044/382 33 14

Schweizerischer Verband
Kind und Spital (SVKS)
Postfach
CH–8053 Zürich
Telefon: 01/381 45 32

La Leche Liga Schweiz
Postfach 197
CH–8053 Zürich
Telefon: 081/943 33 00

Bonsana
Swiss Natural Health Products
Lohwisstraße 16
CH–8123 Ebmatingen-Zürich
Telefon: 01/98025 36

Architekten und Designer, deren Werke in diesem Buch erscheinen

Marino + Giolito
Architecture/Interior Design
161 West 16th Street
New York, NY 10011
USA
+1 212 675 5737
marino.giolito@rcn.com
Seite 92l.

Bruno Tanquerel
Artist
2 Passage St Sébastien
75011 Paris
France
+33 1 43 57 03 93
Seite 111.

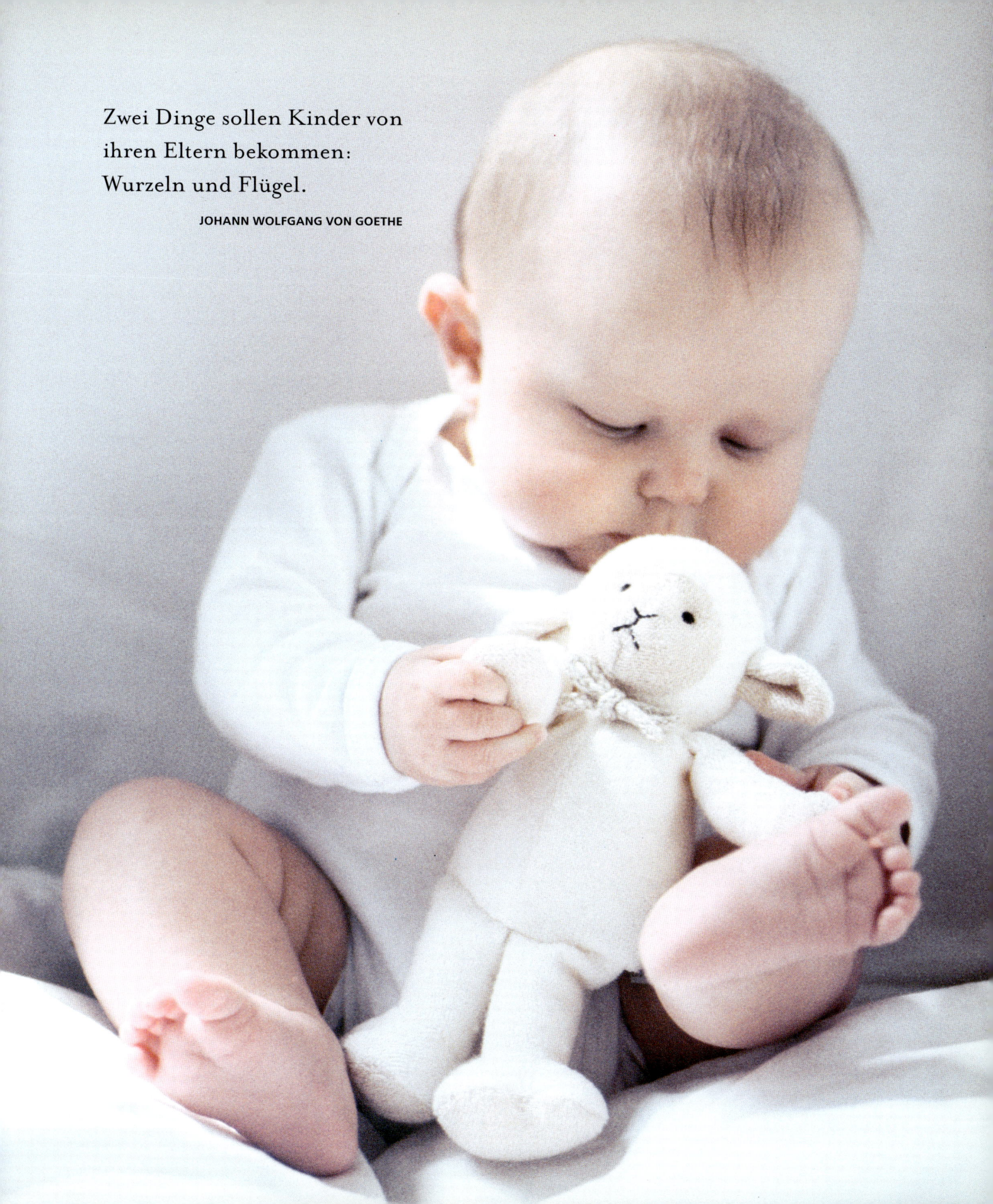

Zwei Dinge sollen Kinder von
ihren Eltern bekommen:
Wurzeln und Flügel.

JOHANN WOLFGANG VON GOETHE

Register

Fette Seitenzahlen verweisen
auf Hauptstichworte.

REGISTER

143

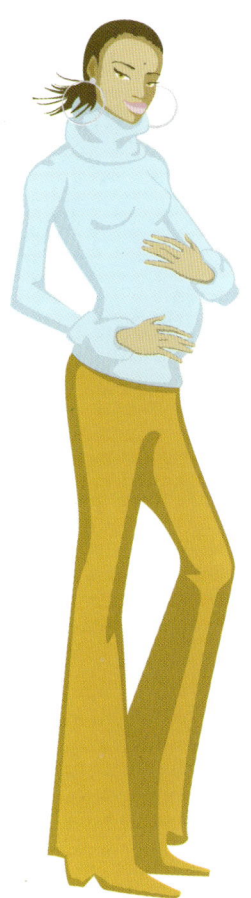

Danksagung der Autorin

Ich bedanke mich bei allen, die mir bei diesem Buch geholfen haben – allen voran bei meinem lieben Ehemann Jim, ohne den ich nie die Erfahrungen gemacht hätte, die mich zu diesem Buch bewogen, und bei meinen drei wunderbaren Kindern Olivia, William und Phoebe – möge dieses Buch ein Beweis dafür sein, wie sehr ich sie liebe und wie schön es war, sie zu bekommen. Vielen Dank auch an meine wunderbare Agentin Fiona Lindsay von Limelight Management und an Alison Starling von Ryland Peters & Small, die sich für dieses Buch fast ebenso einsetzte wie ich selbst. Ein ganz besonderes Dankeschön auch an die Herausgeberin Henrietta Heald und die Illustratoren Sally Powell von Ryland Peters & Small für ihre große Geduld. Ich bedanke mich bei den Aromatherapeuten Noella Gabriel von Elemis und Glenda Taylor für ihre fachliche Beratung; bei der Trichologin Glen Lyons vom Philip Kingsley Trichological Centre in London und ganz besonders auch bei Leslie Spires, Leitende Hebamme am Active Birth Centre des Queen Charlotte's & Chelsea Hospital, London, die mich immer wieder in meinem Glauben bestärkte, dass eine rundum glückliche Frau mit einer positiven Einstellung auch eine glücklichere, positivere Geburt erlebt. Und last, but not least bedanke ich mich bei meinen Freundinnen und Mit-Müttern Nancy Brady, Diana Collier, Catherine Everest, Kate Harris, Sheena Miller, Ingrid Ryder und Suzanne Wilson, die viele ihrer Erfahrungen mit mir teilten und mir damit bei diesem Buch sehr halfen.

Danksagung des Verlages

Der Verlag bedankt sich bei den Modellen, die in diesem Buch abgebildet sind – besonders bei Sarah und Max sowie Jodie, Baby Dylan und Nikki. Vielen Dank auch an Neal's Yard Remedies in London und an Noella Gabriel, Director of Product and Treatment Development von Elemis.

Fotos:

Alle Fotos von DAN DUCHARS, wenn nicht anderweitig vermerkt.
(o = oben, u = unten, r = rechts, l = links, m = Mitte).

MARTIN BRIGDALE 66l; DAVID BRITTAIN 23u; PETER CASSIDY 32m, 33, 65r; CHRIS EVERARD 92l New York City-Aparment, Design: Marino + Giolito, 111 Apartment in Paris; Design: Bruno Tanquerel; WILLIAM LINGWOOD 30r, 34, 50u, 64o, 67, 95o; DAVID MONTGOMERY 3, 5 Hintergrund, 14, 18l, 20, 21, 22, 23o, 25, 26, 27, 29, 45u, 52, 54, 55u, 56r, 57, 60, 74 Hintergrund, 76 Hintergrund, 78, 79, 86, 87, 92r, 93, 94u, 107, 122, 123, 133r; DEBI TRELOAR 1, 4, 5, 16, 17, 19r, 24, 28, 30l, 32l + r, 38, 41, 43, 44u, 45o, 50o, 53, 56l + m, 58, 59, 62, 64u, 65l + m, 66m + r, 69, 70, 71, 74, 76, 77l, 83, 84, 88, 94o, 95u, 98 inset, 104, 105, 110, 112, 113, 115, 119, 126, 127, 128, 133l, 134 Hintergrund, 139, 140, 141; POLLY WREFORD 8, 11, 12, 42l, 47, 77r, 85, 137; FRANCESCA YORKE 31, 92 Hintergrund, 98 Hintergrund.